矯正カンファランスで臨床力を上げよう

― 診断力がつく・治療計画の立て方が身につく ―

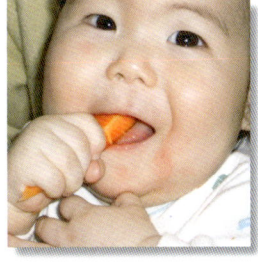
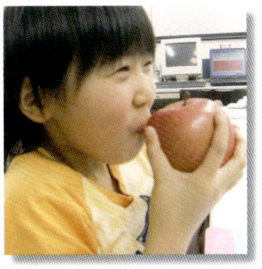
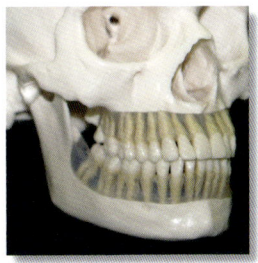

監著：伊藤学而

クインテッセンス出版株式会社　2012

Tokyo, Berlin, Chicago, London, Paris, Barcelona, Istanbul, Milano, São Paulo, Moscow, Prague, Warsaw,
Delhi, Beijing, Bukarest, and Singapore

クインテッセンス出版の書籍・雑誌は，歯学書専用通販サイト『**歯学書.COM**』にてご購入いただけます．

PCからのアクセスは…

| 歯学書 | 検索 |

携帯電話からのアクセスは…
QRコードからモバイルサイトへ

序　文

健康志向の時代に求められるもの

　2011年10月13日の厚生労働省発表によれば，政府の健康づくり運動「健康日本21」の最終評価で，歯科は13項目中5項目で目標を達成したという．その5項目とは，「フッ化物歯面塗布を受けたことのある幼児の増加」「進行した歯周炎の減少」「80歳で20本以上，60歳で24本以上の歯を有する人の増加」「定期的な歯石除去や歯面清掃を受ける人の増加」「定期的な歯科検診の受診者の増加」である．歯科の中心は，もはや進行した歯科疾患の処置ではなく，口と全身の健全性の維持増進の時代になっている．咬合の改善を求める人も，それに応えようとする歯科医師も増えているのである．

臨床医が咬合異常の治療方針を研修する場はあるのか

　私は2004年3月，鹿児島大学歯学部を定年退官した．その直後に，「患者さんに頼まれて矯正歯科治療を始め，講習会へ出かけて勉強をしているが良い結果が得られず，患者さんも先生も泣いているケースが少なくない．なんとかならないか．」という相談をバイオデント社の吉見健児氏から持ちかけられた．これは難問である．咬合異常にはバリエーションが多く，成長変化も異なっている．症例の特性を把握し，適切な治療方針を立てる力量を得るには少なくとも2，3年，可能なら4，5年の研修が必要である．しかしながら臨床医にはその機会は限られているので，患者さんも歯科医師も泣いているのであろう．

症例の特性を読む力をつけるには

　矯正歯科の治療計画を立てるには，咬合異常の成り立ちと成長変化を読み，進学予定や保護者の転勤予定なども勘案して，症例に適した治療計画を立てる必要がある．この多次元的な思考が，矯正歯科治療には求められるのである．私が母校の矯正科に入局した1960年代には，配属された診療グループで手伝う傍ら，医局の症例検討会（通称，カンファランス）で先輩がたの討論を聞くうちに，専門用語に耳が慣れ，診断や治療に必要な知識や考え方が身についたのである．外人の子どもでも，日本で育てば日本語が話せるようになるのと同じである．

　そこでバイオデント社の支援を得て，1期6回のセミナー「臨床医のための矯正カンファランス」を企画し，鹿児島大学矯正科の出身で，関東で矯正歯科医院を開業している久保田智至先生と中山二博先生の加勢を得て，2004年11月に開始した．当初は受講者もわれわれも驚きの連続であったが，第3期頃から現在の運用形態が定まってきた．

矯正カンファランスを勧める理由

　カンファランスでは，受講者が症例を持ち寄り，意見交換することによって，より広くより深い視野から症例の特性を把握することが可能になる．その結果，受講者は納得して矯正歯科治療に取り組めるのである．カンファランスの主体は受講者どうしの意見交換であり，私のような退役教官はプラスαの意見を述べるに過ぎない．参加者の意見が分かれることは珍しくない．山登りにいくつかのルートがあるのと同じである．その討論に基づいて患者さんと協議し，最終的に判断を下すのは主治医である．

　本書を通じて臨床家の皆様に，矯正カンファランスに参加するという道があることを知っていただきたい．

2012年 早春　　　　　　　　　　　　　　　　　　　　　　　　　　　　　　　　伊藤　学而

執筆者一覧(掲載順)

■監修・執筆者
伊藤 学而　鹿児島大学名誉教授

■執筆者
石丸 俊春／石丸 美鈴　北海道札幌市：石丸歯科診療所
仁木 俊雄　埼玉県熊谷市：仁木矯正歯科
金　俊熙　愛媛県松山市：きむ矯正歯科クリニック

木村 悦子　神奈川県藤沢市：木村歯科医院
黒坂 能仁　北海道札幌市：あいあい歯科クリニック
白壁 浩之　静岡県沼津市：シラカベ歯科医院
米沢 昌範　北海道江別市：よねざわ歯科クリニック
大島 秀敏　群馬県みどり市：大島デンタルクリニック
林　明宏　北海道札幌市：はやし歯科クリニック
大嶌 克典　北海道札幌市：おおしま歯科クリニック
古川 由美子　青森県北津軽郡：ゆみこ歯科クリニック
水町 裕義　千葉県富津市：水町歯科医院
清水 宏樹　北海道石狩市：パストラル歯科
玉川 博文　北海道網走郡：玉川歯科
渡部 眞奈美　静岡県磐田市：わたべ歯科医院
安井 丈富　北海道札幌市：オリエント歯科
峰村 久憲　北海道天塩郡：峰村歯科医院
一山 茂樹　北海道札幌市：いちやま歯科
川中 政治　北海道札幌市：川中歯科医院
伊勢　明　北海道別海町：別海町立尾岱沼歯科診療所
田沼 雅子　埼玉県久喜市：田沼歯科医院

CONTENTS

第1章　症例の診かた，考えかたと治療計画 / 伊藤 学而

1. 矯正カンファランスの進めかた …… 8
2. 正常咬合と咬合異常 …… 9
3. 矯正歯科相談と診査・検査 …… 16
4. 咬合異常の診断と不正要因 …… 20
5. 咬合異常の治療計画 …… 21
6. 経過確認と結果の評価 …… 23
7. 外来講師による特別講演 …… 25

第2章　矯正カンファランスの関連資料 / 伊藤 学而

1. 矯正カンファランス・シート …… 28
2. 真中式"生活と食事調べ"について …… 30
3. 「乳歯の萌出時期」と「代表的な食品が食べられる年齢」 …… 34

第3章　臨床医に勧める筋機能療法と矯正装置

1. 口腔・顔面の筋機能療法 —MFTを基本にした生活改善— / 石丸 俊春・石丸 美鈴 …… 38
2. 可撤式床矯正装置と使いかた / 仁木 俊雄 …… 50
3. ネジ付き嚙み締め型アクチベータ（バイト・アクチベータ）と使いかた / 金 俊熙 …… 70

第4章　カンファランス仲間との症例検討

- 矯正カンファランス受講者のOB/OG活動 / 伊藤 学而 …… 84
- カンファランスの輪を広げて / 木村 悦子 …… 84
- 北海道床矯正健康会とカンファランス仲間たち / 黒坂 能仁 …… 85
- カンファランス仲間の症例供覧 / 伊藤 学而 …… 86

CONTENTS

カンファランス提出症例

乳歯列期
- **症例 1** 乳歯列期の吸指癖をともなう上顎前突 / 白壁 浩之 ……… 87

前歯交代期
- **症例 2** 前歯交代期の下顎左側偏位をともなう反対咬合 / 米沢 昌範 ……… 90
- **症例 3** ⅢA期の前歯部開咬 / 大島 秀敏 ……… 94
- **症例 4** 前歯交代期の|2 先欠をともなう顔面非対称 / 林 明宏 ……… 98
- **症例 5** 前歯交代期の両側乳側切歯交叉咬合をともなう叢生 / 大嶌 克典 ……… 100
- **症例 6** 前歯交代期の叢生 / 古川 由美子 ……… 102

側方歯交代期
- **症例 7** 側方歯交代期の叢生 / 水町 裕義 ……… 105
- **症例 8** 側方歯交代期の叢生をともなう上顎前突 / 清水 宏樹 ……… 108
- **症例 9** 側方歯交代期の上顎前突 / 玉川 博文 ……… 110
- **症例 10** 側方歯交代期の開咬をともなう上顎前突 / 渡部 眞奈美 ……… 113
- **症例 11** 側方歯交代期の前歯部叢生をともなう下顎の機能的遠心咬合 / 安井 丈富 ……… 118
- **症例 12** 側方歯交代期の頬づえ・睡眠態癖をともなう交叉咬合 / 峰村 久憲 ……… 120

若い永久歯列期
- **症例 13** 若い永久歯列期の叢生 / 一山 茂樹 ……… 122
- **症例 14** 若い永久歯列期の叢生 / 川中 政治 ……… 125
- **症例 15** 若い永久歯列期の歯列狭窄と叢生 / 伊勢 明 ……… 128
- **症例 16** 若い永久歯列期の上顎前突 / 黒坂 能仁 ……… 130

成人の永久歯列期
- **症例 17** 成人の軽度叢生をともなう過蓋咬合 / 田沼 雅子 ……… 132

第1章
症例の診かた，考えかたと治療計画

伊藤 学而

1. 矯正カンファランスの進めかた　8
2. 正常咬合と咬合異常　9
3. 矯正歯科相談と診査・検査　16
4. 咬合異常の診断と不正要因　20
5. 咬合異常の治療計画　21
6. 経過確認と結果の評価　23
7. 外来講師による特別講演　25

1. 矯正カンファランスの進めかた

　矯正歯科治療において，治療法の選択は大切な要素である．しかしそれ以上に大切なことは，各症例の特性に合った治療計画を立てることである．

　筆者らが始めた「臨床医のための矯正カンファランス」（株式会社バイオデント主催．講師：伊藤学而）は，すでに7期を終えたが，1期6回，ほぼ2か月間隔で土曜の午後と日曜の午前・午後に開催している．その内容は以下のとおりである．

表1　矯正カンファランスの内容．

> 1 症例の診かた，考えかたと治療計画の解説
> 2 受講者による症例検討
> 3 講師による講評
> 4 外来講師による特別講演
> 5 土曜の夜の食事会

1）前準備

　カンファランスの日が近づくと，受講者は自家症例の中から提出症例を選択し，カルテや検査資料を整理しながら，カンファランス・シート（第2章で後述）の項目に沿って所見や治療経過を記入する．記載を終えたカンファランス・シートは，検査資料を添えてバイオデント社へ送付する．

　バイオデント社では，担当者が提出症例の一覧表を作成し，カンファランス・シートをコピーして当日に備える．

2）カンファランスの当日（表1参照）

1 症例の診かた，考えかたと治療計画の解説

　筆者が，講師として以下に掲げた5つのテーマ「正常咬合と咬合異常」「矯正相談と診査・検査」「咬合異常の診断と要因」「咬合異常の治療計画」「経過確認と結果の評価」について，1回に1テーマずつ解説する．所用時間は約1時間．

2 受講者による症例検討

　受講者が持ち寄った自家症例について，初診時や途中経過時の資料を用いて説明し，受講者どうしで質疑応答を繰り返す．司会は，発表者以外の受講者が交代で行う．所用時間は1症例につき約50分．

3 講師による講評

　受講者の質疑応答の後，講師の筆者が講評を述べる．所用時間は1症例につき約10分．

4 外来講師による特別講演

　受講者に，より深く知っていただきたい内容について，各期に1回，矯正歯科医を招いて特別講演をしていただく．所用時間は質疑応答を含めて2時間．

5 土曜の夜の食事会

　土曜のプログラムの終了後，近くの食事処で食事会が開かれる．リラックスした雰囲気のなかで，忌憚のない意見交換や情報交換に花が咲く．

　カンファランスの主体は，受講者の自家症例について受講者どうしで意見交換をする症例検討である．発表の順番は，受講者の要望の高い症例から始めることが多い．司会役は，発表者以外の受講者がアットランダムに割り当てられる．

　発表者は咬合模型や他のプレゼンテーション資料を示しながら，症例の属性，問診事項，診査所見などをカンファランス・シートに沿って説明する．そして，受講者の質問や意見を受けながら司会者が調整・整理を進め，各症例の現症と要因を確認し，咬合の発育段階に応じた治療方針を検討していく（図1）．

　最後に，筆者が講評と質疑応答を行い，その症例の検討が終了する．

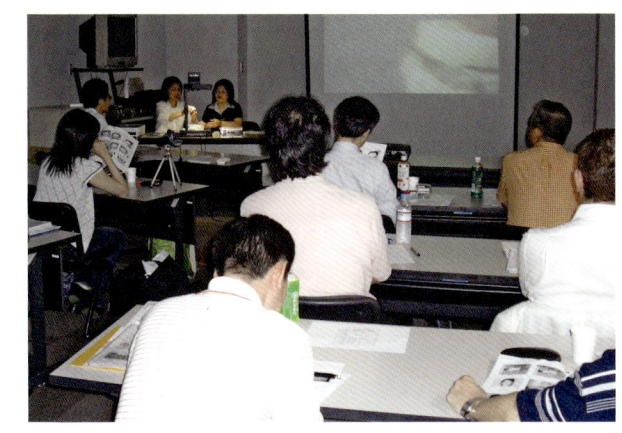

図1 カンファランス風景の1例(第5期).
カンファランスの司会者と発表者と受講者の一部.

3）修正後のカンファランス・シートの送付

　カンファランスで修正された記載内容や提出者あるいは講師のコメントは，カンファランス・シートに書き込まれ，後日，受講者に送付される．

　受講者は，こうして1期6回のカンファランスに参加するうちに，それまで馴染みの薄かった矯正歯科用語に耳が慣れ，症例の特性や難易が少しずつ理解できるようになってくる．そして症例検討を重ねるうちに，予後まで見通した安全・安心な矯正歯科治療を心がける基盤が培われていくのである．

　カンファランスの受講者には，2，3期続けて受講される方が珍しくない．しかもその後も症例を持参して，スポット的に参加される方が少なくない．最近では，スタッフを連れて来られる方や，事前に見学に来られる方もいて，受講者と一緒になって発言をされている．これぞまさに「臨床医のための矯正カンファランス」であり，講師としてはうれしいことである．

2．正常咬合と咬合異常

　顔立ちが人によって異なるように，歯の配列や咬み合わせも人によって異なっている．そのなかで，歯の配列が良くて咬み合わせも整っているものを正常咬合(normal occlusion)，そうでないものを咬合異常あるいは不正咬合(malocclusion)と呼ぶ．

　咬合異常であれば，その影響は口元や顔つきに現れるだけでなく，咀嚼・嚥下・発音などの口の機能にも障害をもたらし，う蝕・歯肉炎などの歯科疾患にも罹りやすく，歯や口腔粘膜も外傷を受けやすい．

　そこで咬合異常に対して矯正歯科治療を行えば，歯の配列や咬み合わせが改善するだけでなく，口元や顔つきも良くなる．その際，咀嚼・嚥下・発音などの口腔筋機能も高めておけば咬合異常の再発が避けられ，う蝕・歯肉炎などの歯科疾患にも罹りにくくなることが期待される．

　ただし矯正歯科治療を始めるに当たっては，症状の特性を的確に把握し，それに基づいて咬合異常の要因を分析し，その特性を把握しておかねばならない．そのステップをきちんと行えば，合理的な治療計画を立てることが可能になる．

　そのためには，正常咬合と咬合異常について認識を新たにして，その具体的なイメージをつかんでおくことが望まれるのである．

症例の診かた，考えかたと治療計画　第1章

2-1 良い咬み合わせとしての正常咬合

　米国の Angle EH は咬合異常を I 級，II 級，III 級に分類したことで知られているが，その際に正常咬合の条件についても言及し，①上顎第一大臼歯は咬合の鍵であり，②上顎大臼歯の近心頬側咬頭が対合する下顎大臼歯の頬側溝に咬合する関係が保たれ，しかも，③すべての歯が滑らかな咬合曲線（curving line of occlusion）上に配置されていること，を挙げている（**表2**，**図2**，**3**）[1,2]．

表2　Angle による正常咬合の条件．

> 1. 上顎第一大臼歯は咬合の鍵である
> 2. 上顎大臼歯の近心頬側咬頭が対合する下顎大臼歯の頬側溝に咬合する関係が保たれる
> 3. すべての歯が滑らかな咬合曲線（curving line of occlusion）上に配置されている

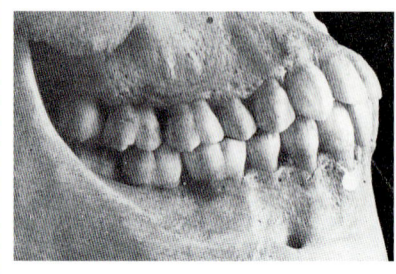
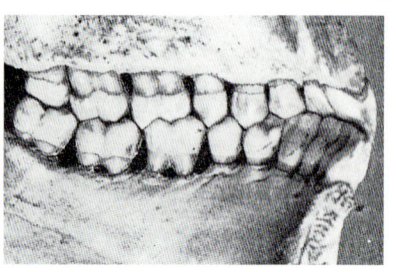

図2
図4　図3

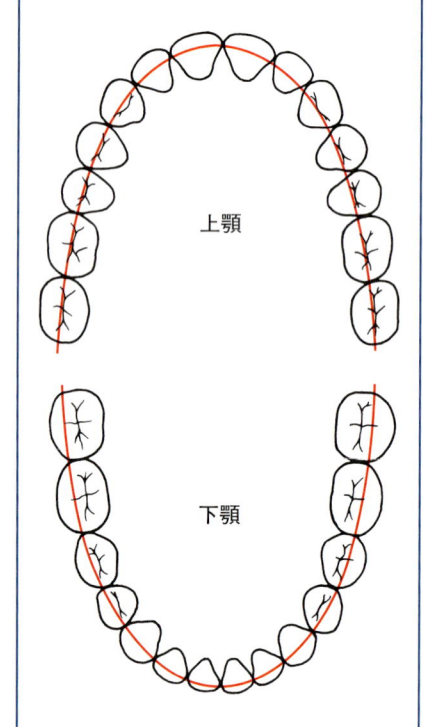

図2　Angle が示した古ハワイ人の正常咬合（Angle EH. Treatment of malocclusion of the teeth. Angle's system. 7th ed, Philadelphia：SS White Co, 1907[1]．より引用）．

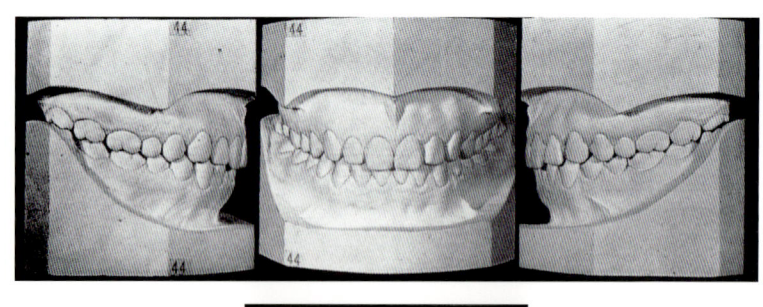
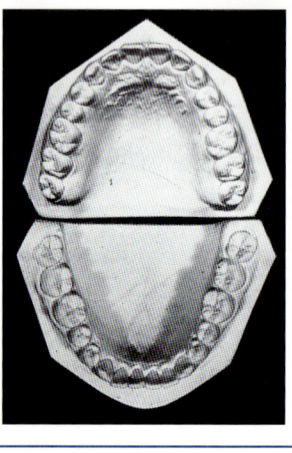

図3　Angle が提唱した正常咬合者の滑らかな咬合曲線（curving line of occlusion）．
　上顎大臼歯の近心頬側咬頭が対合する下顎大臼歯の頬側溝に咬合する関係が保たれ，しかも，すべての歯が滑らかな咬合曲線上に配置されなければならない．ここでいう咬合曲線（赤線）は滑らかな懸垂曲線であって，上顎歯列では左右臼歯の中心窩と犬歯，および切歯の基底結節を通り，下顎歯列では左右臼歯の頬側咬頭と前歯の切縁を通る（Proffit W R（著），高田健治（訳）．新版 プロフィトの現代歯科矯正学．東京：クインテッセンス出版，2004[2]：P.3．図1-3を引用）．
図4　高橋[6]が示した正常咬合．
　正常咬合は，解剖学的に正常であると考えられる咬合である（永久歯列期の正常咬合に見られる特徴：**表2**参照）．

10

わが国では高橋[6]が，上下の歯を自然に接触させて下顎がもっとも安定した状態にあるとき，解剖学的に正常な咬合状態になるものが正常咬合であるとした(図4).

具体的には，
①下顎中切歯・上顎第三大臼歯以外は1歯対2歯の関係を示している
②上顎前歯は下顎前歯の1/3～1/4を被っている
③上顎臼歯の頬側咬頭は下顎臼歯の頬側咬頭を被蓋している
④歯の傾斜や植立状態に応じた調節湾曲をもっている
という[6].

矯正歯科治療のゴールは正常咬合である．したがってこれに携わる歯科医師に求められる第1のことは，正常咬合について具体的なイメージをもつことである．そうすれば矯正歯科治療のゴールが具体的に描けるので，むだのないシンプルな矯正歯科治療を行うことが可能になるのである．

矯正カンファランスを受講された木村悦子先生(神奈川県藤沢市)は，上下顎両側第三大臼歯まで揃った見事な正常咬合の資料を見せて下さった(図5)．その症例は，上顎側切歯舌側盲孔の二次う蝕を主訴に受診された20代女性であったが，そのご家族は皆すばらしい咬合をしているとのことであった．すばらしい正常咬合に出会う機会は多くないが，出会ったときには資料を採得させていただいて，矯正歯科治療のゴールの設定や，患者さんのカウンセリングに活用することをお勧めしたい．

正常咬合の定義が確認できたので，その成立にかかわっている顎顔面領域の解剖学的条件について考えてみよう．

『高橋・新編歯科矯正学』[6]に"正常咬合の保持にどんな条件が必要か"という短いセクションがあり，つぎの5項目が掲げられている．
1) 顎骨の正常な発育ならびに形態
2) 筋の正常な発育および機能
3) 歯周組織の正常な状態
4) 歯の正常な咬頭嵌合および隣接面の接触状態
5) 上下の歯の形態および大きさの調和

この5項目は，筆者が母校(東京医科歯科大学)の矯正科に残った時から矯正歯科臨床のベースになっていたが，昭和53年4月，鹿児島大学で歯科矯正学講座を開講することになった時にも，シンプルでわかりやすい矯正歯科治療の体系を考えるベースとして再認識したのである．

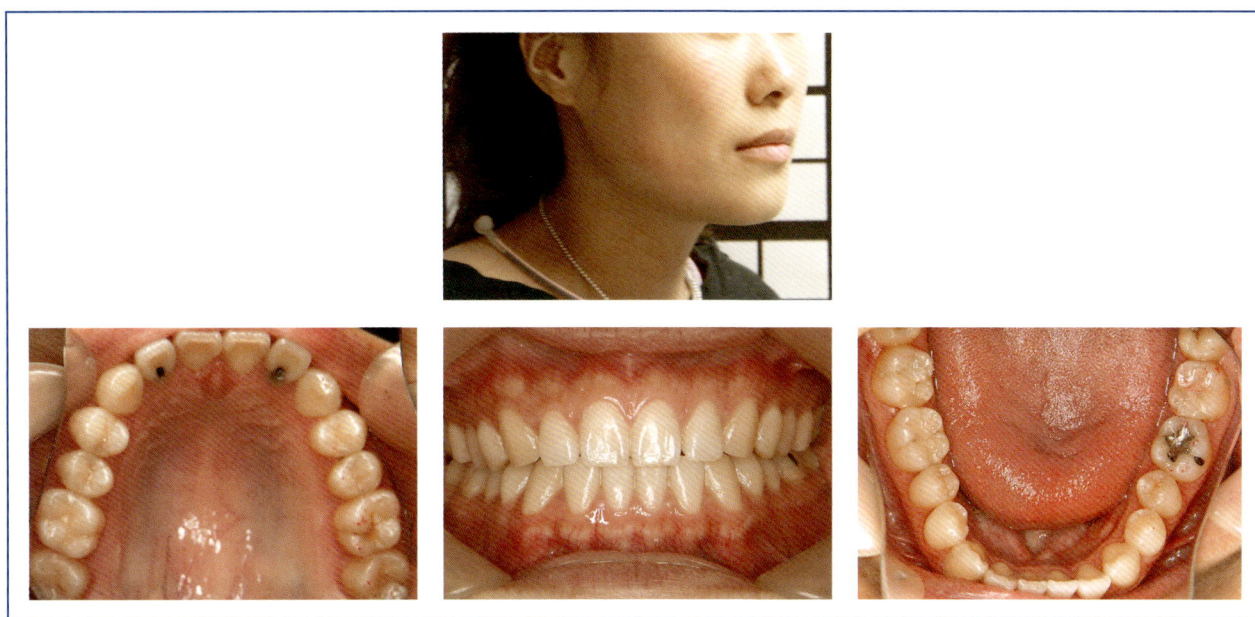

図5 上下顎両側第三大臼歯まで揃った見事な正常咬合の例(木村悦子先生のご厚意による).

[正常咬合に求められる要件]

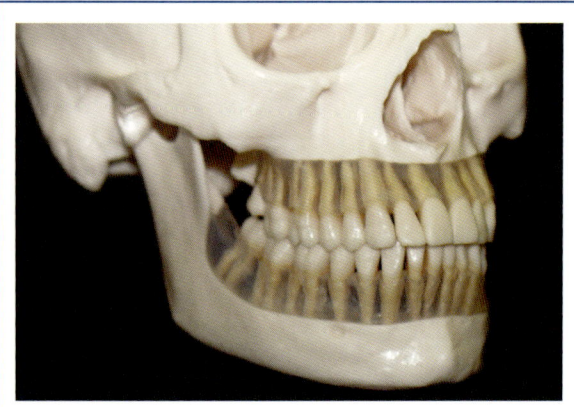

図6

<正常咬合に求められる要件（表3参照）>
1 顎骨の構造的要件
2 下顎位の機能的要件
3 歯と顎骨の調和の要件
4 口腔習癖の要件
5 歯の形成・萌出の要件

表3　正常咬合の成立要件．

1 顎骨の構造的要件
　上下顎骨の発育が良好で，相互のバランスもとれている
2 下顎位の機能的要件
　噛み込んでも，下顎の位置が前後左右にズレない
3 歯と顎骨の調和の要件
　顎骨の歯槽基底の大きさと歯の大きさが釣り合っている
4 口腔習癖の要件
　顎骨や歯列に接する組織の圧バランスを乱す習癖がない
5 歯の形成・萌出の要件
　歯の形成異常（歯の数や形の異常）がない

この5項目を理解するための教材として，（株）ニッシンに依頼してプラスチック製の頭蓋骨模型に，正常咬合の歯列模型を透明なプラスチックで包んで組み込み，顎骨と歯列との望ましい関係が理解できるようにした（図6）．

これを見れば，正常咬合が成立するには以下の5項目が揃っていることが必要であり，それが正常咬合の成立条件であることが容易に理解できよう．

1 上下顎骨の発育が良好で，相互のバランスもとれていること → 顎骨の構造的要件
2 噛み込んでも下顎の位置が前後左右にズレないこと → 下顎位の機能的要件
3 顎骨の歯槽基底の大きさと歯の大きさが釣り合っていること → 歯と顎骨の調和の要件
4 顎骨や歯列に接する組織の圧バランスを乱す習癖がないこと → 口腔習癖の要件
5 歯の形成異常や萌出障害がないこと
　→ 歯の形成・萌出の要件

すなわち，この5項目が正常咬合の成立要件（表3）である．

正常咬合は，良い頭頸部・顔面筋と良い顎骨に支えられていて，良い口腔機能と良い笑顔の必須条件であり，健全な心身を支える要件の一つでもある．換言すれば，心とからだが健康であれば，すばらしい正常咬合になるかもしれないのである．そうなれば，まさにホームドクターである臨床医の先生たちの出番である．

2-2 咬合異常は正常咬合から外れた咬合

咬合異常を適切に診断し治療するには，正常咬合との違いや，咬合異常の症状に関する用語とその意味を理解しておくことが大切である．

咬合異常の症状には歯の位置，歯の配列状態，歯列弓形態，歯列の対合関係の各レベルでバリエーションがあり，それぞれに名前がついている(**表4**)．

このうち，日本人に比較的多くみられるものを**図7**に示した．

ところで Angle EH は咬合異常を3群に大きく分類し(**表5**)，しかもその頻度も示している(**図8〜10**)[1]．この頻度は19世紀末か21世紀初めの米国でのデータであるが，I級咬合異常が断トツで多いのは今も変わっていない．

表4　咬合異常の症状．

歯の位置異常 　唇側／舌側・口蓋側転位，近心／遠心転位，高位／低位，捻転，移転(歯列内での近遠心位置の逆転) **歯の配列異常** 　叢生配列，空隙配列 **歯列弓形態の異常** 　狭窄歯列弓，鞍状歯列弓，V字型歯列弓 **上下歯列の対合関係の異常** 　下顎遠心／近心咬合，開咬／過蓋咬合，交叉咬合，鋏状咬合

表5　アングルの咬合異常の分類．

1　I級咬合異常 　上顎大臼歯に対する下顎大臼歯の近遠心的関係は正常であるが，歯の位置異常，捻転などのために望ましい咬合曲線(curving line of occlusion)が得られていない．頻度は69.2%で半数以上を占めている． **2　II級咬合異常** 　上顎大臼歯に対して下顎大臼歯が遠心に位置している．頻度は16.6%． **3　III級咬合異常** 　上顎大臼歯に対して下顎大臼歯が近心に位置している．頻度は4.2%と低いが，日本人では7〜8%．

[日本人に多い咬合異常の例]

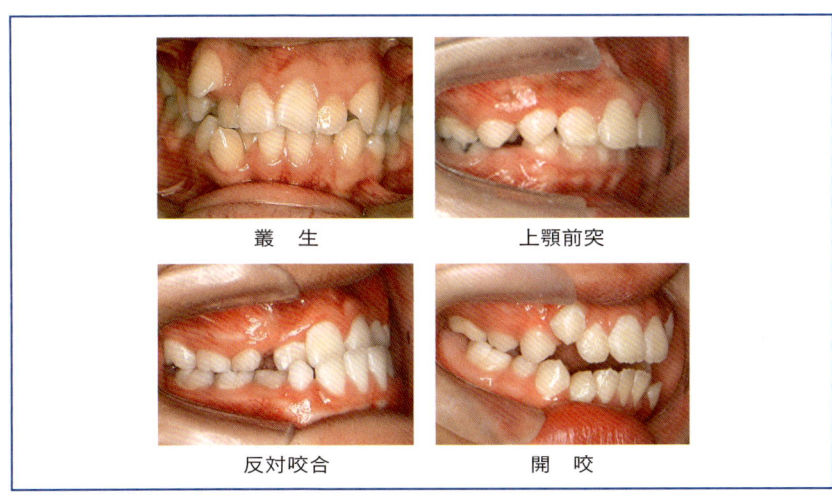

叢生　　　　　　　上顎前突

反対咬合　　　　　開咬

図7

[アングルのⅠ級咬合異常]

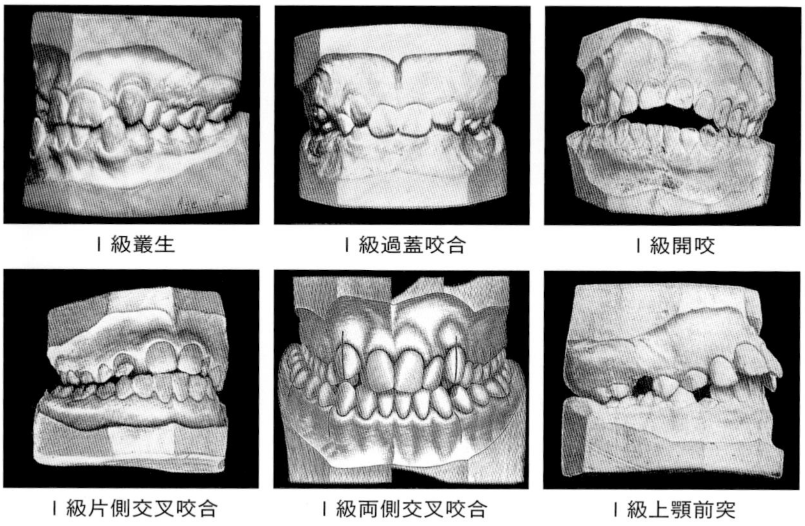

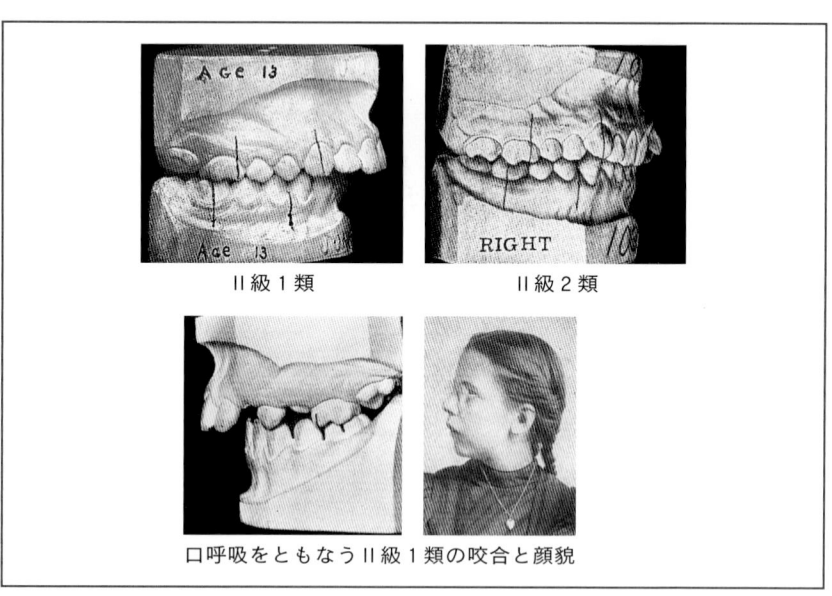

図8 上顎大臼歯に対する下顎大臼歯の近遠心的関係は正常であるが，歯の位置異常，捻転などのために正しい咬合線が得られていない（頻度69.2％）．図8〜10は Angle EH. Treatment of malocclusion of the teeth, Angle's system. 7th ed, Philadelphia：SS White Co, 1907[1]．より引用）．

[アングルのⅡ級咬合異常]

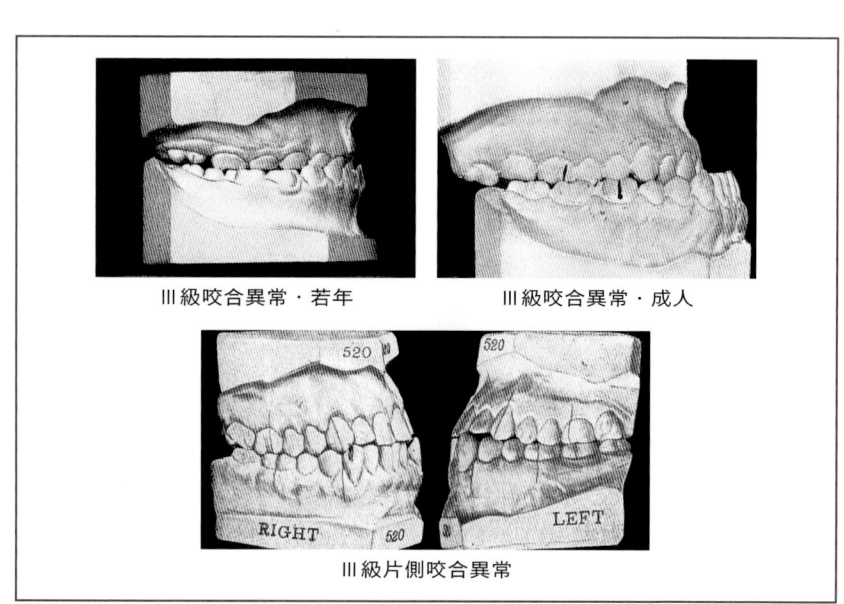

図9 上顎大臼歯に対して下顎大臼歯が遠心に位置している（頻度16.6％）．

[アングルのⅢ級咬合異常]

図10 上顎大臼歯に対して下顎大臼歯が近心に位置している（頻度4.2％）．

表6 高橋の分類とアングルの分類との対応.

高橋分類：個々の歯の位置不正と歯列弓形態不正
≒アングルⅠ級
高橋分類：上顎前突症例
≒アングルⅡ級
高橋分類：下顎前突症例
≒アングルⅢ級
高橋分類：個々の歯の位置不正と歯列弓形態不正
≒アングルⅠ級
高橋分類：上顎前突症例
≒アングルⅡ級
高橋分類：下顎前突症例
≒アングルⅢ級

表7 咬合異常の不正要因.

1 上下顎骨の発育の過不足と形態的アンバランス
→**骨格型要因**
2 噛み込むと下顎位が前後左右にズレる／下顎咬頭嵌合位の機能的偏位
→**機能型要因**
3 顎骨の歯槽基底の大きさと歯の大きさのアンバランス
→**不調和型要因**
4 顎骨・歯列の周囲筋圧にアンバランスを生じる習癖
→**習癖型要因**
5 歯の形態・歯数の異常
→**歯の要因**

　高橋の教科書[6]には不正咬合の分類として，前述のアングルの分類と高橋の分類とが示されている．ただし診断と治療のシステムについては，
①個々の歯の位置不正
②歯列弓形態の不正
③上下顎歯列弓の前後的変位
の3つに分け，それぞれについて細分類と治療法を述べている．

　高橋の分類とアングルの分類とを比べると，ほぼ**表6**のように対応している．

　正常咬合に求められる要件は5つにまとめられる（**表3**）が，そのうちどれか1つでも欠ければ咬合異常になる．その欠けた項目が，咬合異常の不正要因（factor for malocclusion）である（**表7．表3**も参照）．

2－3 矯正歯科治療の目標は咬合の改善を介した心身の健康

　矯正歯科治療の目標は，症例によって限界はあるにしても，咬合異常を改善して可能なかぎり正常咬合に近づけることにある．咬合異常のうちでも，口唇口蓋裂などの先天異形成にともなうものは授乳期から矯正歯科とのかかわりが始まるが，それ以外の症例では永久歯への交換期に顕在化することが多いので，小中学生の時からかかわりの始まることが多い．

　しかも，その多くは顎顔面の成長発達過程で顕在化し，増悪するので，顎顔面の生理的障害のみならず心理的にも障害を及ぼすという特性がある．そのため，症例によっては成長期を通じて断続的に通院する必要があったり，あるいは中学生になってから歯列弓を再配列し，さらには歯列弓を支えている上下顎骨の位置や大きさの不均衡を修正して正常咬合につくり替えることもある．

　このため，治療の内容も治療期間も症例によって異なり，各症例に応じた長期計画が必要になる．

3. 矯正歯科相談と診査・検査

3-1 矯正歯科相談

　かかりつけの患者さんや保護者から，歯並びや咬み合わせについて相談を受け，それに対応するのが矯正歯科相談である．この段階では，何が気になっているのか，治したいかをたずねるとともに，一般的な矯正歯科治療の通院期間や費用について説明し，家族でよく相談をしてくるように伝える．

　そして，以下の事務的事項について確認しておく．
- 氏名／住所／電話番号：連絡先の確認と記録
- 紹介医院(もしあれば)：連絡事項がある場合に備えて記録しておく．
- 生年月日／年齢／学年／職業：発達段階と生活環境に関する情報

　ただし，治療をするかどうかはまだ決まっていないので，「せっかくだから印象だけでも採っておきましょう」などと先を急がないことである．さもないと，後で話がこじれることが少なくない．

　そして，本人と家族の矯正歯科治療を受ける意思が固まってから，改めて初診と検査のための日時を予約するほうがよい．

3-2 診査・検査

　矯正歯科治療を始めるに当たって，最初に行う診査が初診である．初診でたずねたり診査したりする項目について以下に説明するが，第2章に掲載した"矯正カンファランス・シート"(P.29)を見ながら読んでいただきたい．

A. 初診時の状況

1) 主　訴

　患者さんや保護者が，歯並びや咬み合わせについて，気にし治したいと願っていること．ただし，患者さんや保護者が話したとおりに「上の前歯が気になる」などと記載するのではない．気にしていること，治したいと望んでいることを聞き取り，歯科用語を使って端的に記載するのである．

　以下に例を示す．

＜歯・歯列の位置や形などが気になる場合＞
- 上顎前歯の前突や後退，前歯部の歯間空隙，上顎左側中切歯の萌出遅延，など
- 下顎歯列の叢生，上顎前歯の前突，上顎前歯部歯肉の露出過多(ガミー)，など
- 下顎左側側切歯の欠損，上顎右側中切歯の歯冠破折，上下前歯の着色，など
- 上顎左側側切歯の形態異常，上顎右側犬歯の萌出位置異常，など

＜顔貌が気になる場合＞
- 上唇の前突，口唇の閉鎖不全，オトガイの後退，オトガイの左方偏位，など

＜口のはたらきが気になる場合＞
- 食物が噛み切れない，顎が疲れる，言語不明瞭でいつも聞き返される，など

　こうして具体的な言葉で主訴を記録しておけば，意思疎通の問題でトラブルが起こることは少ない．

2) 現病歴

　主訴の症状に，いつ頃気づいたか？　その後，その症状はどのように変化したか？　などを具体的に聞きだす．

　たとえば，「○歳ごろ転んで顔を打ち，口をけが

3. 矯正歯科相談と診査・検査

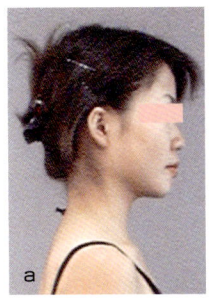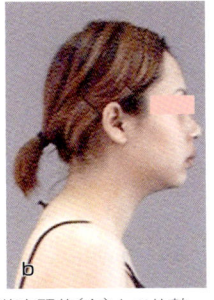

図11a, b　良姿勢(左)と前方頭位(右)との比較．髪を挙げ，肩まで出しているので，前方頭位ではオトガイの後退，首の前傾，肩の前方位が確認しやすい．

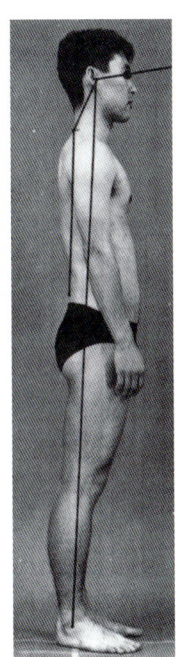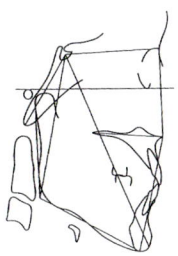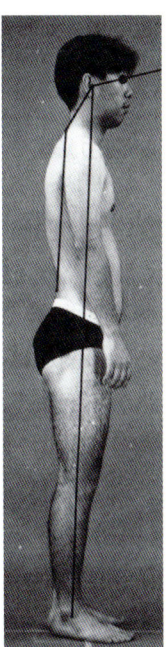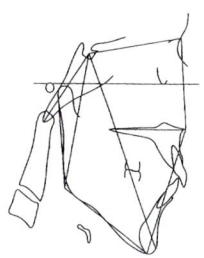

図12　円背で前方頭位の例(右)．良姿勢の人(左)と比べると，頸椎が前傾し，顔面の骨格が全体的に後下方へ回転して下顎が後下方へ回転している(長久保千春．男子学生における立位姿勢の評価と顎顔面形態との関連．日矯歯誌　54(1)：37-51, 1995[3]．より引用)．

したことがある」「○歳ごろ顎のズレに気づいていたが，○歳頃からしだいに目立ってきた」などである．

すでに矯正歯科治療を受けていれば，その開始時期と終了時期，ないし中止時期をたずねる．

3）既往歴

患者さんの健康状態と過去の病歴に関すること．たとえば健康上の問題，入院や全身麻酔の経験，薬剤・ゴム製品・花粉などへのアレルギー反応，耳鼻咽喉科疾患の既往，初潮の時期，などである．

4）家族歴

家族の咬合についてたずねる．生活習慣をともにしているので，咬合異常に家族性のみられることが少なくない．

5）成育環境／進学・就職の予定

家族構成，両親の職業や転勤の可能性，進学予定などをたずねる．たとえば小学生の症例では，骨格型要因がなければ少なくとも永久歯の生え揃う中学生まで，骨格型要因があれば顎発育の終わる高校生まで，治療がかかることがある．また高校生や成人の場合には，進学・就職・結婚などで治療が中断することもある．

そこで，治療終了まで通院が可能か，保護者の転勤などで治療が中断することがないか，その見通しをあらかじめ聞いておく．

B. 診査所見のとり方

1）基本的スタンス

頭頸部の筋組織と顎顔面骨格は一つの運動器系を構成しているので，筋機能のアンバランスは顎顔面骨格と歯列弓の形態に対して容易に影響を及ぼすのである．この考えは，Moss ML の "機能マトリックス理論(1960)" に沿っている．

そこで，診査に当たっては，姿勢，顔貌，口腔習癖，食習癖などの機能的問題を探索し，それらとの関連で顔面骨格と歯列・咬合の特徴を把握する．

2）姿勢・顔貌所見

姿勢の良否を診査するには，襟のないシャツ姿で，長い髪はまとめて上に挙げ，立位で行うのが良い(図11)．頭部と上体の前後的・側方的傾斜が鮮明に観察できるからである．

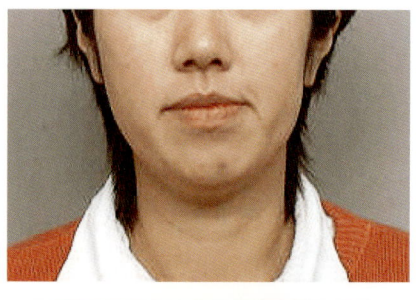 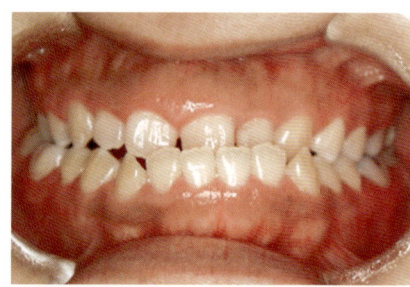

13a | 13b

図13a, b　反対咬合をともなう顔面非対称.

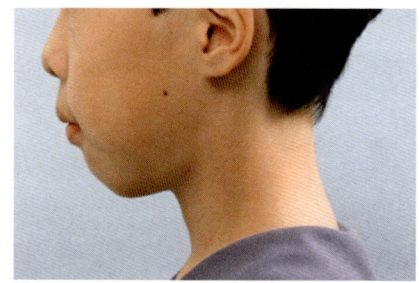 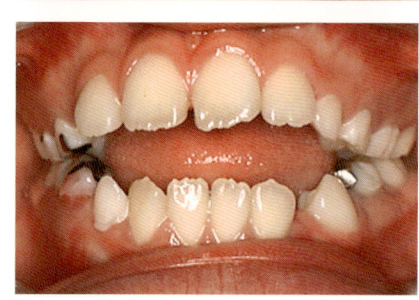

14a | 14b

図14a, b　舌突出癖・嚥下癖と前歯部開咬.
　嚥下の際，舌を上下の歯の間に入れる癖がある．そのため上下顎の前歯間に舌を挟み，オトガイ筋，頰筋などを緊張させる．前歯部開咬と歯列の狭窄が起きている．

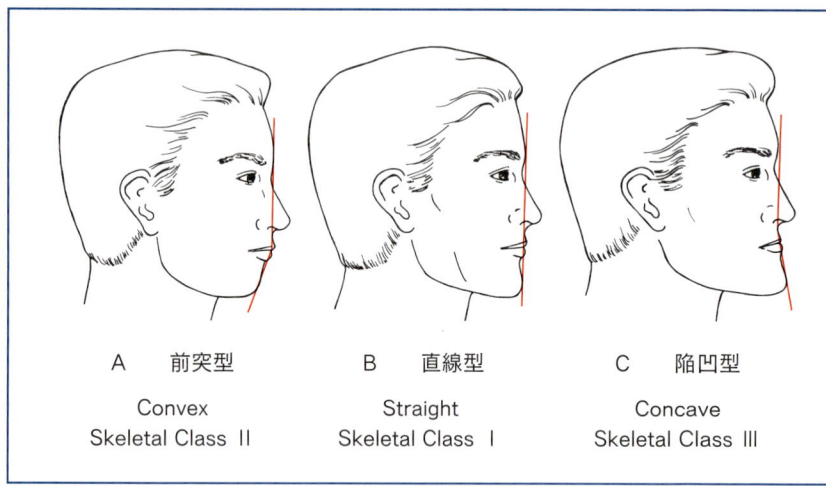

A　前突型
Convex
Skeletal Class Ⅱ

B　直線型
Straight
Skeletal Class Ⅰ

C　陥凹型
Concave
Skeletal Class Ⅲ

図15　側貌の3型（眉間―鼻下点―オトガイの前後的関係による分類．Proffit W R（著），高田健治（訳）．新版プロフィトの現代歯科矯正学．東京：クインテッセンス出版，2004；P.159，図6-11[2]．を引用）．

1 姿　勢

円背／前方頭位

　円背は猫背のこと．この姿勢の人は，いつも首が前傾して頭部は前かがみになっている．このため，前を見るたびに顔を挙げねばならず，そのたびに前頸筋が引き伸ばされてオトガイが後下方へ牽引される．その結果，下顎骨は後下方へ回転し，オトガイが後下方位をとって骨格型Ⅱ級の長顔貌になりやすい（図12右）．

左方／右方傾斜

　前方あるいは後方から立位の姿勢を観察し，脊柱や肩の左方／右方傾斜の有無を調べる．側方傾斜があれば，顔面骨格の左右非対称をともなっていることが多い．

2 正　貌

左右対称

　顔貌が左右対称で，顔面骨格も均整がとれている．

オトガイの左偏／右偏

　下顎が側方へ偏位し，開口時でも閉口時でも同様であれば下顎骨の非対称が疑われるが，開口時に側方偏位が解消すれば，閉口時の咬頭干渉による下顎の機能的側方偏位の可能性が高い（図13）．

Long face/high angle（長顔貌）

　縦長の顔貌で，閉口筋の機能低下が疑われる．

Average face（普通）

　均整のとれた顔貌で，頭頸部の筋機能のバランスがとれている．

Short face/low angle（短顔貌）

　顔面高が短く，噛み締め（クレンチング）などの習

癖が疑われる．

3 口唇閉鎖
Tight（緊密）
　口唇が薄く，緩みが少ないもの．ただし稀である．
Normal（普通）：問題なし．
Loose（弛緩）：口唇は緩んで厚ぼったい．
口唇の翻転　あり／なし
　上顎前歯と下顎前歯の間に下唇がめくれた状態で挟まれているもの．オーバージェットが大きい場合に見られる．

4 オトガイ部
筋緊張　あり／なし
　口裂閉鎖時にオトガイ筋が緊張して，皮膚が盛り上がって梅干しの種子状になることが多い．下顔面高が大きい症例や，オーバージェットが大きい症例に見られる（図14）．

5 側　貌（図15）
Convex（前突型）：オトガイが後退した凸型の側貌
Straight（直線型）：オトガイも中顔面も前突や後退していない直線型の側貌
Concave（陥凹型）：
　中顔面が後退した凹型（三日月形）の側貌

3）歯列・咬合所見
1 咬合発育
乳歯列期
　口蓋裂や反対咬合の症例では，乳歯列期でも簡単な矯正歯科装置を使うことがある．しかし，授乳期にはむしろ乳房哺乳を勧め，離乳期には家族揃って食卓を囲む機会を増やすなど，咀嚼・嚥下・情動・コミュニケーション能力の発達を促して，健全な咀嚼器官の育成を心がけることが望ましい．

前歯交代期
　乳前歯が永久前歯に交換し，第一大臼歯が萌出する小学校低学年の頃．切歯の萌出障害や咬合異常の相談が多い．

側方歯交代期
　乳犬歯，乳臼歯が犬歯，小臼歯に交換する小学校中学年から高学年の頃．顎発育の過不足やアンバランス，犬歯・小臼歯の萌出障害などが出現するので，矯正歯科治療の相談が多い．

若い永久歯列期
　中学生になると歯の交換が終わり，第二大臼歯が萌出する．顎発育は高校生の頃まで続くので，矯正歯科治療を行うには適している．ただし受験期と重なるので，治療の終了まで定期的な通院が可能か，十分な相談が必要である．

成人の永久歯列期
　歯周組織が健全で歯の植立に問題がなければ，60〜70代でも矯正歯科治療は可能である．歯周管理と組み合わせた矯正歯科治療は，もう珍しいものではない．

2 顔面正中に対する偏位
上顎歯列正中は　［右偏／左偏　　　mm］
下顎歯列正中は　［右偏／左偏　　　mm］
前歯被蓋：　［Overjet　　mm，Overbite　　mm］
犬歯関係：　［Ⅰ級，Ⅱ級，Ⅲ級］
臼歯関係：　［Ⅰ級，Ⅱ級，Ⅲ級］
上顎歯列弓：［U字型，Square型，V字型，鞍状型，
　　　　　　非対称］
下顎歯列弓：［U字型，Square型，V字型，鞍状型，
　　　　　　非対称］
咬頭嵌合時の下顎の偏位：
　　　　［なし／あり（前方／後方／左方／右方）］

4）歯・骨の所見（エックス線所見を含む）
　歯数異常，歯の形態異常，萌出障害，う蝕，歯の動揺，歯根吸収，顎裂，骨吸収，囊胞，など

5）歯肉・粘膜所見
　発赤，腫脹，退縮，ガミー，小帯異常，など

6）口腔習癖・食習癖（口の機能の問題）
口腔習癖：
　吸指癖，咬唇癖，嚥下癖，低位舌，口呼吸，頰づえ，歯ぎしり，睡眠態癖，など
食習癖：
　孤食，偏食，早食い，流し込み，片咀嚼，など

4．咬合異常の診断と不正要因

　前項では，"矯正カンファランス・シート"に沿って「初診時の状況」と「診査・検査所見」について解説した．

　本項では，「咬合異常の診断」について解説する．この部分は，本カンファランスのオリジナリティあふれる「不正要因」に関する部分でもある．

4–1 咬合分類

　矯正歯科治療の対象としての咬合分類は，従来の咬合分類だけでは不十分であるので，それに「A：咬合の発達段階」と，「B：特徴的な症状」の情報も加えた咬合分類を用いている．

　たとえば，
「A：側方歯交代期の，B：ロングフェースと 3|萌出障害をともなう，C：叢生」とか，
「A：若い永久歯列期の，B：II級の，C：過蓋咬合」とか，
「A：側方歯交代期の，B：開咬をともなう，C：下顎前突ないし切端咬合」
などと，情報の幅を広げている．

　こうすると，その症例の細かな特徴までがみえてくるので，症例の全体像が把握しやすくなり，それに合った治療方針が考えやすくなるのである．

4–2 不正要因と関連症状

　正常咬合に求められる要件については，すでに**図6**と**表3**に示した．そのどれか一つでも欠ければ，正常咬合にはならない．したがってその欠けた要件が，咬合異常の不正要因（**表7**）である．

　不正要因とその内容，ならびにそれによって生じる主な症状を以下に示す．

1 骨格型要因
- 上下顎骨の発育が不良でアンバランス
- 関連症状 → 上顎の劣成長／狭窄，顎裂，顔面非対称，下顎の過成長／劣成長，長顔貌／短顔貌

2 機能型要因
- 下顎の咬頭嵌合位に機能的偏位がある
- 関連症状 → 下顎の前後左右への機能的偏位

3 不調和型要因
- 歯槽基底の大きさと歯冠幅径合計との不釣り合い
- 関連症状 → 叢生配列，深い Spee の湾曲，前歯の前方傾斜，歯の萌出障害

4 習癖型要因
- 舌圧と唇頰圧との調和を乱す習癖がある
- 関連症状 → 不良姿勢，頰づえ，口呼吸，嚥下癖，偏食，早食い，など

5 歯の要因
- 歯の形成異常や萌出障害がある
- 関連症状 → 歯数異常，歯の形態異常，歯胚の位置異常，歯の萌出障害，など

5．咬合異常の治療計画

　咬合異常の不正要因が整理できると，その不正要因に対応する治療法を検討し，それらを咬合の発達と顎発育の時期に対応させて治療計画を立てることになる．すなわち，①明らかになった不正要因に対する解決法を検討し，②それをどのように組み合わせて治療スケジュールを組むか，という2段階で検討するのである．

5-1 咬合発達と顎発育に対応した不正要因へのアタック

　医療には対症療法と原因療法があり，状況に応じて使い分けられている．矯正歯科治療の場合，歯列を修正して咬合を改善するのが前者であり，筋機能療法や顎外科手術をして不正要因を解消するのが後者である．

　不正要因に対する対応は，以下のとおりである．

1 骨格型要因の解消
- 上顎の劣成長に対して → 小学生では前方成長の促進，それ以降は専門医と相談
- 上顎の狭窄に対して → 小学生・中学生では上顎骨の側方拡大，それ以降は専門医と相談
- 顔面非対称に対して → 習癖・不良姿勢があればその除去指導．整形外科疾患が疑われれば紹介
- 下顎の過成長／変形に対して → 習癖・不良姿勢があればその除去指導．それ以外は専門医へ紹介
- 下顎の劣成長に対して → 成長期にはアクチベータなどで下顎の成長促進．それ以外は専門医へ紹介

2 機能型要因の解消
- 下顎の機能的偏位に対して → 早期接触の解消／上顎歯列の拡大などで偏位を解消

3 不調和型要因の解消
- 中等度以下の場合 → 歯列弓の拡大
- 重度の場合 → 専門医へ紹介

4 習癖型要因の解消 → 習癖除去指導

5 歯の要因の解消

歯数異常・歯の形態異常
- 過剰歯 → 抜去することが多い
- 歯の欠如 → 人工歯で補うことが多い
- 巨大歯，矮小歯 → 形態を修正することが多い

歯の萌出障害（埋伏歯）
- 萌出遅延 → 歯列狭窄で萌出空隙が不足している場合，歯列拡大により萌出を促す
- 萌出方向の異常 → 萌出方向が改善できる場合，開窓して歯冠牽引などにより萌出を促す
- 歯列内への誘導が期待できない場合 → 摘出

歯・歯周組織の疾患 → う蝕治療，歯周治療

5-2 治療の進めかた

1）咬合異常の発現時期
　咬合異常は乳歯咬合でも見られるが，多くは歯の交代期（6〜12歳）に表れて年齢とともに増加し，思春期には悪化して固定化するという特徴がある．このため，矯正歯科治療の相談も歯の交代期と思春期に多い．

2）咬合異常の頻度の時代差
　咬合異常の頻度が時代や生活環境によって容易に変動することについては，すでにPrice WAによ

[米国における正常咬合と咬合異常の比率]

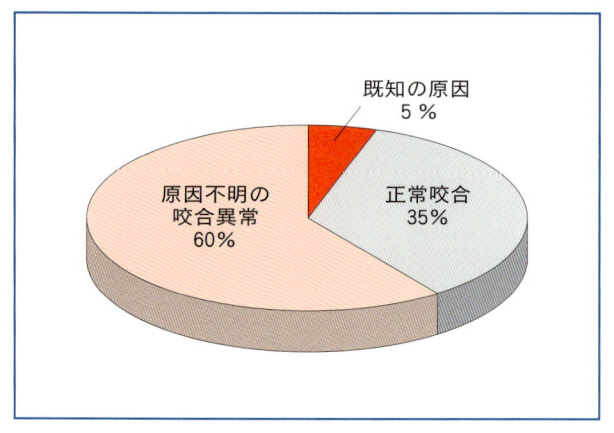

図16 咬合異常のうち，症候群など成因の明らかなものは5％と少数であり，成因の不明なものは60％ともっとも多く，その大部分は遺伝と環境要因とが組み合わさった咬合異常と考えられている（Proffit WR（著），高田健治（訳）．新版プロフィトの現代歯科矯正学．東京：クインテッセンス出版，2004[2]．より改変）

る世界各地の少数民族の歯科調査（1978）[4]や，井上，伊藤，亀谷の日本人古人骨の研究（1986）[5]によって指摘されている．このことは，咬合異常に対する環境要因の関与が小さくないことを示唆している．

3）咬合異常の原因

咬合異常の原因には，先天的な遺伝的要因と後天的な機能的要因が指摘されてきた．しかしProffit WRの教科書[2]によれば，米国の人口のおよそ1/3が正常咬合，2/3は咬合異常であるが，後者のうち，症候群など成因の明らかなものはごく少数で，大部分は遺伝と環境要因とが組み合わさった咬合異常と考えられるとのことである（図16）．

以上を踏まえると，矯正歯科治療で行う内容は，
①頭頸部・顎顔面の筋機能療法
②矯正歯科装置による顎位と歯列弓の機械的改善
に大別される．

そこでこれらの治療手段を咬合の発達段階に応じて整理すると，以下の組み合わせとなる．

■1 前歯交代期／小学1〜2年
　食事・習癖指導，床装置やアクチベータを中心に
■2 側方歯交代期／小学4〜6年
　食事・習癖指導，床装置やアクチベータを中心に
■3 若い永久歯列期／中学1〜3年
　食事・習癖指導，ブラケット装置でレベリング中心に
■4 若い成人期／高校〜大学生
　食事・習癖指導，ブラケット装置でレベリング中心に

"臨床医のための矯正カンファランス"に関心をもたれた先生がたには，地域の要望に応える臨床医の立場から，シンプルで効果的な矯正歯科治療のシステムをまず組み立てていただきたい．そしてそれを基盤として矯正歯科治療の診かた，考えかたが身についてきたら，大学病院の矯正科の診療や，矯正歯科専門医の行う診療に関心をもち，そのエッセンスをも採り入れていただきたい．そうすれば，柔軟な思考に支えられた新たな矯正歯科治療の世界が広がるのではないかと期待するのである．

6．経過確認と結果の評価

6-1 治療経過の整理

1 カルテ記載のまとめ

　症例の治療経過をカンファランスへ提出するには，事前に治療経過を整理して，いつ，なにを行って，どんな変化が起きたかをまとめる必要がある．そこでカルテを取り出して治療経過を整理し始めると，記載モレや，むだを繰り返していたことに気づくことが珍しくない．

　矯正歯科治療には短くても1年はかかり，2，3年を超えることも珍しくない．カルテの記載をまとめることによって，治療経過を客観的に見直すことになるのである．治療の質を高め，治療期間を長引かせないためにも大切で貴重なステップなのである．

2 模型・写真・エックス線写真などの整理

　矯正歯科治療では治療の経過が数年にまたがることが多いので，経年資料の整理・保管は不可欠である．そこで，治療の節目ごとに検査資料を採得し，保管しておくことが望ましい．口腔内や顔貌，姿勢の写真，歯や顎骨のエックス線写真なども，治療経過を評価するには必要な資料であるからである．

　これらの資料は，カルテの記載と付き合わせて整理しておくと便利である．

6-2 治療結果の評価

1 治療経過は良好か

　治療経過が良好であれば，短期間に症状が改善するので患者さんや家族にも喜ばれ，歯科医師としてもうれしいかぎりである．

　一方，治療経過が良くない症例も少なくない．その多くは，定期的に通院しているにもかかわらず症状が改善せず，患者さんも歯科医師も泣いている例である．この"臨床医のための矯正カンファランス"を始めたきっかけも，そんな患者さんと歯科医師との悩みに対して，解決法がないかと相談をもちかけられたことが発端であった．

　経過良好の症例では，主訴の症状が数か月から半年，遅くとも1年以内に改善するか，その兆しが表れていることが多い．一方，経過不良の症例は難しい症例であったり，治療前にしかるべき歯科医師に相談をしておくべきであった可能性が高い．

やさしい症例はだれが治療してもやさしいが，難しい症例はだれが治療しても難しいのである．

2 治療結果は良好か

　治療結果の評価の尺度は，治療後の顔貌と咬合の状態にある．"顔と口の健康美"が矯正歯科治療のゴールであるからである．

　高橋[6]が示した正常咬合の特徴(図4)や，木村悦子先生ご提供による上下顎両側第三大臼歯まで揃った見事な正常咬合の例(図5)は，おそらく最高のゴールであろう．顔貌の比較のため，木村悦子先生ご提供の正常咬合者の顔貌を，Sassouni Vの教科書[7]の顔面骨格の分類図に嵌め込んで図17に示した．

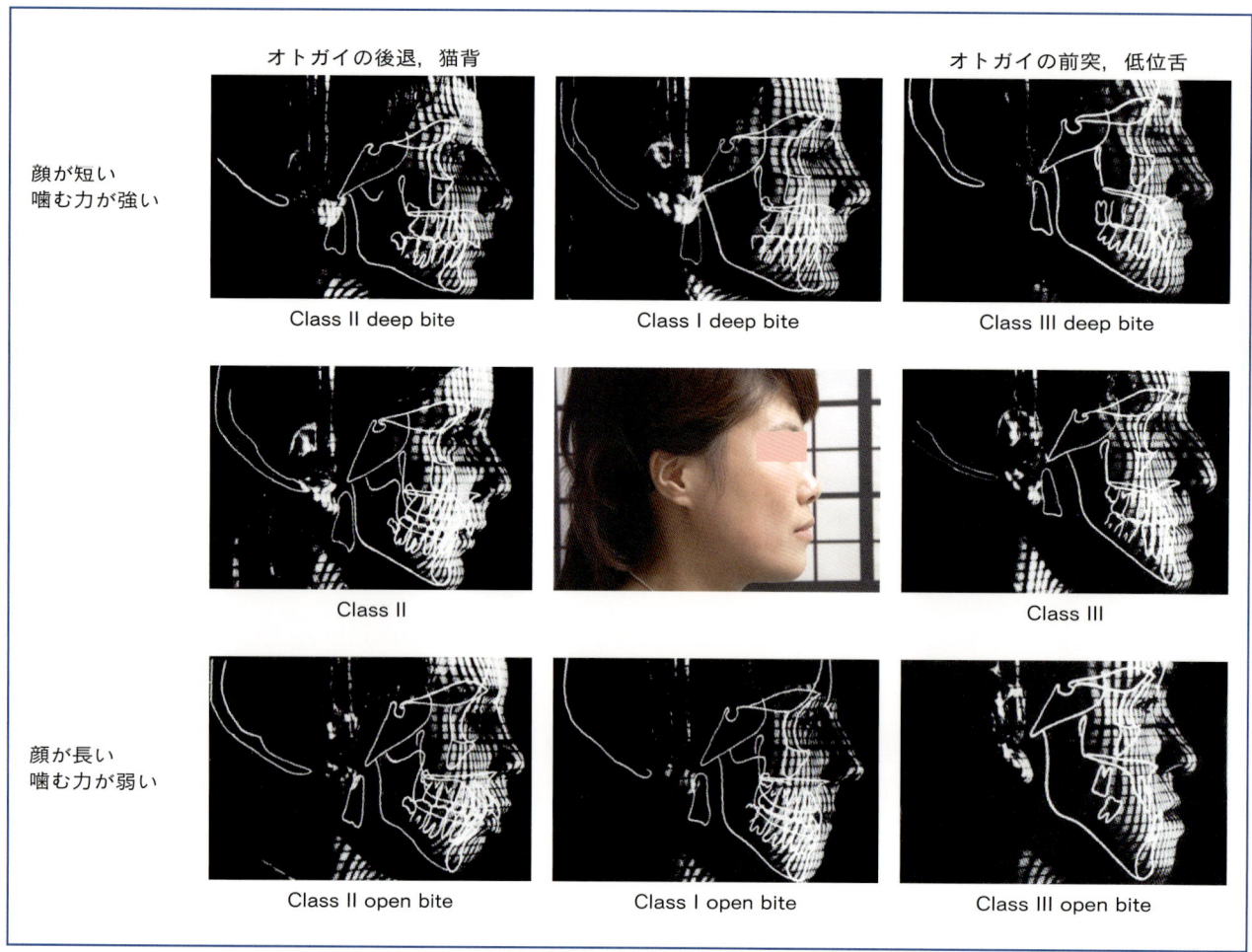

図17 Sassouni V の教科書[7]（Sassouni V. Facial types and malocclusion. In: Sassouni V & Forrest E J. Orthodontics in Dental Practice. Saint Louis: CV Mosby, 1971；143.）の顔面骨格のタイプ図の中央に，木村悦子先生のご厚意による正常咬合者の顔貌を嵌め込んである．

これらの写真を参考にして，先生がたの症例の治療終了時の顔貌と咬合を比較していただきたい．咬合異常の顔貌と咬合にはさまざまなバリエーションがあるが，矯正歯科治療の後には正常咬合に近づいているので，バリエーションの幅が小さいはずである．

3 症例の反省点は何か

カンファランスに提出するために症例を見直していると，反省点がいくつもでてくるのが普通である．カンファランスは，そのために行うようなものだからである．そして症例の反省点をカルテやカンファランス・シートに記載しておく．その回数が増えるにつれて視野が広がり，症例のまとまりも向上するはずである．

矯正歯科治療は，個人の住宅を建てる場合に似ている．家を建てるには，①施主の要望を理解し，②土地の特性を調べ，③その土地で施主の希望する生活が営まれる設計図を描き，④納期までに家を完成して施主に引き渡す．⑤新築の家で生活が始まると，細かな手直しや注文がでてくるので保守をすることがある．

他方，矯正歯科治療では，①患者さん・保護者の主訴を確認し，②咬合の不正要因を診断し，③治療終了時のゴールを設定する．④ゴールへ向かって最短の期間で治療を終え，⑤治療後は，後戻りに備えて定期診査を続ける．

この比較について，読者の先生がたはどんな感想をもたれるか，伺いたいものである．

7．外来講師による特別講演

　本カンファランスは，受講者の自家症例について，その診かた，考えかたを中心に受講者どうしで意見を交換することが主体である．そして主訴の確認から治療方針の立案まで，順序よく組み立てていくことを繰り返すことに重点をおいている．しかし受講者には，矯正歯科治療の術式や具体的な対応についても知りたいという要望が強い．

　そこで，受講者の要望に沿って外来講師をお招きし，特別講演をしていただくことにしている．

　これまでにお願いした特別講演の演題と講師の先生がたを以下に記す．受講者の要望に応えて企画するので，演題に一貫性がなく，むしろ重複がある．回数も各期によってまちまちであるが，受講者の先生がたには，OBも含めて喜んでいただいているので紹介する．

第1期
■混合歯列期における習癖指導とFKO
　　　　　　　　　　　　　　　（中山　二博）

第2期
■矯正インプラントについて　　　（本吉　満）
■早期治療について・MUHシールド
　　　　　　　　　　　　　　　（柳澤　宗光）

第3期　（特別講演なし）

第4期
■子育てと臨床医の役割　　　　（渡辺　和宏）
■アデノイドへの対応　　　　　（吉野　成史）
■ブラケット・ポジションの大切さ
　　　　　　　　　　　　　　　（白須賀　直樹）

第5期
■ムーシールドの適応と症例　　（柳澤　宗光）
■噛み締め型FKOの適応と症例　（久保田　智至）
■呼吸と筋機能に着目したマッスル・ウィンズの矯正治療　　　　　　　　　　　　（近藤　悦子）
■ブラケットのポジショニングとインダイレクト法
　　　　　　　　　　　　　　　（白須賀　直樹）

第6期
■ムーシールドの症例について　（吉住　肇）

第7期
■可撤式矯正装置の効果的使用について
　　　　　　　　　　　　　　　（仁木　俊雄）
■噛み締め型FKOの使い方とその効果
　　　　　　　　　　　　　　　（金　俊熙）

　　　　　　　　　　　　　　　　（敬称略）

参考文献

1．Angle EH. Treatment of malocclusion of the teeth. Angle's system. 7th ed, Philadelphia: SS White Co, 1907.
2．Proffit W R(著)，高田健治(訳)．新版プロフィットの現代歯科矯正学．東京：クインテッセンス出版，2004．
3．長久保千春．男子学生における立位姿勢の評価と顎顔面形態との関連．日矯歯誌　54(1)：37-51，1995．
4．Price WA(著)，片山恒夫(訳)．食生活と身体の退化．未開人の食事と近大食・その影響の比較研究．豊中：豊歯会刊行部，1978．
5．井上直彦，伊藤学而，亀谷哲也．咬合の小進化と歯科疾患．ディスクレパンシーの研究．東京：医歯薬出版，1986．
6．髙橋新次郎．髙橋・新編歯科矯正学．京都：永末書店，1960．42．
7．Sassouni V. Facial types and malocclusion. In: Sassouni V & Forrest E J. Orthodontics in Dental Practice. Saint Louis: CV Mosby, 1971；143.

第2章
矯正カンファランスの関連資料

伊藤 学而

1. 矯正カンファランス・シート　28
2. 真中式"生活と食事調べ"について　30
3. 「乳歯の萌出時期」と「代表的な食品が食べられる年齢」　34

1. 矯正カンファランス・シート

　矯正カンファランス・シート(**図1**)は，症例の要点を整理し，矯正カンファランスで説明するための書式である．

　新患の症例にも，治療途中の症例にも，治療終了の症例にも，いずれにも適用することができる．

　症例の特性を把握するために必要なステップとして，
【初診時の状況】
【(これまでの)治療経過】
【診察・検査所見】
【咬合異常の診断】
【治療計画】
の大項目が順に並べてある．

　そして大項目ごとに，咬合異常の診断や治療計画に必要な専門用語が配置されている．それを見ながら該当する専門用語を選んでいくことになる．

　専門用語を理解するには時間がかかる．しかし本書の第1章に解説したので，まずそれを読んでいただきたい．もしくは本書の著者(伊藤)や，第4章に症例を掲載されたカンファランス仲間の先生がた，あるいはバイオデント社の担当者に直接おたずねいただきたい．

　「臨床医のための矯正カンファランス」の内容や運営システムは，少しずつではあるが毎年進化している．読者の皆様からのご質問や見学は，いつでも歓迎である．

MEMO

1．矯正カンファランス・シート

カンファランス提出　　○○○○先生　　2012/00/00

【症　例】イニシャル：○. ○.　　性別：男／女
【提出理由】診断と治療計画，治療経過と今後の方針
　　　　　　特に_____について
【初診時の状況】平成○年○月　○歳○か月（小学○年）
主訴（相談の内容）_____
現病歴（症状に気づいた時期と経過）_____
既往歴（過去の主な病気）_____
家族歴（家族・親戚の咬み合わせ）_____
進学・転居などによる転医の可能性　あり／なし

【これまでの治療経過】（なければ省略）
H○. ○. ～ _____

【診察・検査所見】平成○年○月，○歳○か月
姿勢・顔貌所見
姿　勢：円背／前方頭位，左方／右方傾斜
正　貌：左右対称，オトガイの左偏／右偏，
　　　　Long face／high angle（長顔貌），
　　　　Average face（普通），
　　　　Short face／low angle（短顔貌）
口唇閉鎖：Tight（緊密），Normal（普通），Loose（弛緩）
　　　　　口唇の翻転　あり／なし
オトガイ部：筋緊張　あり／なし
側　貌：Convex（前突型），Straight（直線型），
　　　　Concave（陥凹型）
歯列・咬合所見
咬合発育：　乳歯列期，　前歯交代期，　側方歯交代期，
　　　　　　若い永久歯列期，　成人の永久歯列期
顔面正中に対して：
　　　　　　上顎歯列正中は　右偏／左偏　_____mm
　　　　　　下顎歯列正中は　右偏／左偏　_____mm
前歯被蓋：　Overjet _____mm，Overbite _____mm
犬歯関係：　Ⅰ級，　Ⅱ級，　Ⅲ級
臼歯関係：　Ⅰ級，　Ⅱ級，　Ⅲ級
上顎歯列弓：U字型，　Square型，　V字型，　鞍状型，
　　　　　　非対称
下顎歯列弓：U字型，　Square型，　V字型，　鞍状型，
　　　　　　非対称
咬頭嵌合時の下顎の偏位：
　　　　　　なし／あり（前方／後方／左方／右方）

歯・骨の所見（エックス線所見を含む）
　　　　歯数異常，　歯の形態異常，　萌出障害，　う蝕，
　　　　歯の動揺，歯根吸収，顎裂，骨吸収，囊胞
　　　　など
歯肉・粘膜所見　発赤，腫脹，退縮，ガミー，小帯異常
　　　　　　　　など
口腔習癖・食習癖（口の機能の問題）
口腔習癖：　吸指癖，咬唇癖，嚥下癖，低位舌，口呼吸，
　　　　　　頰づえ，歯ぎしり，睡眠態癖など
食習癖：　　孤食，偏食，早食い，流し込み，片咀嚼など

【咬合異常の診断】（診察・検査所見から判断する）
咬合分類　　　　　　期の　　　　　　を伴う＿＿＿＿
不正要因
骨格型：上顎の劣成長／狭窄，顎裂，顔面非対称，
　　　　下顎の過成長／劣成長，長顔貌／短顔貌など
機能型：下顎の機能的偏位（前方／後方／左方／右方）
不調和型：軽度，中等度，重度（抜歯の検討）
習癖型：不良姿勢，頰づえ，口呼吸，嚥下癖，偏食，
　　　　早食い
歯の要因：歯数異常，形態異常，萌出障害

【治療計画】
要因の解消法
骨格型：上顎の_____→拡大など
　　　　下顎の_____→前方成長促進など
不調和型：中等度→拡大など
習癖型：_____，_____→習癖の解消
歯の要因：_____→永久歯咬合まで保留
治療スケジュール
前歯交代期（小学1～2年）_____，_____，_____
側方歯交代期（小学4～6年）_____，_____，_____
若い永久歯列期（中学1～3年）_____，_____，_____

【コメント】（特記事項など）

図1　矯正カンファランス・シート

2．真中式"生活と食事調べ"について

　良い咬み合わせは，咀嚼・嚥下・呼吸・発声などの口のはたらきと密接につながっているが，それらはさらに良い姿勢，適度な運動，心身の健康，規則的な生活習慣，食事のバランスなどに裏打ちされている．そのことを，矯正カンファランスを受講されていた真中美恵子先生（茨城県坂東市：真中歯科医院）にお話ししたところ，「生活と食事調べ」の調査用紙を作ってくださった．

　上段の"生活調べ"の項には一週間の起床時間，食事時間（朝，昼，夕），入浴時間，就寝時間など生活の規則性を，下段の"食事調べ"の項には一週間の朝，昼，夜の食事の内容を，それぞれ記入するようになっている（**図2**）．それを患者さんのお母さんに手渡して，実際に記入していただいた例も見せていただいた（**図3，4**）．

　患者さんによっては，毎日早寝早起きをして，朝食と夕食をきちんと摂り，食事の内容だけでなく楽しい食事の情景まで伝わってくるものもあれば，そうでないものもある．
　そうでない場合には，これらの記入例を一緒に見ながら「咀嚼・嚥下・呼吸・発声などの口のはたらきを良くしよう」を目標に，「何か一つでもいいから改善しよう，どれなら改善できそうか」と共通の改善目標をもってもらう．
　記入前のシート（**図2**）を最初に掲載したので，これをコピーして患者さんの"生活と食事調べ"に活用してくだされば幸いである．

MEMO

2. 真中式"生活と食事調べ"について

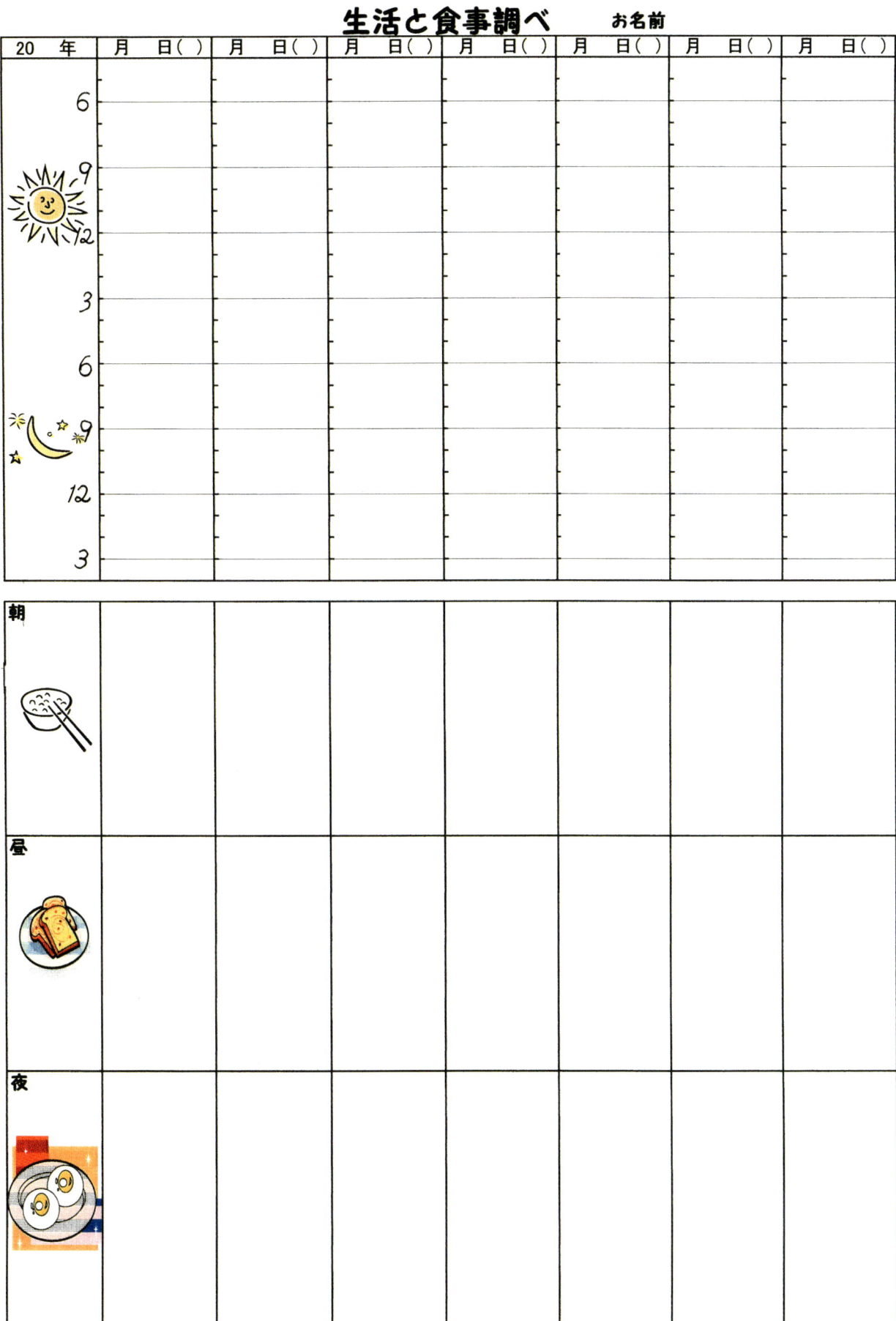

図2 「生活と食事調べ」調査用紙(真中美恵子先生のご厚意による.未記入).

® 真中美恵子 2008

31

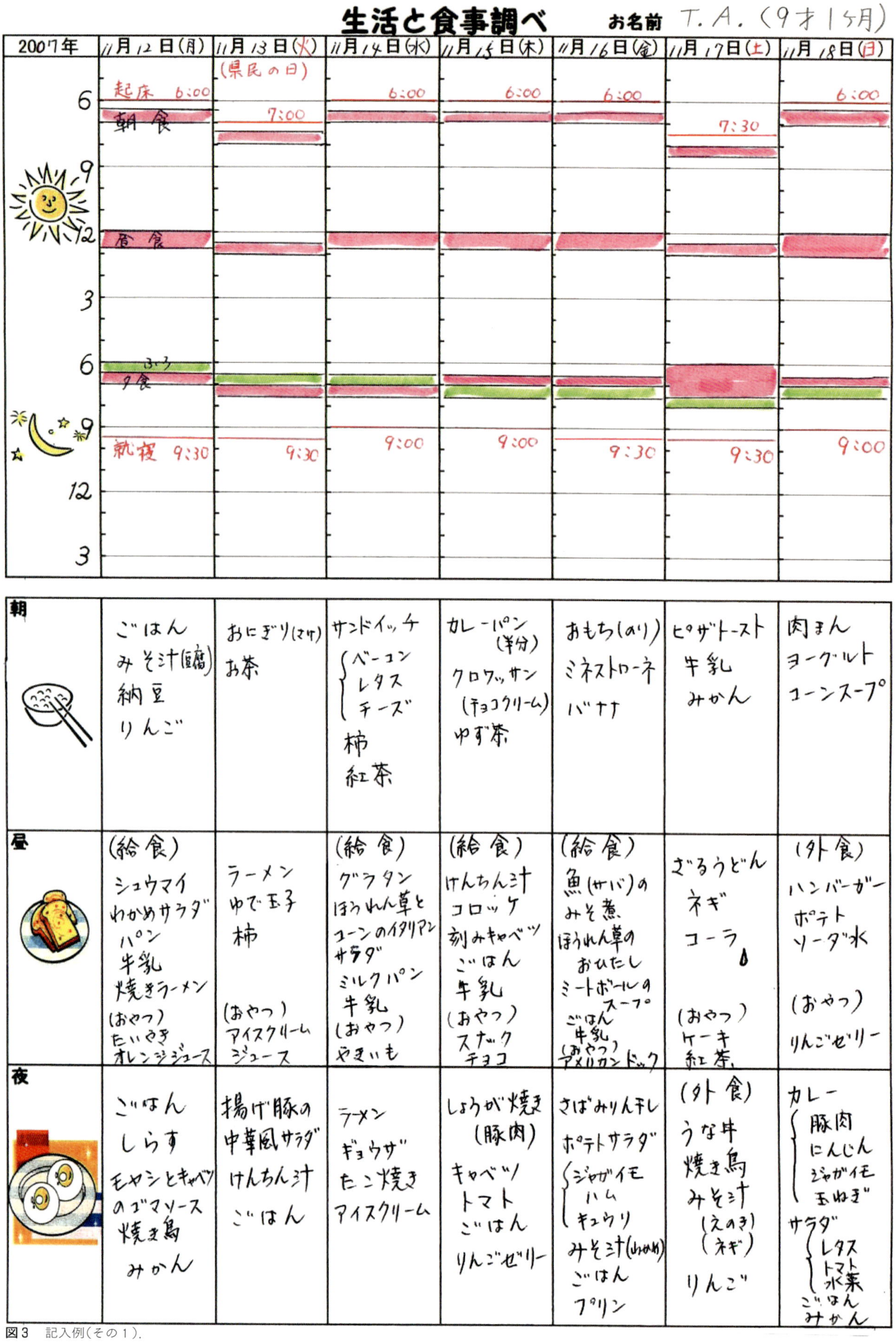

矯正カンファランスの関連資料　第2章

生活と食事調べ　　お名前 T.A.（9才1ケ月）

2007年	11月12日(月)	11月13日(火)	11月14日(水)	11月15日(木)	11月16日(金)	11月17日(土)	11月18日(日)
		(県民の日)					
起床	6:00	7:00	6:00	6:00	6:00	7:30	6:00
朝食							
昼食							
夕食							
就寝	9:30	9:30	9:00	9:00	9:30	9:30	9:00

	11/12(月)	11/13(火)	11/14(水)	11/15(木)	11/16(金)	11/17(土)	11/18(日)
朝	ごはん みそ汁(豆腐) 納豆 りんご	おにぎり(2コ) お茶	サンドイッチ {ベーコン 　レタス 　チーズ 柿 紅茶	カレーパン (半分) クロワッサン (チョコクリーム) ゆず茶	おもち(のり) ミネストローネ バナナ	ピザトースト 牛乳 みかん	肉まん ヨーグルト コーンスープ
昼	(給食) シュウマイ わかめサラダ パン 牛乳 焼きラーメン (おやつ) たいやき オレンジジュース	ラーメン ゆで玉子 柿 (おやつ) アイスクリーム ジュース	(給食) グラタン ほうれん草と コーンのイタリアン サラダ ミルクパン 牛乳 (おやつ) やきいも	(給食) けんちん汁 コロッケ 刻みキャベツ ごはん 牛乳 (おやつ) スナック チョコ	(給食) 魚(サバ)の みそ煮 ほうれん草の おひたし ミートボールの スープ ごはん 牛乳 (おやつ) アメリカンドッグ	ざるうどん ネギ コーラ (おやつ) ケーキ 紅茶	(外食) ハンバーガー ポテト ソーダ水 (おやつ) りんごゼリー
夜	ごはん しらす モヤシとキャベツ のゴマソース 焼き鳥 みかん	揚げ豚の 中華風サラダ けんちん汁 ごはん	ラーメン ギョウザ たこ焼き アイスクリーム	しょうが焼き (豚肉) キャベツ トマト ごはん りんごゼリー	さばみりん干し ポテトサラダ {ジャガイモ 　ハム 　キュウリ みそ汁(わかめ) ごはん プリン	(外食) うな丼 焼き鳥 みそ汁 (えのき 　ネギ) りんご	カレー {豚肉 　にんじん 　ジャガイモ 　玉ねぎ サラダ {レタス 　トマト 　水菜 ごはん みかん

図3　記入例（その1）.

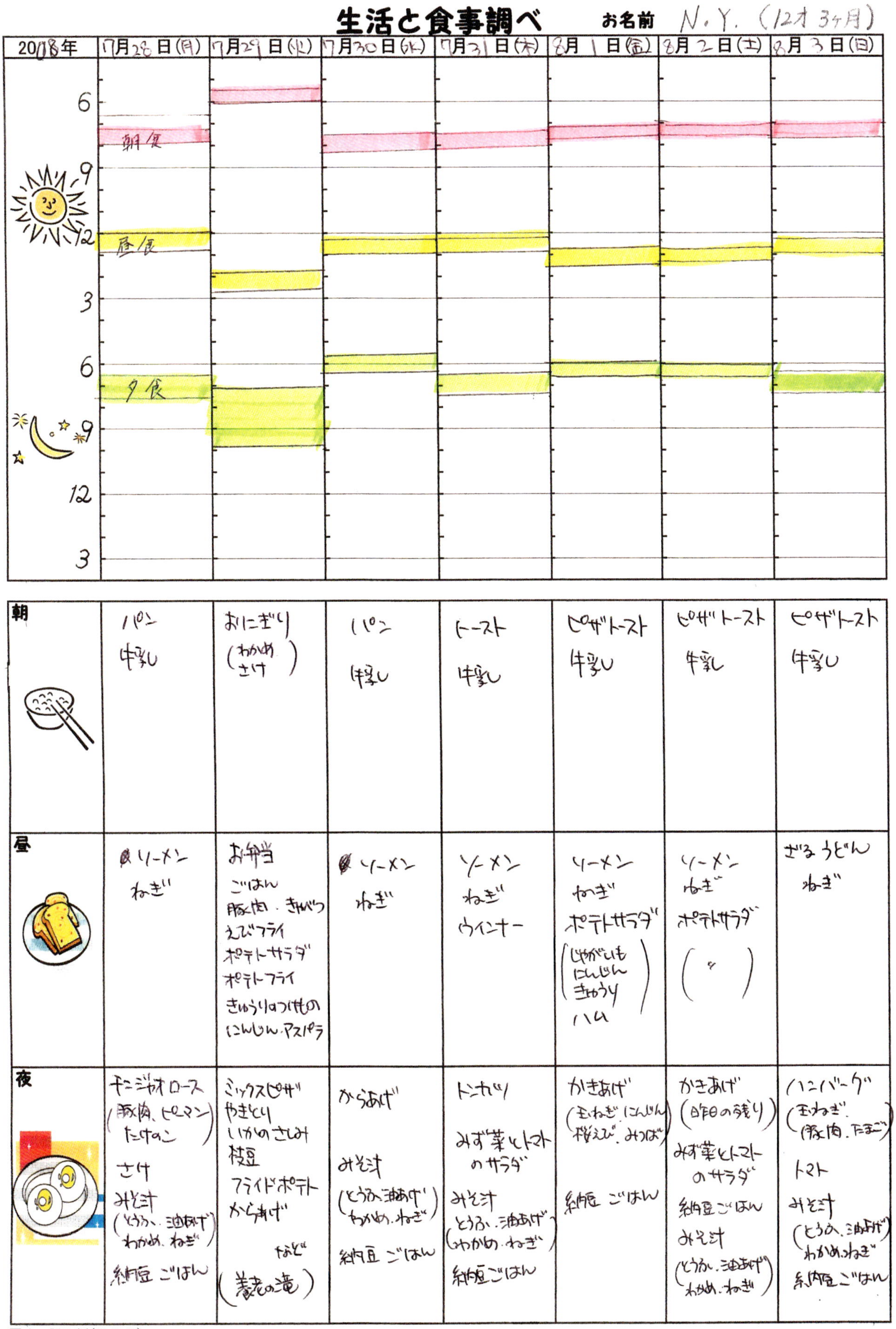

2. 真中式"生活と食事調べ"について

生活と食事調べ　お名前 N.Y.（12才3ヶ月）

2018年	7月28日(月)	7月29日(火)	7月30日(水)	7月31日(木)	8月1日(金)	8月2日(土)	8月3日(日)
朝	パン 牛乳	おにぎり （わかめ さけ）	パン 牛乳	トースト 牛乳	ピザトースト 牛乳	ピザトースト 牛乳	ピザトースト 牛乳
昼	ラーメン ねぎ	お弁当 ごはん 豚肉・きゃべつ えびフライ ポテトサラダ ポテトフライ きゅうりのつけ物 にんじん、アスパラ	ラーメン ねぎ	ソーメン ねぎ ウインナー	ラーメン ねぎ ポテトサラダ （じゃがいも にんじん きゅうり） ハム	ラーメン ねぎ ポテトサラダ （〃）	ざるうどん ねぎ
夜	チンジャオロース （豚肉、ピーマン） たけのこ さけ みそ汁 （とうふ、油あげ わかめ、ねぎ） 納豆ごはん	ミックスピザ やきとり いかのさしみ 枝豆 フライドポテト から揚げ など （養老の滝）	からあげ みそ汁 （とうふ、油あげ わかめ、ねぎ） 納豆ごはん	トンカツ みず菜とトマト のサラダ みそ汁 （とうふ、油あげ わかめ、ねぎ） 納豆ごはん	かきあげ （玉ねぎ、にんじん 桜えび、みつば） みず菜とトマト のサラダ 納豆ごはん	かきあげ （昨日の残り） みず菜とトマト のサラダ 納豆ごはん みそ汁 （とうふ、油あげ わかめ、ねぎ）	ハンバーグ （玉ねぎ 豚肉、たまご） トマト みそ汁 （とうふ、油あげ わかめ、ねぎ） 納豆ごはん

図4　記入例（その2）.

3．「乳歯の萌出時期」と「代表的な食品が食べられる年齢」

　新生児には，まだ乳歯は生えていない．乳児は母乳かミルクを飲んで育ち，生後5，6か月になると離乳を始める．その頃に乳中切歯が生え始めるが，乳側切歯は離乳を終える1歳頃に生えるにすぎない．

　乳臼歯の萌出時期は意外に遅く，第一乳臼歯は離乳後の1歳4か月頃，第二乳臼歯はその1年後の2歳〜2歳6か月頃に生えるのである（**図5**）[1]．

　咀嚼嚥下の発達には，口腔周囲の顔面筋（表情筋）をはじめ，口腔内の舌筋や咽頭周囲筋，顎運動にかかわる咀嚼筋などの協調作業がかかわっている．そしてこれらの協調作業ができるようになれば，乳臼歯が生えていなくても困らないのである．乳臼歯が必要となるのは，粉砕や破砕を要する食品を摂る離乳期以降である．そう考えれば，第二乳臼歯が2歳を過ぎて萌出するのも理に適っている．

　ところで，わが国の家庭の食卓はどうなっているだろうか．そして，それぞれの家庭で育つ乳幼児の摂食機能はどうなっているだろうか．そこで，坂下玲子（兵庫県立大学看護学部　教授）らによる乳児期・幼児期における代表的摂取食品調査[2]の結果を紹介する．

　対象は全国13地域（北海道，青森，岩手，新潟，東京，埼玉，福井，長野，名古屋，兵庫，山口，鹿児島，沖縄）の0〜6歳児14,000名とその家族である．自記式調査用紙で回答を求め，有効回答は6,747名（48.2％）であった．食品の大きさは，おかゆ〜肉団子以外は，刻んでいない3，4cm以上のものである．

　この調査結果から，「代表的な20食品が食べられるようになる年齢」のパーセンタイル図を示した（**図6**）．食品ごとに示してある横線の左端は25％，中央が50％，右端は75％の子どもが食べられるようになる年齢を示している．これによれば，「刻みほうれん草，肉団子／ハンバーグ，りんご薄切り」は，乳臼歯が生えていないにもかかわらず，1歳までに75％以上の乳児が食べている．

　一方，「ほうれん草おひたし，キャベツ炒め，肉ソテー／ステーキ，生キャベツせん切り，ごぼう煮物，りんご丸ごと，おつまみ用いかの足，長ネギ煮て」は，3歳を過ぎて乳臼歯が生えているにもかかわらず，食べられる子どもは75％にも達していない．

　乳幼児の摂食機能の発達は，歯列咬合の発達の程度よりも，子どもの成育環境によって大きく異なっているのである．

　そこで，摂食嚥下の初期発達に大きくかかわる離乳について，松田道雄著『育児の百科』[3]の記載をここに紹介する．

　離乳のためにはスプーンを使うことを学ばねばならない．3か月くらいから稽古を始め，スプーンで味噌汁やスープが飲めるようになったら，形のある離乳食を与える．

　おとなが普段食べているもので，この時期の赤ちゃんが食べるのに相応しいものがたくさんある．たとえば，半熟卵，豆腐，じゃがいものマッシュ，麩，白身の魚，ひき肉などは，赤ちゃんがそのまま食べられる．離乳期に食べるものが離乳食である．

　離乳食は5，6か月頃から始めて，半年ほどかかってごはんが食べられるところまで，徐々に慣らしていけばいい．上手な離乳は，なるべく，大人のために作ったものの一部を利用していくことである．なぜなら，離乳の目的は家庭の団欒への参加だからである．そして1歳前後には，家族のみんなと食卓を囲んで食事できるようにしていく．

　離乳のゴールは，「家族のみんなと食卓を囲んで，おとなが普段食べているものを同じように食べること」だったのである．

3．「乳歯の萌出時期」と「代表的な食品が食べられる年齢」

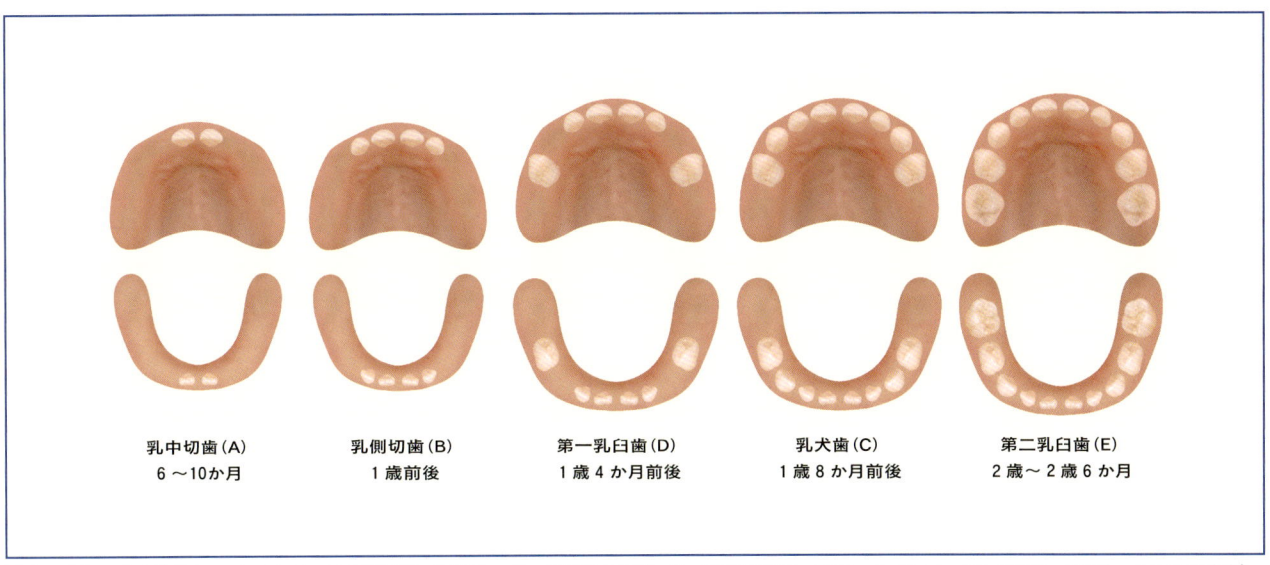

乳中切歯（A）	乳側切歯（B）	第一乳臼歯（D）	乳犬歯（C）	第二乳臼歯（E）
6〜10か月	1歳前後	1歳4か月前後	1歳8か月前後	2歳〜2歳6か月

図5 乳歯の萌出時期（Van der Linden FPGM（著），三浦不二夫，黒田敬之（訳）．歯／歯列の発育．東京・クインテッセンス出版，1984[1]．より引用改変）．

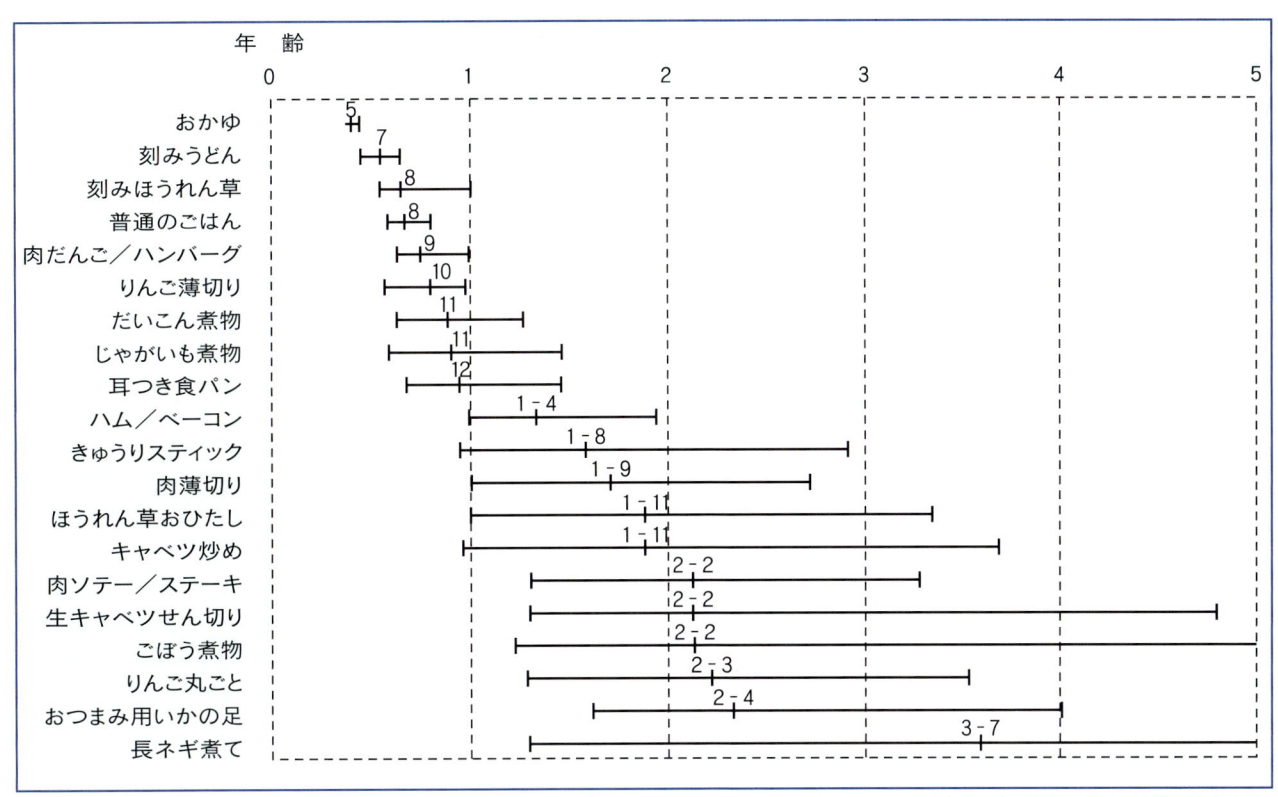

図6 代表的な食品が食べられるようになる年齢．20項目の代表的な食品が子どもたちによって，食べられていくようになる年齢である．横線の目盛りは，左端は25％，右端は75％，中央の数字は50％の子どもが食べられるようになる年齢を示している．

参考文献

1．Van der Linden FPGM（著），三浦不二夫，黒田敬之（訳）．歯／歯列の発育．東京・クインテッセンス出版，1984.

2．Sakashita R, et al. From milk to solids : a reference standard for the transitional eating process in infants and preschool children in Japan. Eur J Clin Nutr 58：643-653, 2004.

3．松田道雄．定本育児の百科．東京：岩波書店，2003.

第3章
臨床医に勧める筋機能療法と矯正装置

1 口腔・顔面の筋機能療法
　—MFTを基本にした生活改善— 38　　　/ 石丸 俊春・石丸 美鈴

2 可撤式床矯正装置と使いかた　50　　　/ 仁木 俊雄

3 ネジ付き噛み締め型アクチベータ
　（バイト・アクチベータ）と使いかた　70　　　/ 金　俊熙

1. 口腔・顔面の筋機能療法 ─MFT*を基本にした生活改善─

北海道札幌市：石丸歯科診療所・石丸俊春／石丸美鈴

> ＊ MFT（orofacial myofunctional therapy）：
> 　口腔筋機能療法．歯列，顎骨などの口腔周囲の構造物が正しい位置に保たれるように，口腔周囲筋の正しいバランスをつくり出し，維持することを目的とする．

　歯列不正の原因として，先天的要因とともに後天的要因が挙げられる．現代社会の生活環境変化は後天的要因をさらに強くしている．生活環境の変化すなわちストレス社会，食文化の変化（レトルト食品，少子化，離婚の増加）などは，う蝕とは別に，何らかの口腔の機能改善が必要な幼児が半数以上という実態（保育園の検診から）を生み出している．このような子どもたちの健全な発育を促すためにも，口腔周囲筋の機能向上が大切である（図1，2）．

［口腔筋機能療法（MFT）の位置づけ（図1）］

1. 過去の砂糖大量消費 ⇒ う蝕 ⇒ プラークコントロール，器質的治療
2. 現代社会の歪み現象 ⇒ 口腔周囲筋機能不全 ⇒ MFT

食文化の変化
ストレス社会
高齢社会
　⇒　
口腔周囲筋の
機能低下
不調和
　⇒　
従来の治療
MFT
その他

［口腔筋機能療法（MFT）（図2）］

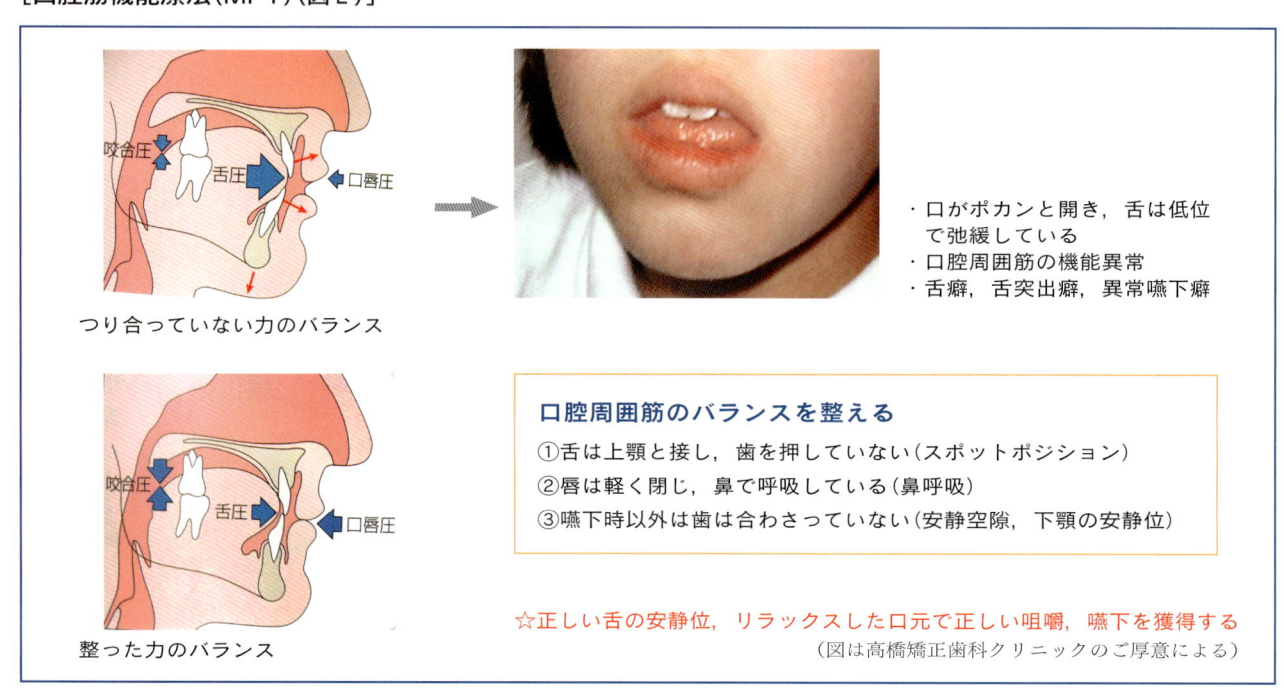

つり合っていない力のバランス

整った力のバランス

・口がポカンと開き，舌は低位で弛緩している
・口腔周囲筋の機能異常
・舌癖，舌突出癖，異常嚥下癖

口腔周囲筋のバランスを整える
①舌は上顎と接し，歯を押していない（スポットポジション）
②唇は軽く閉じ，鼻で呼吸している（鼻呼吸）
③嚥下時以外は歯は合わさっていない（安静空隙，下顎の安静位）

☆正しい舌の安静位，リラックスした口元で正しい咀嚼，嚥下を獲得する
（図は高橋矯正歯科クリニックのご厚意による）

1. 口腔・顔面の筋機能療法 — MFT を基本にした生活改善—

観　察

　患者さんの姿勢，顔貌，話し方，噛み方，飲み込み方などの観察から，普段の生活を全体的にイメージし改善点(問題)を明確にする．普段の生活のなかに存在するこれらの問題点は，本人(家族)がまったく気づいていないことが多く，このとき，本人や家族の人格を傷つけない配慮が必要となる．

姿勢，顔のかたちを観る

　患者さんがチェアに座る前に，待合室での姿勢，歩行時の姿勢，歩き方，体型を観察する．チェアサイドでは，顔貌や話し方を観察しながら通常の問診，診査を行う．姿勢，顔貌，話し方や口腔内所見と主訴との関連性を確認していく．ほとんどの場合，「かたち」の背景にある生活状況(食生活，癖など)と主訴との関連を推察することができる．

<姿勢を観るときのポイント(図3)>
1 起立時の傾斜(前後，左右)と頭位の関係
2 生活姿勢(読書，テレビ，食事，睡眠態癖など)
3 体型(やせ型，肥満型)

<顔を観るときのポイント(図4)>
1 オトガイの緊張＝口唇閉鎖不全
2 顔貌の前後的不均衡(舌癖，咬唇癖，頬づえ)
3 顔貌の左右的不均衡(頬づえ，偏咀嚼，睡眠態癖)
4 口唇，鼻の形(口呼吸)

[姿勢を観るときのポイント(図3)]

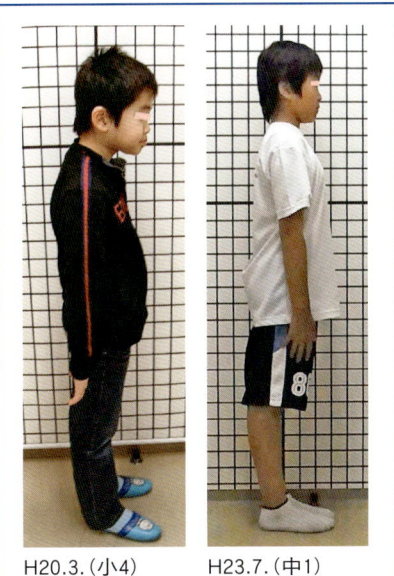

H20.3.(小4)　　H23.7.(中1)
姿勢の変化がみられる

[顔を観るときのポイント(図4)]

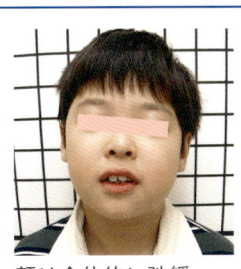

顔は全体的に弛緩 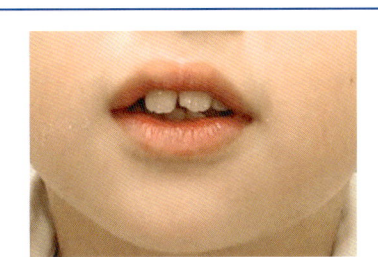　　口唇の閉鎖不全

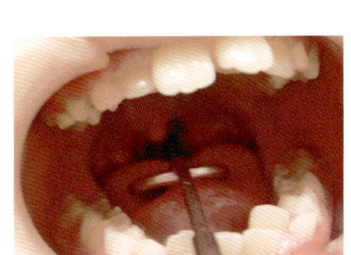

アデノイド 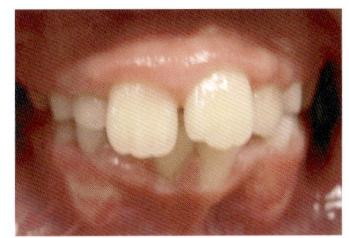　　歯肉炎

39

話し方，食べ方，飲み込み方を観る

基本的には舌の動き（低位舌，舌突出癖，舌小帯短縮症など），嚥下時の咬筋の動き（成人嚥下）などを主体に観察する．トレーニングルーム（当院ではスタッフルームを利用）で，せんべいを実際に食べてもらい観察する．姿勢，摂り込み，噛み方，飲み込み方を観察し主訴との関連性を確認する．このとき，食べている様子をビデオ撮影し，家族と一緒に観ながら食べ方と話し方のチェックをする（図5）．

1 姿勢（食べている時の全身の動きを見ながら観察）：足がぶらぶらしている・顔がよく動く
2 ペチャペチャ噛みで歯を使用しないで舌でつぶしたり，クチャクチャと音を立てる食べ方（チョッピング）で，口唇は開いたままの咀嚼がみられる
3 ほおばり過ぎて，十分な咀嚼や正しい嚥下ができない
4 左右のいずれか片方でばかり噛む
5 食べこぼしがみられ，口の周りに食べかすが残り，口唇をよくなめる
6 舌から先に食べ物を迎える

[VTRを観ながら食べ方のチェック（図5）]

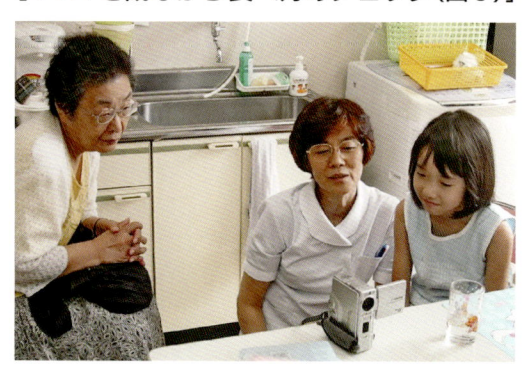

7 口唇，頬圧，首の力を借りて飲み込む（異常嚥下）
8 嚥下時，舌を前方に押し出す
9 舌足らずな話し方でサ行，タ行などに構音障害がある（舌小帯短縮症）

※実際にはさまざまな多くの問題が観察されるが，主訴との関連性をただちに断定せず，本人（家族）の気づきを促すことが動機づけになる．本人の自尊心を傷つけたり，親子の関係で「責任の押し付け合い」にならないような配慮が大切である．

舌の運動と口腔機能を評価する（図6）

1 口呼吸は，口唇閉鎖不全を引き起こす（①）．
2 舌を左右側方（②），挙上（③），前方に動かしたり（④），上顎に押し付け持ち上げる力をみて運動の評価をする（図6参照）．側方運動では，舌尖が左右口角にしっかり付くかどうか，前方運動では口唇を越えるかどうかで舌小帯短縮症の有無を評価できる．
3 舌を挙上し，舌打ちができるかどうか（ポッピング：⑤）は，嚥下時の咬合の有無（⑥）と合わせて，正しい嚥下が行われているかどうかの機能の評価につながる．

※この時点で個々の症例に対して「MFT」の関与計画（MFT＋経過観察，MFT＋矯正治療）を立案する．

[舌の運動と口腔機能の評価（図6）]

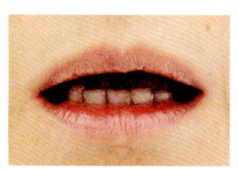

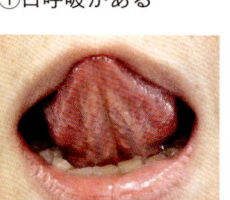

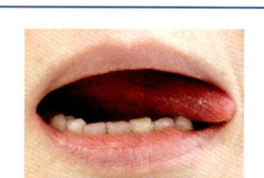

① 口呼吸がある
② 舌が左右口角に触れない
③ 舌が上唇に触れない
④ 「ベー」と前方に出せない
⑤ ポッピングができない
⑥ 嚥下時，臼歯を咬まない

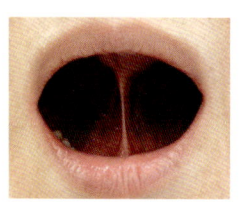

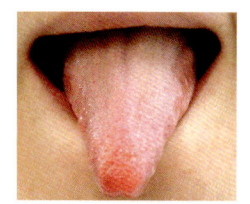

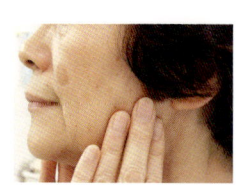

指導の実際

[指導の実際]

　指導とは，言い換えると問題に気づき(とまどい)，対策(どうしよう)，行動(導きと励まし)，結果(感動)を共感することである．具体的には傷つけない指摘，比較的容易な短期目標と長期目標(ゴール)の設定と確認である．

　日常生活(食生活，食環境，会話など)から生まれる「豊かな表情，正しい咀嚼，嚥下，発音」を獲得するには家族の理解，協力が必要となる．特に幼児から小学生までの時期は，家族とともに行うことが必要である(図7，8)．

[家族の理解と協力(図7)]

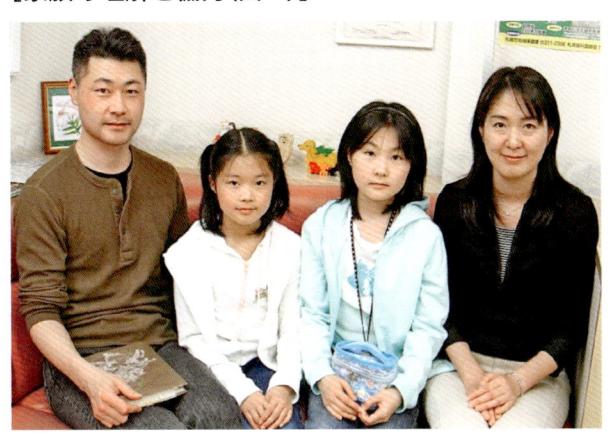

[前歯が生えたらにんじんに挑戦(図8)]

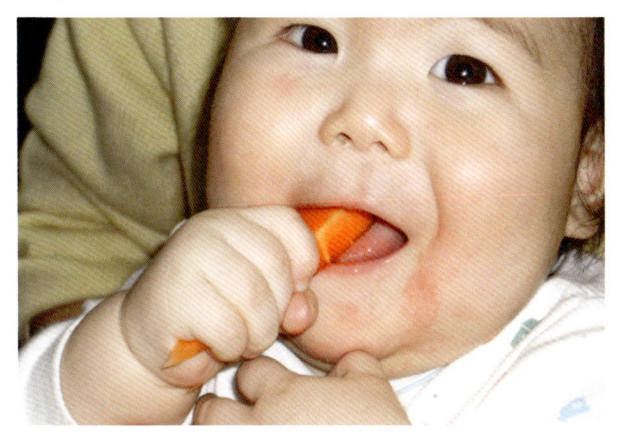

動機づけ

- 生活背景(家族構成，食習慣，生活状況)から，現在の問題(機能不全)と形との因果関係を推察．
- 家族，本人を傷つけないよう配慮しながら問題(機能不全)と形の関係と，対策を一緒に考えていく．
- 本人の模型と理想模型を比較し，感想を聞きだし，どうありたいのか言葉にして確認．

　問題の改善はできることから始め，本人と家族の意思を尊重して進める．写真，ビデオなどで確認することで，本人(家族)が問題と成果を客観的に評価できるようになる．本人の気づきと努力，家族(親)の協力による生活姿勢の改善，食事環境，内容の改善を図ることは，正しい口腔機能獲得の基本とも言える．

咀嚼訓練と嚥下訓練(図9，10)

　離乳期から乳歯交換期は口唇と前歯を使って食物を摂り込み，左右の臼歯を使った「もぐもぐ噛み」でどろどろの食塊を形成し，奥歯でしっかり噛んで(下顎の固定)，舌が持ち上がり(舌の挙上)，ゴックンと飲み込むことを学ぶ時期である．この時期の食事内容，環境を正しく整えることは非常に大切である．これができずに舌，口唇，頬，首の力を借りて水で流し込む異常嚥下は，成長過程にとどまらず一生をとおして，さまざまな問題を引き起こす．

［咀嚼訓練（ガムの咀嚼）の実際（図9）］

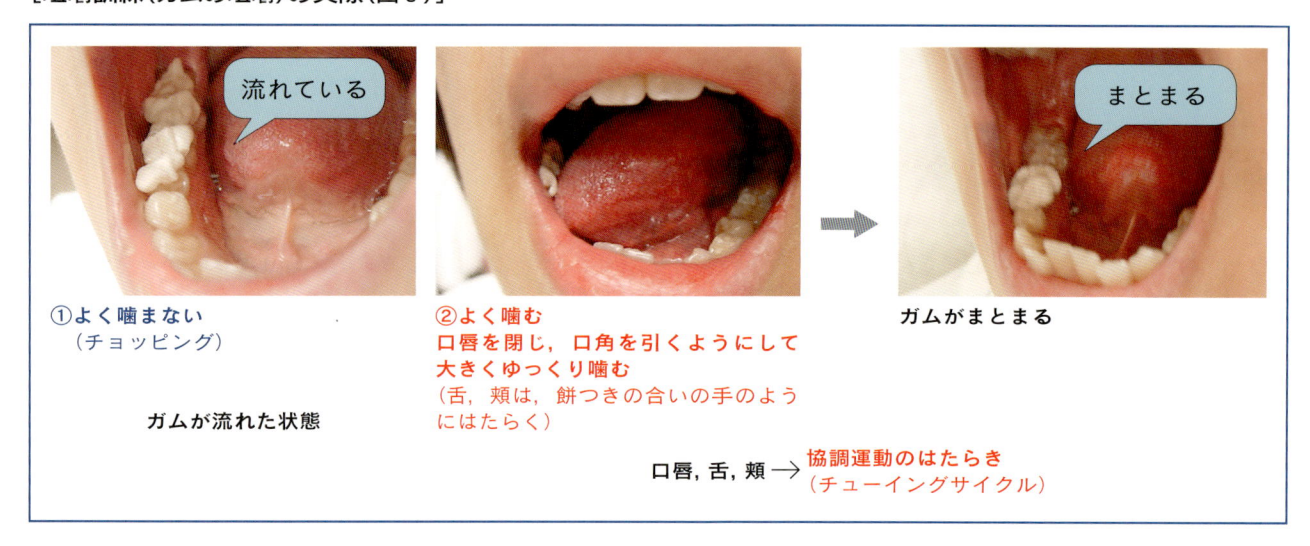

①よく噛まない（チョッピング）
　　　流れている
　　ガムが流れた状態

②よく噛む
口唇を閉じ，口角を引くようにして大きくゆっくり噛む
（舌，頬は，餅つきの合いの手のようにはたらく）

ガムがまとまる　まとまる

口唇，舌，頬 → 協調運動のはたらき（チューイングサイクル）

［嚥下訓練（リンゴ）の実際（図10）］

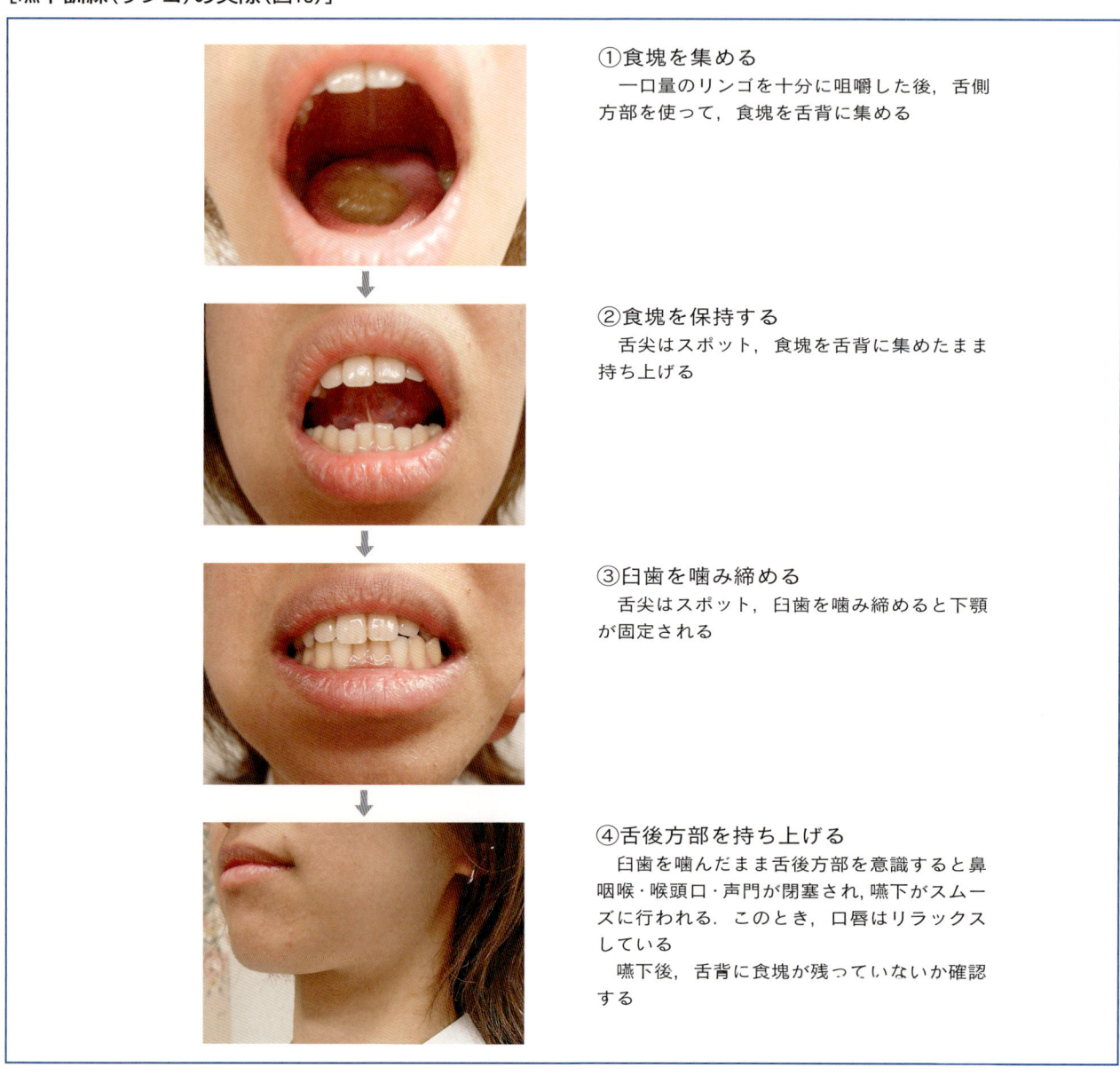

①食塊を集める
　一口量のリンゴを十分に咀嚼した後，舌側方部を使って，食塊を舌背に集める

②食塊を保持する
　舌尖はスポット，食塊を舌背に集めたまま持ち上げる

③臼歯を噛み締める
　舌尖はスポット，臼歯を噛み締めると下顎が固定される

④舌後方部を持ち上げる
　臼歯を噛んだまま舌後方部を意識すると鼻咽喉・喉頭口・声門が閉塞され，嚥下がスムーズに行われる．このとき，口唇はリラックスしている
　嚥下後，舌背に食塊が残っていないか確認する

1．口腔・顔面の筋機能療法 ─ MFT を基本にした生活改善 ─

[せんべいを用いる訓練]

　せんべいを用いる訓練は，食べ物を口唇による摂り込み（こぼれない），前歯による噛み切り，犬歯による噛み砕き，臼歯によるすり潰し，そして嚥下までの一連の動きを学習する手段としてとても有効である（図11）．

※訓練の後半では，お母さんに弁当を作ってもらい実際に食べてもらう．弁当の内容，食べ方，飲み込み方を観て励ます．

[低年齢での咀嚼訓練と嚥下訓練]

　乳幼児期から正しい咀嚼訓練と嚥下訓練を行うことで，口腔周囲筋の機能が高まり，正常な発育因子を刺激し，歯列不正が予防できる．リンゴの丸かじりや，食材は大きく切るなどの工夫を日常生活に採り入れる．ガムを利用した訓練は（3歳以降）親子で一緒に行う．硬めのガムが望ましく，1回5〜10分を目安に，1日2回程度訓練する．早期から硬いものに慣れる感覚を養うことが大切である．

[正しい姿勢で前歯と口唇で一口量を摂り込む（図11）]

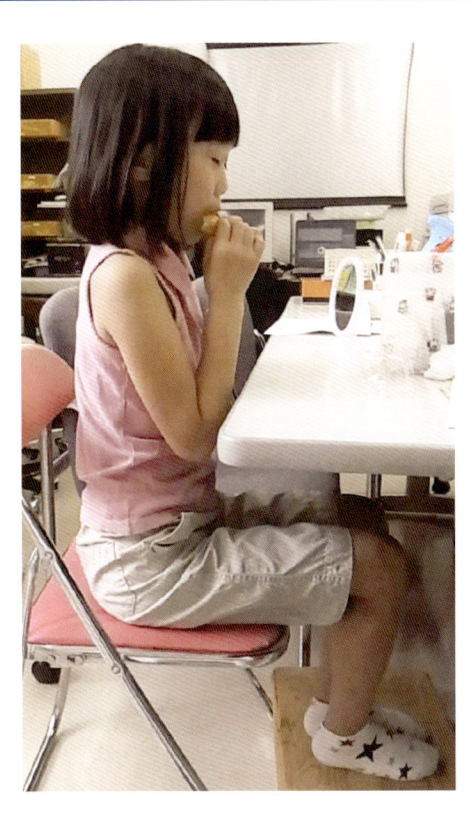

＜せんべいを用いる訓練＞
①正しい姿勢で
②前歯と
③口唇で
　一口量を摂り込み（捕食）
④口唇を閉じて
　もぐもぐと噛む

⬇

・口唇による摂り込み（こぼれない）
・前歯による噛み切り
・犬歯による噛み砕き
・臼歯によるすり潰し
　から嚥下までの一連の動きを学習できる

◀①正しい姿勢で

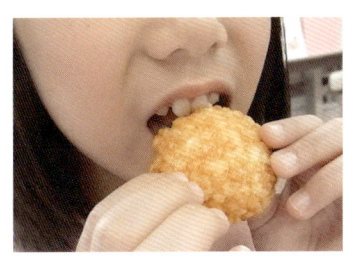

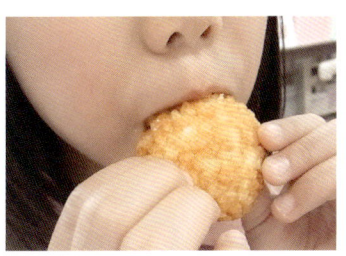

②前歯で適正な一口量を　　③口唇を閉じて前歯で噛み切る　　④口唇を閉じてもぐもぐと噛む

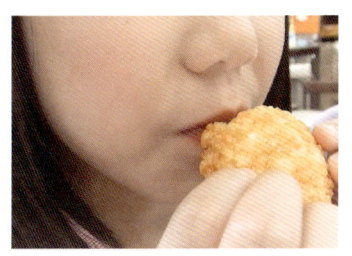

食生活での注意点

口が正しく機能すれば顎は正しい大きさに成長し，歯は正しい位置に並ぶ．基本は日常の食生活のなかで改善していくことが大切．

◆食材の選択
- 和食のすすめ：一般的にファストフードは和食の約半分の咀嚼回数である．

◆噛み方，飲み込み方（図12）
- 一口量の感覚を覚えさせよう
- 前歯で一口かじりとろう（リンゴの丸かじり）
- もぐもぐと口元を使って食べる．
- 一口20回以上噛もう．
- 臼歯を噛んで，舌尖はスポット，ゴックンする（成人嚥下）

◆環　境（図13）
- 足の裏（かかと）を床につけ，背筋を伸ばした状態で適切なテーブルの高さに(a)
- テーブルとお腹の間は拳1個分に(b)
- 箸は正しく持とう(c)
- お茶碗は手に持って食べよう(a)

[おいしい（図12）]

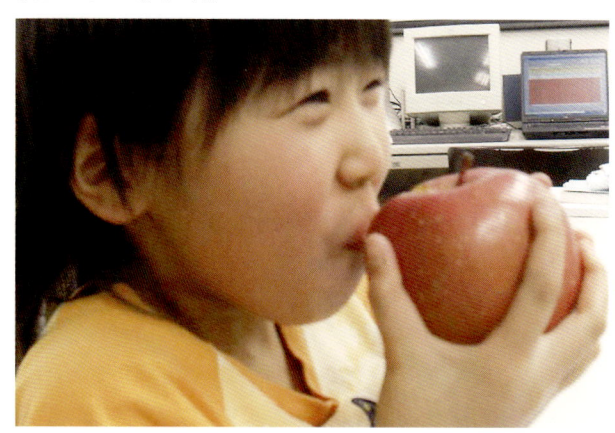

- 水，ジュースなど，飲み物は最後にしよう
- 家族と一緒に食事をしよう（孤食，個食をさける）
- テレビを消して食事と家族の会話を大切にしよう
- よく噛む人（親，家族）のまねをして覚えよう

[食事をする環境（図13）]

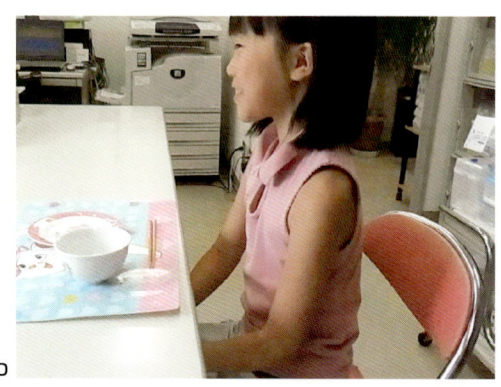

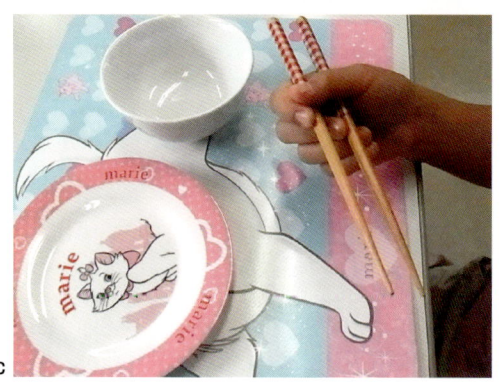

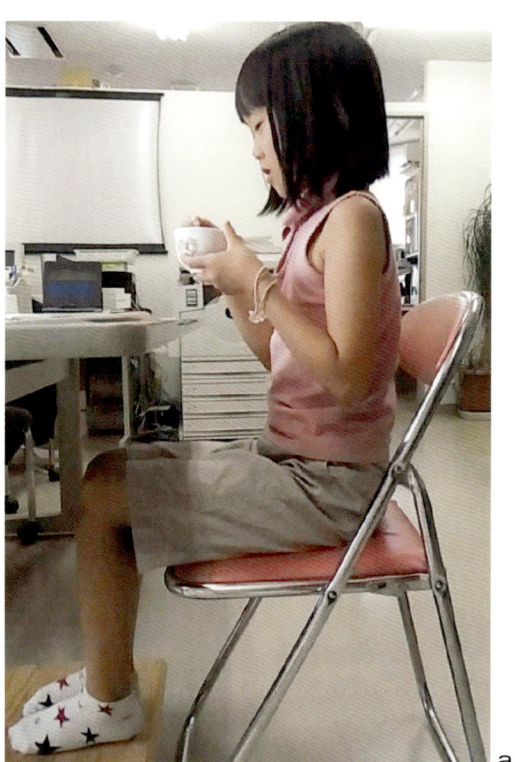

鼻呼吸の獲得(図14)

正しい咀嚼,嚥下の条件として鼻呼吸は非常に大切な要素である.口呼吸のもたらす弊害を考えた時,鼻呼吸の獲得は絶対不可欠(必須)のことといえる.

普段の生活のなかで少しずつでも改善していく知識と努力が必要となる.口呼吸があると,口腔乾燥や口内炎,歯肉炎,扁桃腺の腫れがみられることがある.口から入った息はのどの粘膜に損傷を与え免疫力が落ち,かぜをひきやすかったり,アレルギーを引き起こすともいわれている.

見た目にはポカンと開いた口,上唇が跳ね上がり,よだれが出るのを見かける.口唇力,舌圧,咬合力の不調和により歯列不正の原因になる.特に乳歯列期に口唇閉鎖が弱いと,捕食や咀嚼,嚥下に問題が起こりやすくなる.気づいたら年齢に関係なく,できることから遊びのなかで楽しみながら行う.

[口呼吸のある子どもの日常生活と,遊びの中のトレーニング(図14)]

- **お風呂の中で鼻の下までつかる**(口を閉じる)
- **シャボン玉遊び(a)**
  ストローは上下の口唇にはさんで吹く
  はじめは穴が大きめ,つぎに細いものでゆっくり吹いて大きなシャボン玉を作る
- **風船のふくらまし(b, c)**
  上下の口唇だけを使う.あらかじめ伸ばし,柔らかくしておく
- **吹き戻し(d)**
  息が漏れないように,口唇にしっかりはさんで吹く
- **吹き矢(e)**
  周囲筋の強化,呼吸法の訓練と成果の数値化ができる

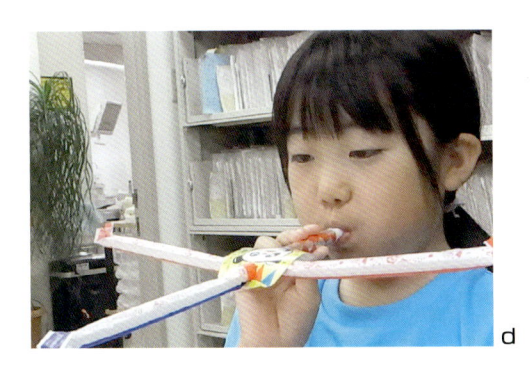

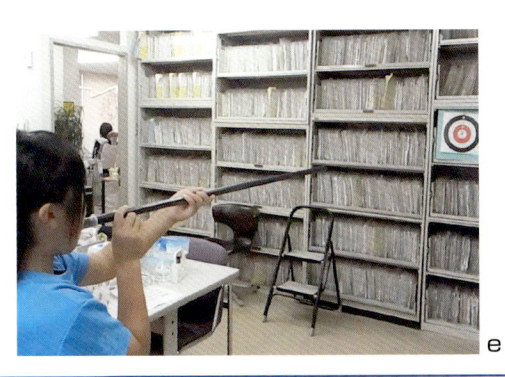

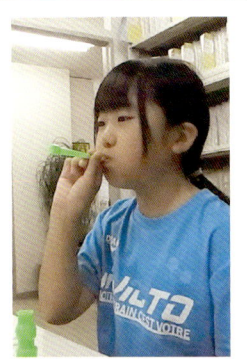

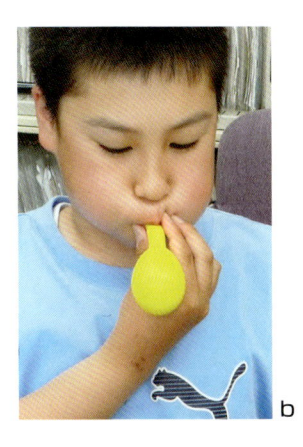

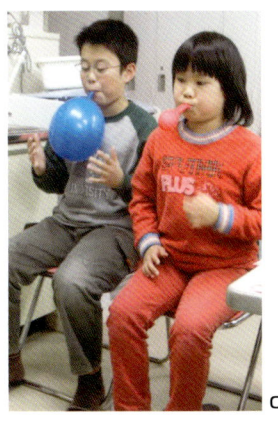

当院でのMFT基本プログラム＝日常生活のなかで行うお口の体操（図15〜18）

患者さんの状況に応じて必要部分から始めていくが，患者さんの機能不全を明確にする診断と動機づけの材料にもなる．MFTのスタートとゴールはスポットポジションに尽きる．

1 スポットポジション（図15）（切歯乳頭後方部）

まず患者さんに，今までの前傾姿勢では舌が低位置（下顎前歯舌側）にあることに気づいてもらう．椅子に座り，足の裏は床につけ，お腹に両手をあてる．両肩が開いたことを確認し，姿勢を正す．顎は軽く引き正面を見る．すると，舌が低位置にあった患者さんは舌が上顎に挙上することに驚く．「舌が上がった」と実感し，今まで自分の姿勢が前傾していたことに気づく．

舌尖はスポットにつけ，姿勢を正した状態で軽く口唇を閉じると安静空隙ができ，噛み締めの自覚と予防になる．また，腹式呼吸は全身にリラックスをもたらす．

［スポットポジションで複式呼吸（リラックス）（図15）］

＜ベーシックコースプログラム―スポットポジションで腹式呼吸（リラックス）＞

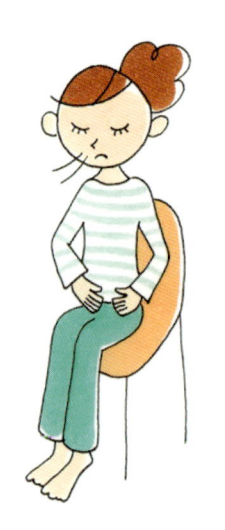

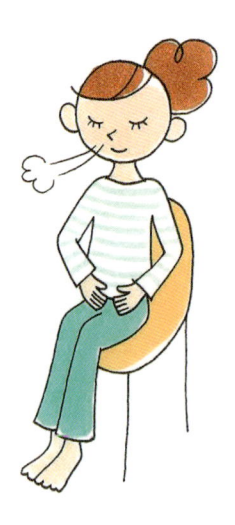

スポットポジション

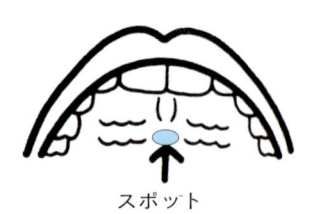

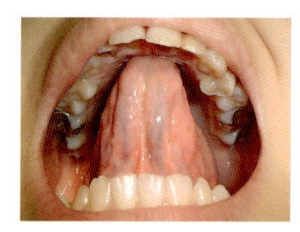

スポット

舌尖でスポットを確認．

スポットポジションで腹式呼吸

1-1. 姿勢を正す
・イスに座り，足裏は床につける
　お腹に両手をあて，背筋を伸ばす．舌尖はスポットを確認
・鼻からゆっくり吸う．この時お腹を膨らませる

＊かかとをしっかりつける

1-2. 同じ姿勢で
・口は閉じたまま，鼻からゆっくり吐き出す
　この時，お腹を引っ込める

＊1.2.を繰り返す．大きく吸ったり，ゆっくり吸ったりして自分の呼吸に合わせる（5×5回）
＊＊姿勢を正すと，舌は上にいく

2 ポッピング(図16)

　舌全体を口蓋につけ，離す瞬間にポンと音を出す．舌小帯などにより挙上が難しい人や，顎関節に異常のある人は口唇を軽く閉じて「音を出そう」「舌を口蓋につけよう」と意識する．慣れたら舌を吸い上げ，つぎに人差し指を立てて前歯で噛み，開口したまま「イー」の形で舌小帯を伸ばして音を出す（①）．できるようになったら親指で行い（②），さらに力がついたら2本指で音を出し（③），徐々に力をつけていく．舌の挙上を容易にすることで，上顎歯槽の発育を促し，正しい嚥下を可能にする．

[ポッピング(図16)]

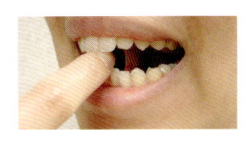

① 人差し指を前歯で噛んで「イー」の形でポンと音を出す

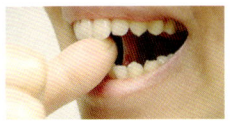

② 親指を前歯で噛んで「イー」の形でポンと音を出す

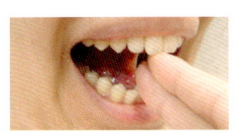

③ 2本指を前歯で噛んで「イー」の形でポンと音を出す

＊舌尖はスポット，徐々に力をつけると下顎も安定する

[舌の動きをよくし，表情筋を動かしましょう(図17)]

舌の動きをよくしましょう

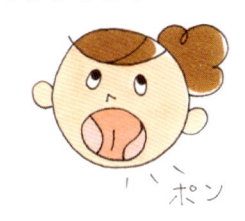

＜ベーシックコースプログラム＞

2 ポッピング
舌全体を吸い上げて，ポンと音を出す
×10回
＊舌の先はスポット

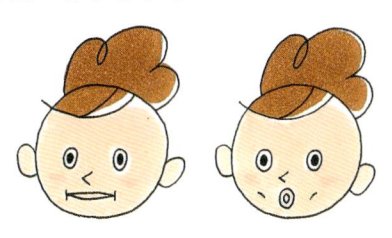

表情筋を動かしましょう

3 -1．「イー」「ウー」
声に出して，「イー」と言う．
4つ数えてから，続けて「ウー」と4つ数える×5回

目をつぶりましょう

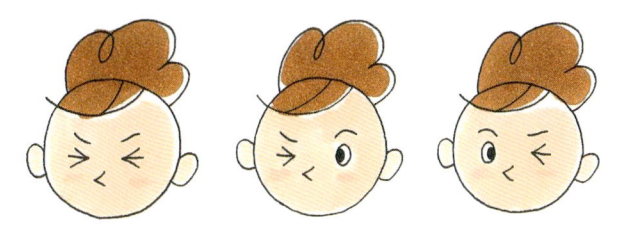

3 -2．目をつぶりましょう
両目つぶり×5回
左右片目つぶり×5回

＊目を開いたら，少し上を見るようにしましょう

歯ぎしりや噛み締めなどにより，舌や口腔周囲筋に異常緊張をもたらした筋肉に刺激を与え，血行を良くし，リラックスさせます．

3 舌の動きをよくし，表情筋を動かす(図17)

1．「イー」「ウー」

　口輪筋，頰筋など下部表情筋，前頸筋のバランスを良くし，正しい咀嚼運動を助け，感情表現を豊かにする．噛み締めないで，声を出して行うのが大切．

2．両目，片目つぶり

　眼輪筋を中心とした上部表情筋を動かすことで，表情筋全体のバランスを良くする．片目つぶりが困難な人は，まず両目つぶりから始め無理をしないことが大切．

4 ついでにできるトレーニング（図18）

1．口の中のマッサージ
ブラッシングのついでに歯ブラシの背で頬筋，口輪筋を伸ばし，口腔前庭を広げる．「痛気持ちいい」程度にマッサージし，表情筋をリラックスさせることで筋緊張の左右差を実感できる．

2．ブクブクうがい
水を口に含み，ゆっくりと頬の左右，口唇の上下でブクブクする．口唇閉鎖強化と頬筋のリラックスに効果があり，水が漏れるときは口輪筋が弱いことになる．

3．ガラガラストップ
帰宅後のうがいに合わせて行う．ストップすることがポイント．舌後方部と咽頭の機能を向上し，正常嚥下を促す．

※これらの体操は，やりすぎると痛みにつながり止めてしまうおそれがある．がんばりすぎず，焦らず，ゆっくりとそれぞれのペースに合わせて行う．

子どもの場合，基本プログラムが終了したら口腔機能を見きわめ，舌のトレーニング[5]へ進むが，咀嚼，嚥下訓練で終了することもある．

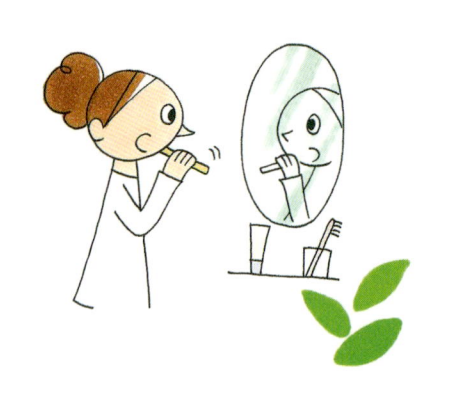

［ついでにできるトレーニング（図18）］

＜ついでにできるトレーニング＞

4-1．口の中をマッサージ
歯みがきのついでに，ハブラシの背でマッサージ×3回
＊痛，気持ちいい程度

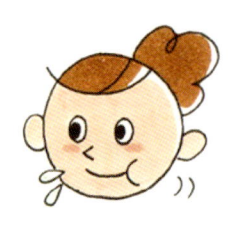

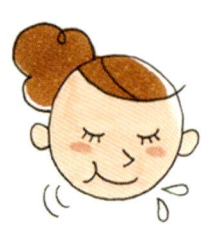

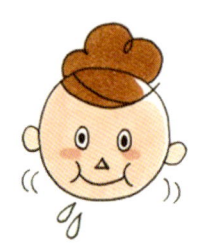

4-2．ブクブクうがい
水を含んで，左右にゆっくり，ブクブクブク，前で，上下でブクブクブク
＊歯みがきの後，ついでに行います

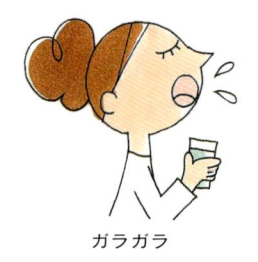

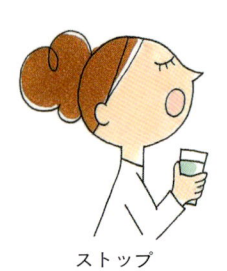

4-3．ガラガラストップ
上を向き，口を大きく開けてガラガラうがい．そのまま，5つ数える間ストップ
＊外から帰ったら，うがいをしましょう

ガラガラ　　ストップ

[子どもたちの健全な発育と MFT]

便利になった現代社会は，一方でゆとりある生活環境を蝕んでいる．特に食生活環境の変化は，楽しくおいしく食べるという「食」本来の意義を希薄にするだけでなく，子どもたちの大切な呼吸，発音，咀嚼，嚥下機能の発育を妨げている．

このような時，従来の器質的治療に加え MFT（口腔筋機能療法）的手法はきわめて有効と考える．

口腔領域を担当する医療人として，その生活環境を改善する努力すなわち，目の前の患者さんにとどまらず，保育園，小学校など，社会的にはたらきかけることは当然の義務である．

高齢者のアンケートによると，生きる楽しみの上位に「食べること」「家族，知人との会話」などがある．幸せな人生の第一歩，それは子どもたちの健全な発育にある．「MFT の常識」が社会常識となることを祈ってやまない．

参考：Oral MFT（筋機能訓練療法）を受ける患者様へ

MFT は顎関節症，舌癖などによる歯列不正，ブラキシズム（歯ぎしり，噛み締め）によるさまざまな障害，顔貌の不調和，嚥下困難などの根本的治療として有効です．肩こり，頭痛，耳鳴り，めまいなどの全身症状の改善された例が数多くみられます．

以下に当院での Oral MFT のプログラムをご紹介します．

ORAL MFT（口腔筋機能訓練療法）システムの説明

A）ベーシックコース（約 3 か月）

導入期 2 回：主訴と生活背景の因果関係（機能不全），資料（口腔診査写真，模型，ビデオ）の作成，治療計画（MFT）

ベーシックコース：筋力全体のバランスの改善—6 回（1～2 週間に 1 回）
① スポットポジションの認識，定着（図15）
② ポッピング（図16）
③ 表情筋の基本トレーニング：「イー」，「ウー」，目（図17）
④ ブクブク，ガラガラ，ガラガラストップ（図18）
⑤ 開口訓練（TMD）

B）アドバンスコース（6～8 か月）

① 筋力強化—6～8 回（約 1 か月間に 1 回，咀嚼訓練，嚥下訓練）
② 舌癖，発音障害，異常嚥下癖が強度でさらに改善が必要な場合
③ 顔貌の改善のさらなる期待ができるとき

C）メインテナンス：後戻り防止—1 年間（2～3 か月に 1 回程度）

・その後は 6 か月ごとの検診

参考文献

1．Zickefoose WE, Zickefoose J. Orofacial Myofunctional Therapy. A Manual for Complex Cases. California：OMT Materials, 1998.
2．髙橋未哉子．口腔筋機能療法の実際．指導のポイントとその効果．東京：クインテッセンス出版, 1991.
3．金子芳洋（編著）．食べる機能の障害．その考え方とリハビリテーション．東京：医歯薬出版, 1987.
4．Netter F H（著），相磯貞和（訳）．ネッター解剖学図譜．第 2 版，東京：丸善, 2001.
5．山口秀晴，大野粛英，佐々木洋ほか．口腔筋機能療法（MFT）の臨床．東京：わかば出版, 1998.
6．Garliner D（著），亀田晃，鴨井久一（訳）．口腔機能における筋機能療法．東京：書林, 1981.
7．Okeson J P（著），矢谷博文，和嶋浩一（監著）．Okeson TMD．第 5 版，東京：医歯薬出版, 2006.
8．山口秀晴，大野粛英，嘉ノ海龍三（監修）．MFT 入門．初歩から学ぶ口腔筋機能療法．東京：わかば出版, 2007.
9．石丸美鈴，石丸俊春．成人の患者さんへの MFT．デンタルハイジーン 2006；26(10)：967-971.

2．可撤式床矯正装置と使いかた

埼玉県熊谷市：仁木矯正歯科・仁木俊雄

可撤式床矯正装置による治療の目標

　可撤式床矯正装置は，二次成長スパート前に患者の本来の成長過程を障害したり，遅延させるような機能的因子と形態的因子を改善，排除し，患者の本来もっている成長を導きだす比較的簡便な手法で，つぎに続く本格矯正歯科治療を単純化し，最終的に良好な口腔機能の調和を得るために使用する．

　機能的因子としては，①呼吸，嚥下，②筋肉，③姿勢，④習癖．形態的因子としては歯列弓の①横断的，②前後的，③垂直的なものが挙げられる．機能的因子と形態的因子は密接な関係にあり，機能の改善により形態が改善し，また逆に形態が改善することにより機能が改善する可能性もある．

可撤式床矯正装置の種類（図1～6）

1. 床装置自体が発揮する矯正力を利用するタイプ
   例：拡大床装置，弾線を用いた床
2. 床装置装着による筋肉の反応を利用するタイプ
   例：フレンケル装置，バイオネーター装置
3. 両者を組み合わせたタイプ
   例：ビムラー装置，ツインブロック装置

可撤式床矯正装置の適応

1. 歯列弓狭窄による叢生などに対する側方拡大床，指様弾線による犬歯の少量の移動や簡単な切歯の移動，臼歯の移動など
2. 咬合挙上や逆に深くする場合の臼歯の垂直的移動
3. 下顎後退によるⅡ級1類の下顎成長促進
4. 歯軸性の反対咬合の早期治療
5. 舌癖などの改善のための床装置

［拡大床装置（図1a，b）］

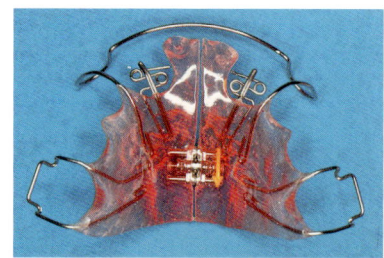

図1a　図1b

［舌挙上床装置（図2）］

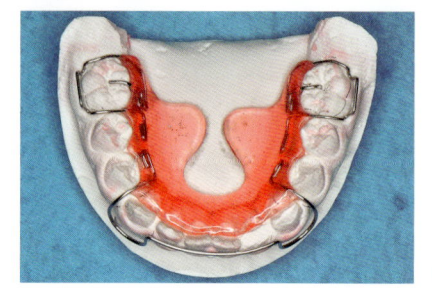

図2

2．可撤式床矯正装置と使いかた

[フレンケル装置（図3a〜e）]

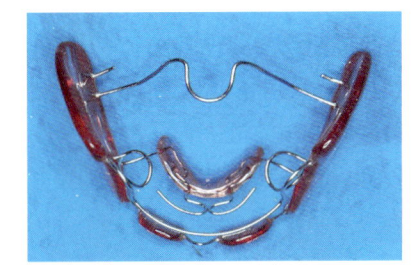

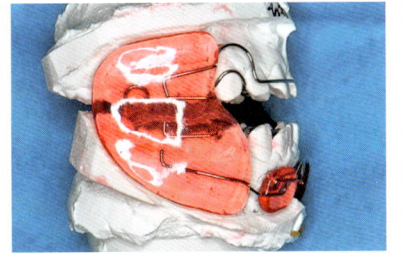

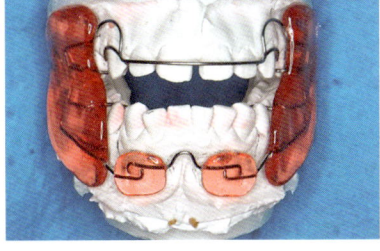

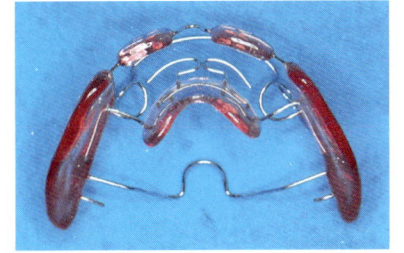

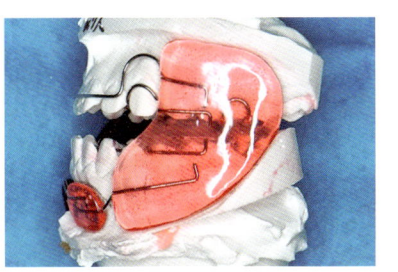

	3d	
3a	3b	3c
	3e	

[リップバンパー付バイオネーター装置（図4a〜e）]

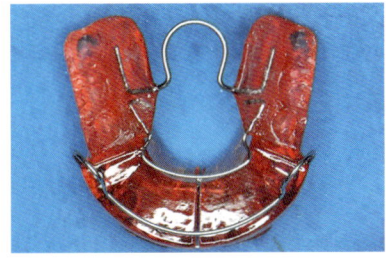

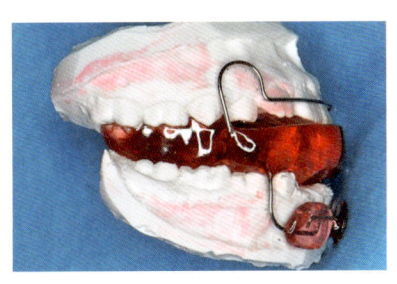

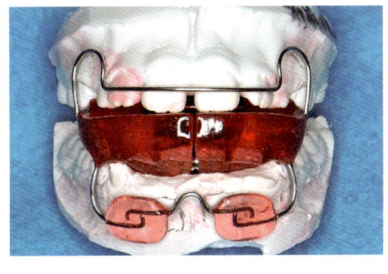

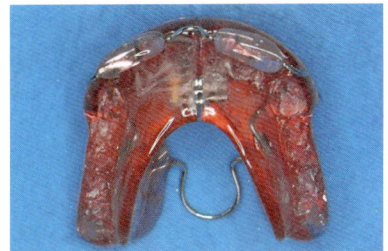

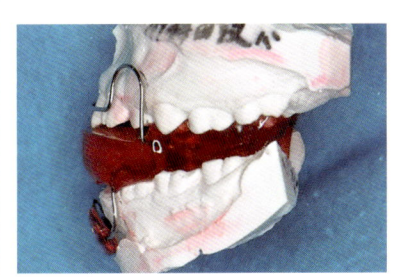

	4d	
4a	4b	4c
	4e	

51

臨床医に勧める筋機能療法と矯正装置　第3章

[ビムラー装置（図5）]

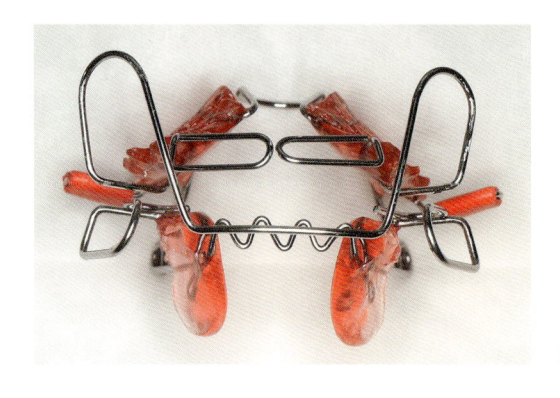

図5

[大臼歯遠心移動用床装置：シャーミープレート（図6a, b）]

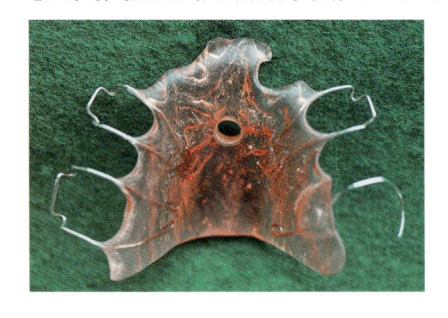

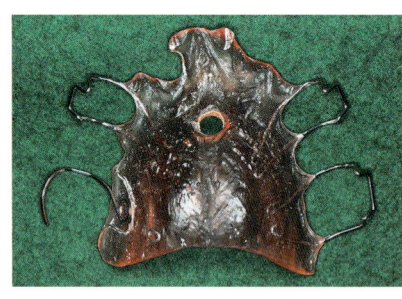

6a | 6b

図6 シャーミープレート．
a：口腔内側，**b**：口蓋側．
　大臼歯を遠心移動するためのスプリングが口蓋側から調節できるようになっている．

可撤式床矯正装置の効果の期待できない症例

1. 患者の協力が疑わしい場合以外は，拡大床，指様弾線による歯の移動などには有効
2. 機能的床矯正装置は顎顔面の筋肉の弱い場合や，骨格的な問題などにより効果の期待できない場合もある．

可撤式床矯正装置の使用前に行うこと

　装置使用に先立ち問診，視診，触診，およびエックス線写真，模型等による診査，診断を行い顔面形態，不正咬合の状態を把握し，それを基に治療計画を作成し使用装置の選択を行う．このとき機能的な評価すなわち鼻呼吸，悪習癖，口腔周囲筋，姿勢等の評価がもっとも重要であり，これらの問題がある場合は装置装着前に，患者にそれらの機能的問題を理解，認識させ改善のためのトレーニングを行うことが必須である（**図7**）．

[口腔周囲筋の緊張改善トレーニングの一例（図7a, b）]

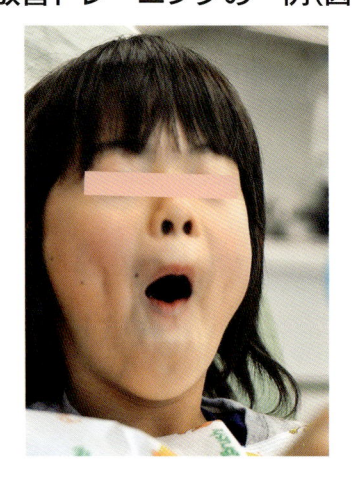

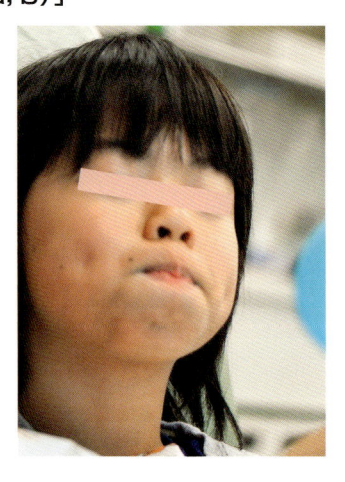

7a | 7b

52

可撤式床矯正装置を使用した治療例

拡大床の使用例（症例1）

初診時所見

患　者：9歳0か月，女子
主　訴：上下顎前歯のがたつき
顔貌所見：正貌では下顎が軽度に右側に偏位し，側貌は上唇の突出が顕著で下顎の後退と，口唇閉鎖時オトガイ部に軽度の緊張が認められる（図8）．

口腔内所見：上下顎歯列弓は狭窄し，左右側切歯は口蓋側にあり交叉咬合を呈している．アーチレングスディスクレパンシー（arch length discrepancy：ALD．以下 ALD）は上顎－8 mm，下顎－3 mm 認められた．舌小帯が短く舌は低位にあった（図9）．

［症例1：初診時，9歳0か月（図8～10）］

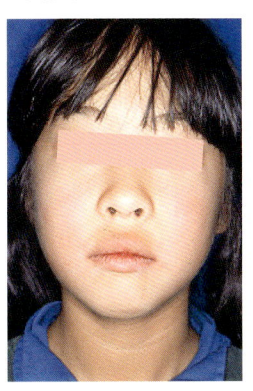

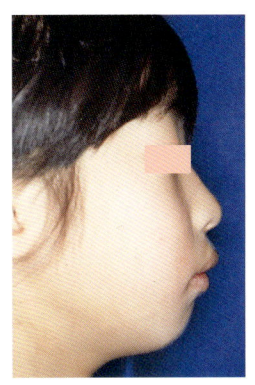

図8 a, b　初診時顔貌．

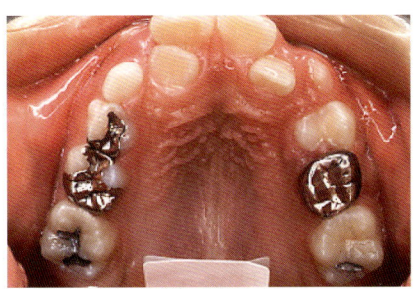

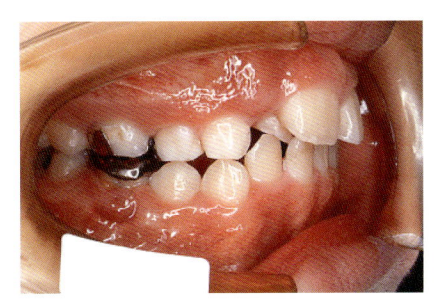

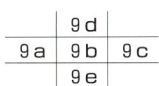

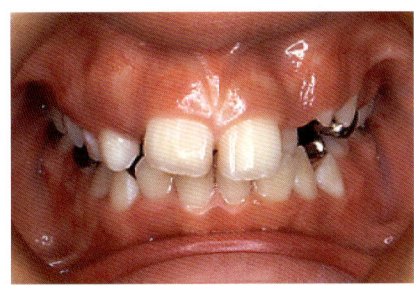

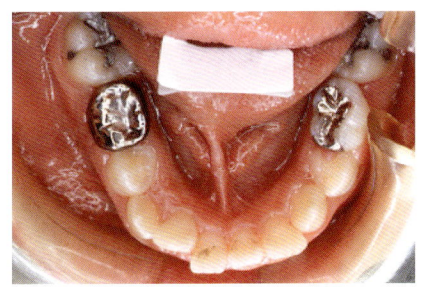

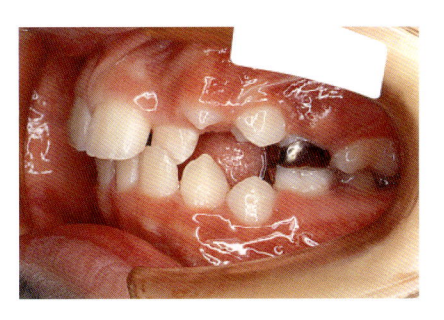

図9 a～e　初診時口腔内．

図10a 初診時セファログラムトレース（正面）.

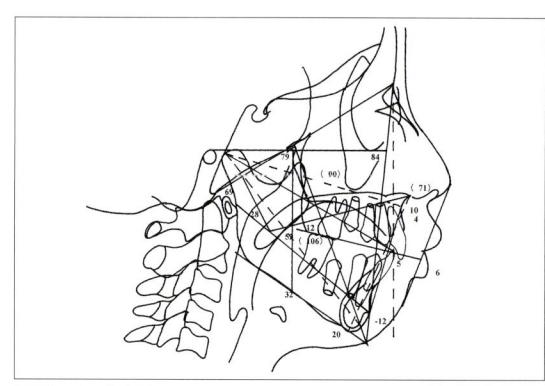

図10b 同（側面）.

セファログラム所見：正面では，骨格的上下顎対称性および幅径などには特記事項はない．歯系では，上顎歯列弓の狭窄が認められた．側面では dolico facial pattern（咀嚼筋の筋力が弱いタイプ）を示し，下顎骨の後退をともなった上顎前突で，歯系では上下顎前歯の唇側傾斜が認められた（**図10**）．

機能的所見：口呼吸と口腔周囲筋の緊張が認められた．

診　断

Ⅱ級1類，dolico facial pattern で，下顎後退をともなった上顎前突で上下歯列弓の狭窄による叢生

治療方針・治療経過

口腔周囲筋の筋機能訓練と鼻呼吸の訓練を行い，歯列弓拡大による永久歯萌出スペースの確保と，下顎の前方成長抑制を除去することを目的とした第一期治療と，永久歯列完成後のマルチブラケットによる歯列咬合の確立を図った．

［第一期治療の経過（図11〜13）］

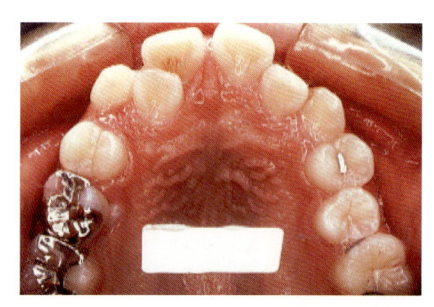

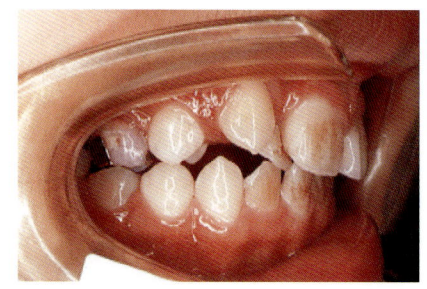

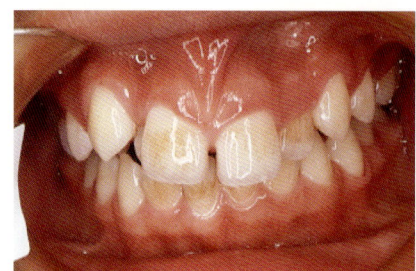

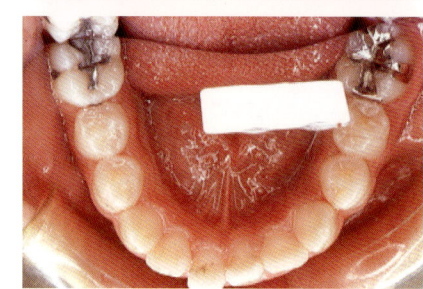

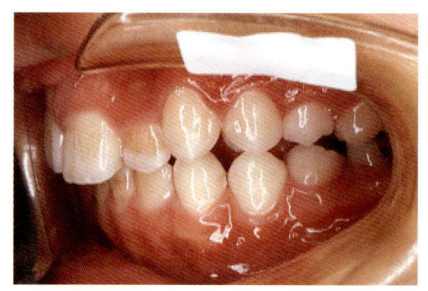

	11d	
11a	11b	11c
	11e	

図11a〜e ステップ1
約2年間の側方拡大後（11歳3か月）．

2．可撤式床矯正装置と使いかた

第一期治療

ステップ1：上下顎正中部に拡大ネジを埋めた可撤式拡大床装置で約2年間歯列弓拡大を行った(**図11**)．

ステップ2：上顎歯列弓拡大後，可撤式床装置により大臼歯遠心移動を行い臼歯関係の改善と側切歯の移動スペースの確保を行った(**図12**)．

ステップ3：第二期治療開始までの約4年間暫間保定を行った(**図13**)．

	12d	
12a	12b	12c
	12e	

図12a〜e ステップ2
右側大臼歯遠心移動(12歳5か月)．

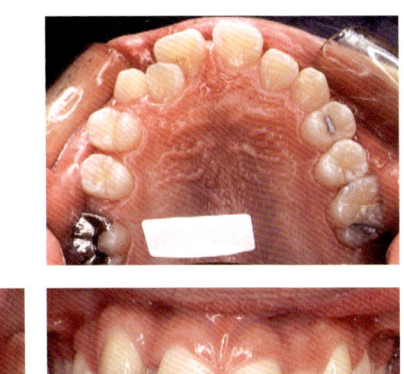

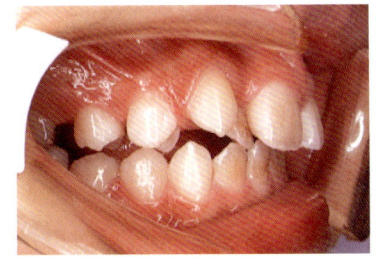

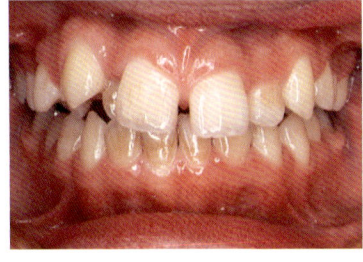

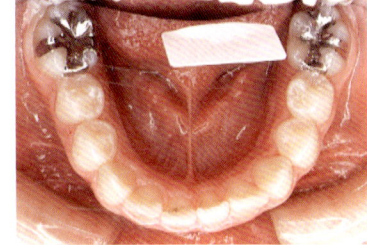

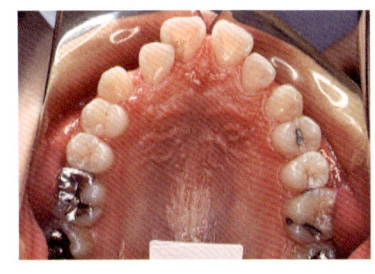

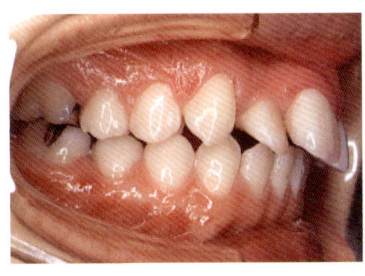

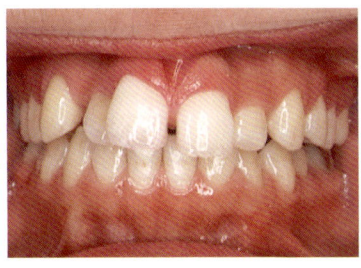

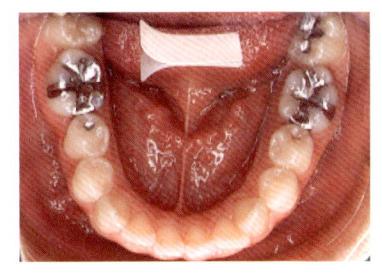

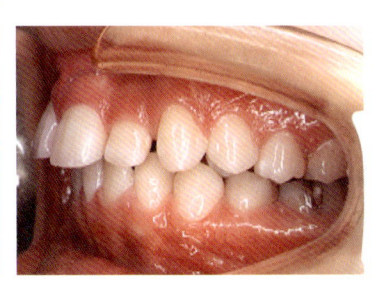

	13d	
13a	13b	13c
	13e	

図13a〜e ステップ3
最終治療前(16歳0か月)．

第二期治療

上下顎マルチブラケットにより最終治療を行った．
動的矯正治療終了後：上顎，ベッグタイプリテーナー，下顎，固定式リテーナーで保定．

治療結果

顔貌所見：初診時のオトガイ部の緊張は改善され，上唇の突出も改善された（**図14**）．
口腔内所見：上下顎歯列弓の狭窄は改善され，大臼歯，犬歯関係はⅠ級関係が確立され，緊密な咬合関係が得られた（**図15**）．

[治療終了時，17歳2か月（図14～18）]

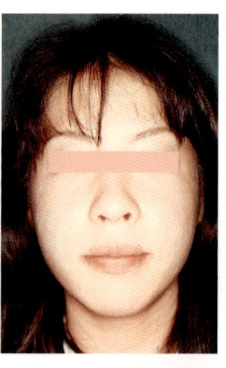

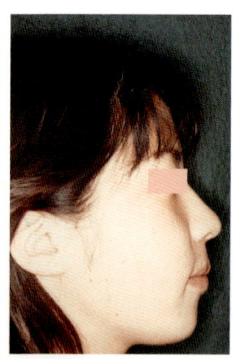

図14a, b　治療終了時顔貌．

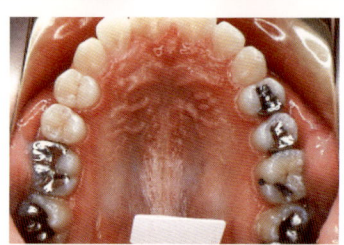

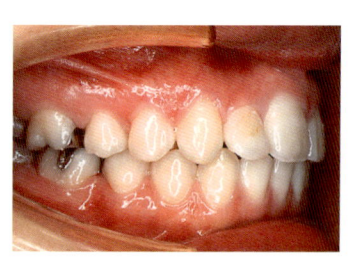

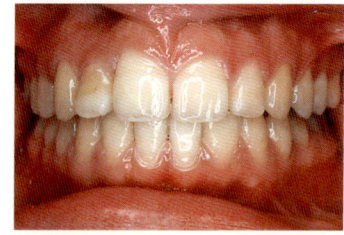

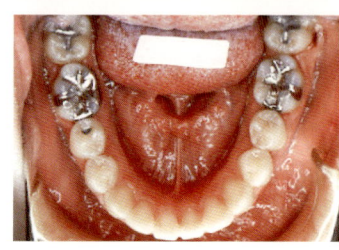

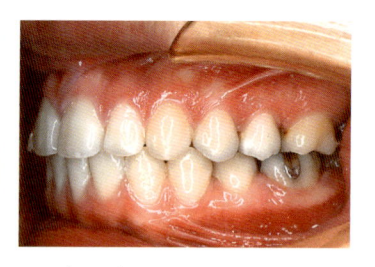

図15a～e　治療終了時口腔内．

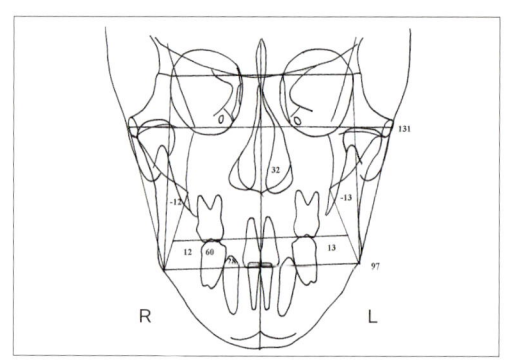

図16a　治療終了時セファログラムトレース（正面）．　　図16b　同（側面）．

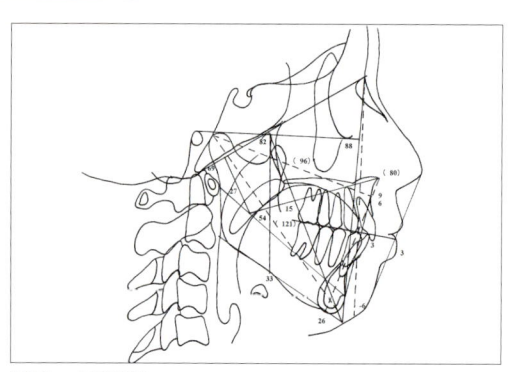

2．可撤式床矯正装置と使いかた

終了時のセファログラム所見：正面では歯列の側方拡大が認められ，側方では上下前歯歯軸が改善され，下顎は反時計回りの回転により顔貌が改善された（図16, 17）．

術前後の歯列弓幅径の変化：上顎第一大臼歯で約10mmの拡大が認められた（図18）．

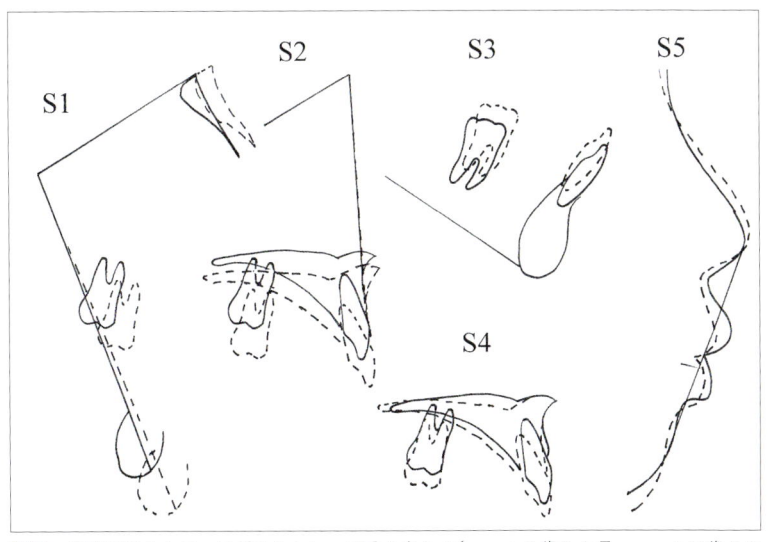

図17　治療前後のセファログラムトレース重ね合わせ（――：9歳0か月，－－－：17歳2か月）．

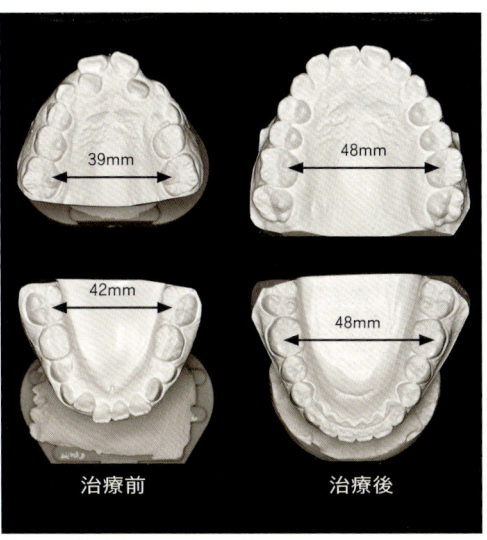

図18　治療前後の大臼歯間距離．

[保定5年後，22歳5か月（図19）]

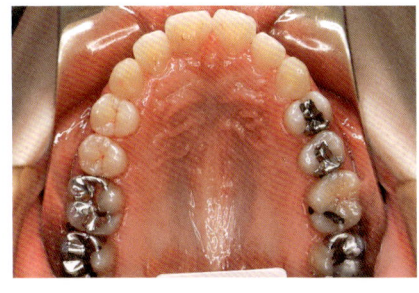

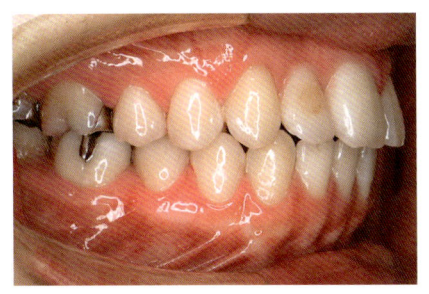

	19d	
19a	19b	19c
	19e	

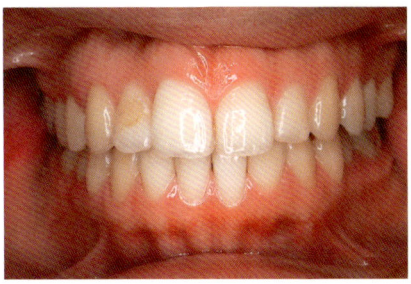

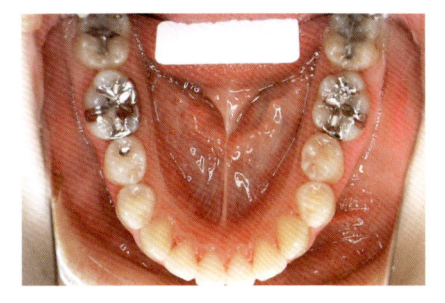

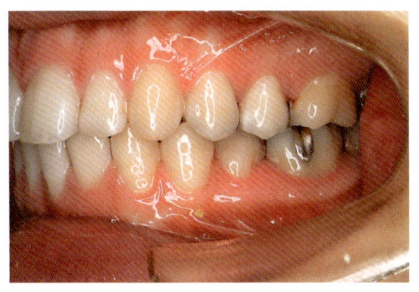

図19a～e　保定5年後口腔内．

舌挙上床の使用例（症例2）

初診時所見

患　者：9歳6か月，女子
主　訴：前歯が開いて噛めない
顔貌所見：正貌では下顎が軽度に右側に偏位し，側貌では下顎の後下方への回転が認められた（図20）．
口腔内所見：上下顎歯列弓にはスペースが認められ，第二乳臼歯と第一大臼歯以外はすべて離開し，開咬であった．ALDは上顎2mm，下顎4mmであった（図21）．
セファログラム所見：側面ではmesio tendency to dolico facial pattern（咀嚼筋の筋肉の強さは中間から弱い傾向）を示し，骨格的には下顎の後退をともなった上顎前突で，歯系では上下顎前歯の唇側傾斜が顕著であった（図22）．
機能的所見：舌突出癖が認められた．

［症例2：初診時，9歳6か月（図20〜22）］

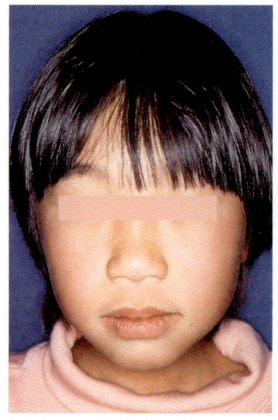

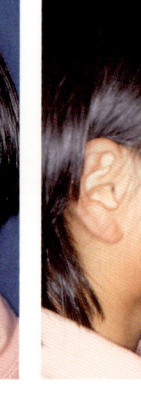

図20a, b　初診時顔貌．

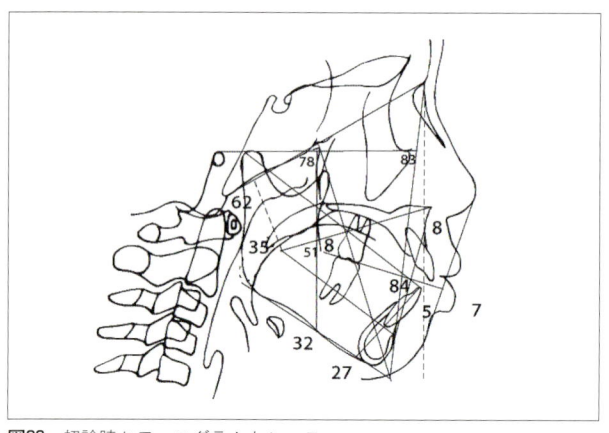

図22　初診時セファログラムトレース．

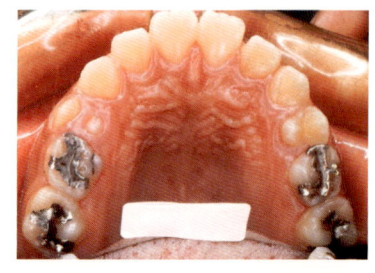

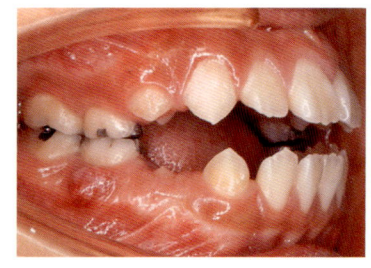

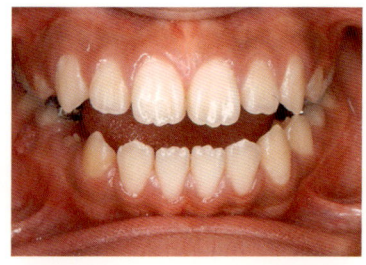

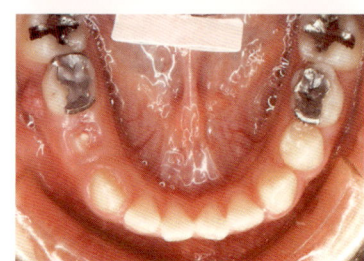

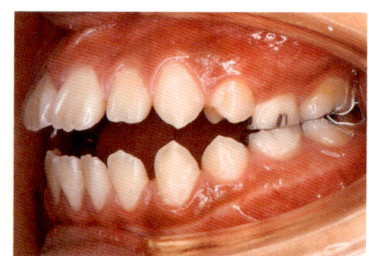

	21d	
21a	21b	21c
	21e	

図21a〜e　初診時口腔内．

2．可撤式床矯正装置と使いかた

診　断

Ⅱ級1類，mesio tendency to dolico facial pattern で，下顎後退と上下顎前歯の唇側傾斜をともなった開咬

治療方針・経過

上顎歯列弓拡大と舌突出癖の改善の機能訓練により前歯被蓋改善を図り，その後マルチブラケットで歯列咬合の確立を図った．

第一期治療

ステップ1：舌突出癖の改善の機能訓練と，上顎歯列弓拡大と舌挙上床を使用して前歯被蓋改善を図った（図23, 24）．

ステップ2：永久歯列完成まで舌突出癖の改善の機能訓練と，舌挙上床を使用し舌突出癖の改善を行った．

[第一期治療終了時，12歳6か月（図23, 24）]

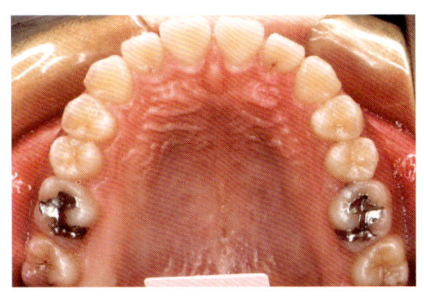

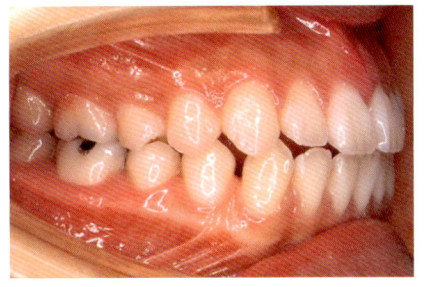

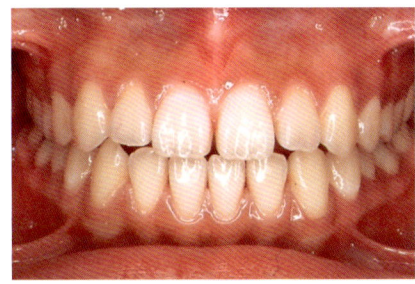

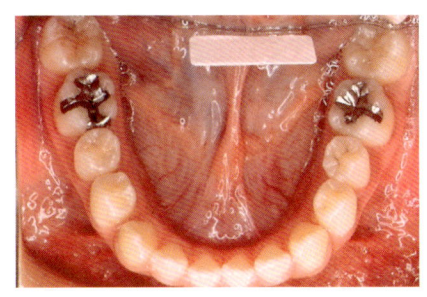

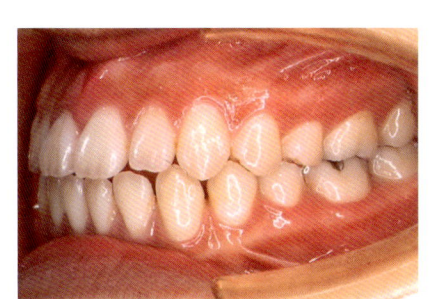

図23a〜e　最終治療前の口腔内．

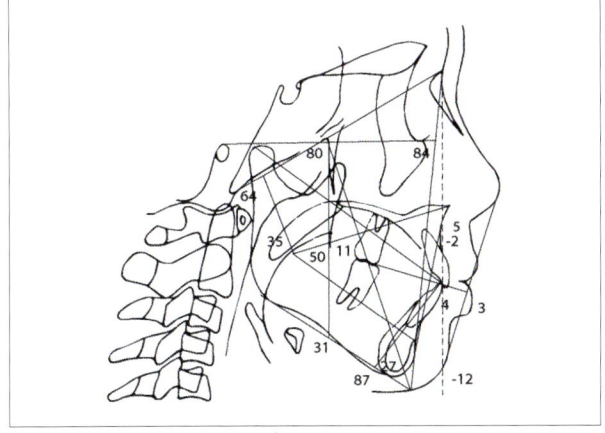

図24a　最終治療前のセファログラムトレース．

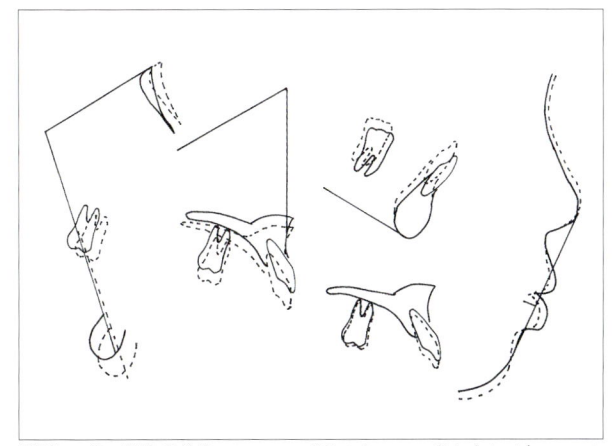

図24b　第一期治療前後のセファログラムトレース重ね合わせ（──：9歳6か月，----：12歳6か月）．

第二期治療

上下顎マルチブラケットにより最終治療を行った．

動的矯正治療終了後：上顎ベッグタイプリテーナー，下顎固定式リテーナーと舌挙上床で保定．

治療結果

顔貌所見：下顎の後退感は改善し，上下顎口唇の状態も改善された（図25）．

口腔内所見：前歯，側方歯の開咬状態は改善され，大臼歯，犬歯関係はⅠ級関係が確立され，緊密な咬合関係が得られた（図26）．

終了時のセファログラム所見：側面から上下前歯歯軸，垂直的被蓋は改善された．下顎は反時計回りに回転していた（図27）．

[治療終了時，17歳0か月（図25～27）]

図25a, b　治療終了時顔貌．

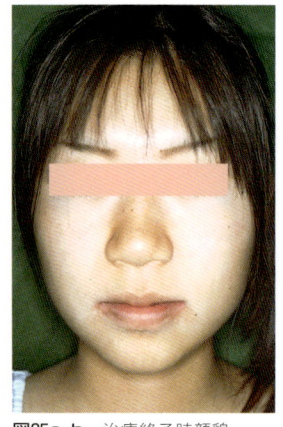

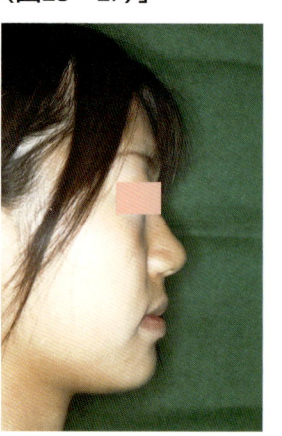

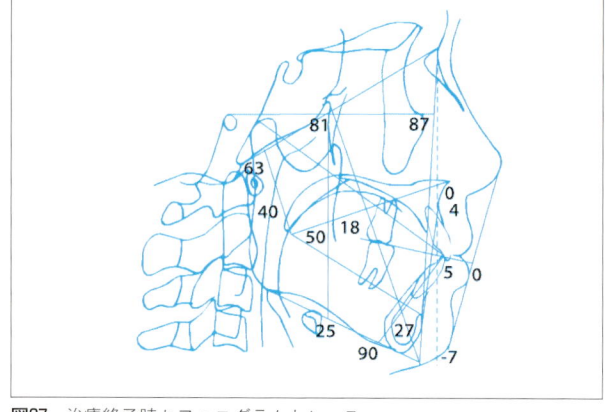

図27　治療終了時セファログラムトレース．

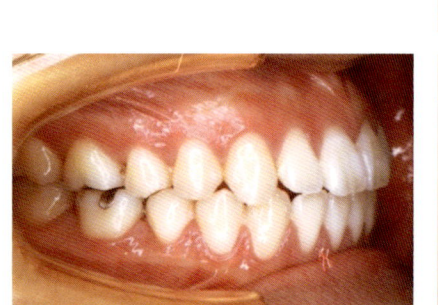

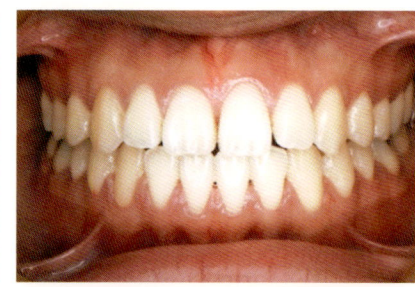

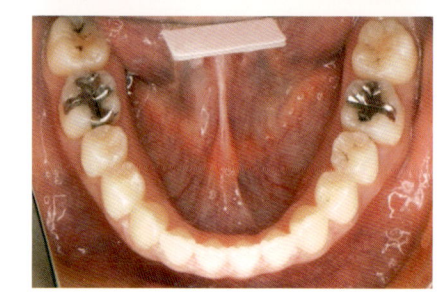

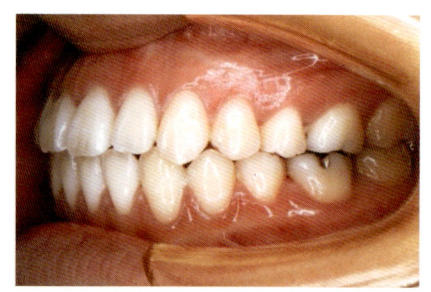

	26d	
26a	26b	26c
	26e	

図26a～e　治療終了時口腔内．

[保定4年後，21歳6か月（図28）]

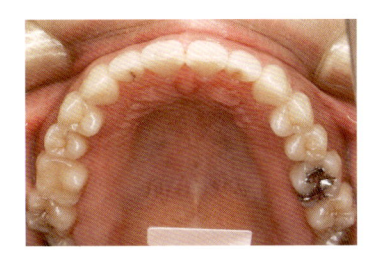

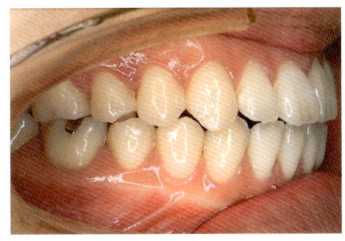

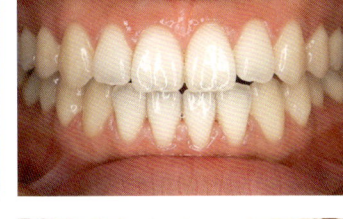

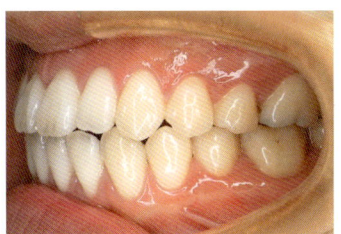

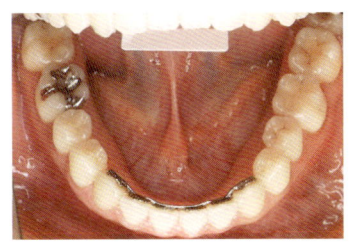

図28a〜e　術後4年の口腔内．

バイオネーター装置の使用例（症例3）

初診時所見

患　者：8歳2か月，男子
主　訴：出っ歯
顔貌所見：正貌は特記事項なし，側貌では下顎の後退と下唇のくわえ込みと上下唇の突出が認められた（図29）．
口腔内所見：被蓋が深く，下顎前歯は口蓋に当たっていた．ALDは上顎0mm，下顎2mmであった（図30）．
セファログラム所見：正面では左右対称性など特記事項はなかった．側面では，dolico facial patternを示し，頭蓋に対して上下顎とも後退しており，特に下顎の後退は顕著であった．歯系では上顎前歯の唇側傾斜が認められた（図31）．
機能的所見：下唇のくわえ込みが認められた．

診　断

Ⅱ級1類，dolico facial patternで下顎後退型の上顎前突，オーバーバイト 8mm，オーバージェット 13mm

治療方針・治療経過

吸唇癖の改善と下顎の前方成長を促し，その後マルチブラケットで歯列咬合の確立を図った．

[症例3：初診時，8歳2か月（図29〜31）]

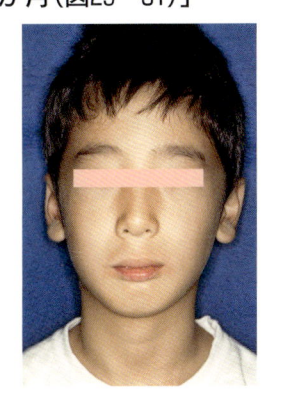

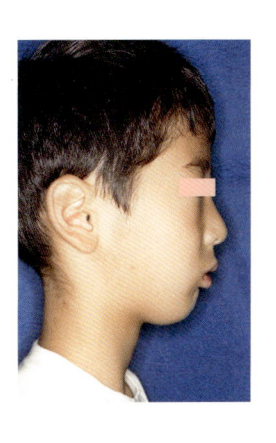

図29a, b　初診時顔貌．

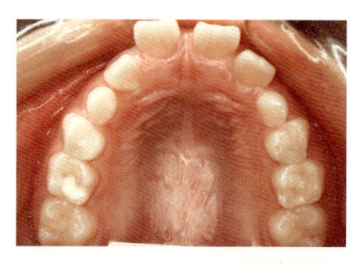

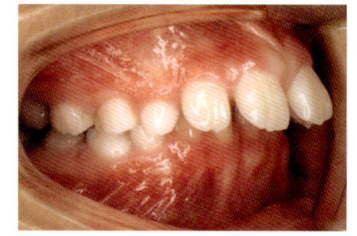

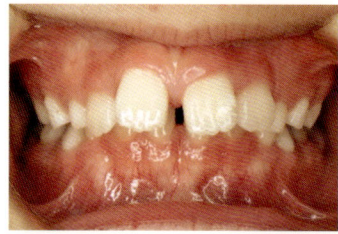

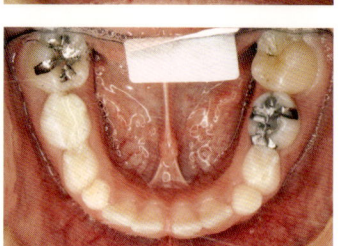

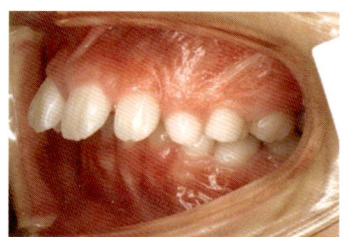

図30a〜e　初診時口腔内.

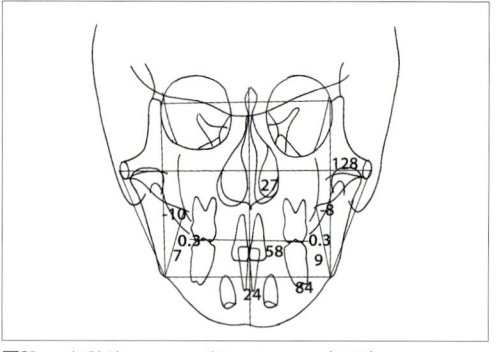

図31a　初診時セファログラムトレース（正面）.

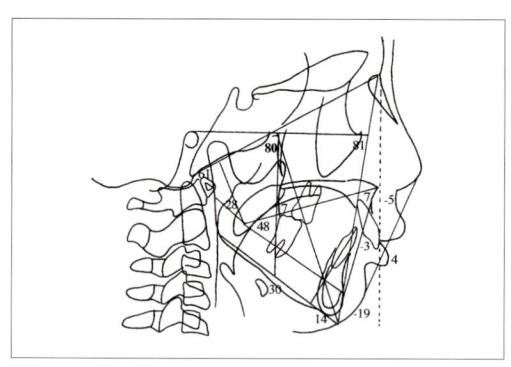

図31b　同（側面）.

第一期治療

ステップ1：バイオネーター装置にハイプルヘッドギア（high pull headgear）を装着して下顎の時計回りの回転を抑制し，下顎の成長抑制の除去と吸唇癖の改善を図った（図32）.

ステップ2：永久歯列完成まで口腔周囲筋の緊張緩和のトレーニングを行い，夜間は暫間保定装置を使用した（図33, 34）.

［第一期治療終了時，9歳9か月（図32〜34）］

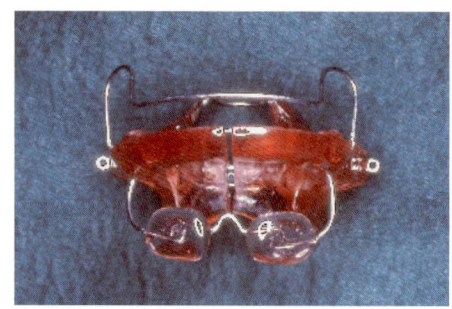

図32a, b　HGチューブ付バイオネーター装置.

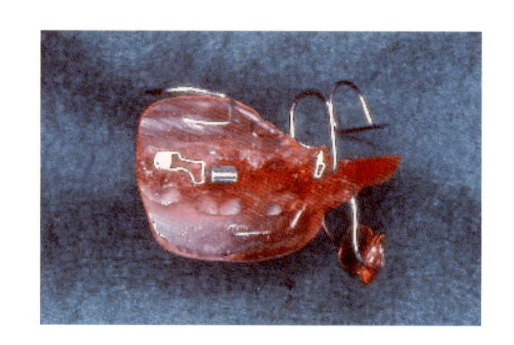

2．可撤式床矯正装置と使いかた

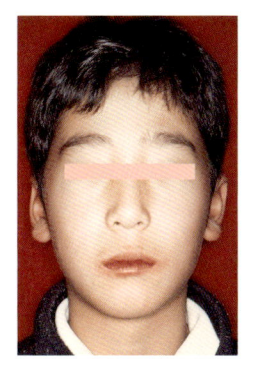

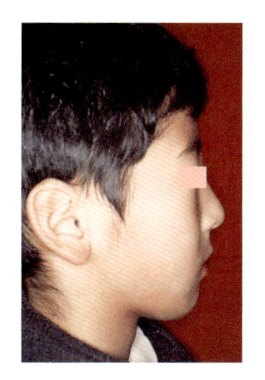

図33a, b　第一期治療終了時顔貌．

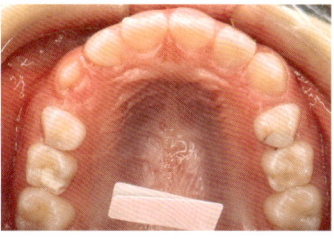

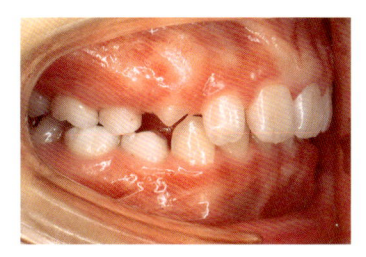

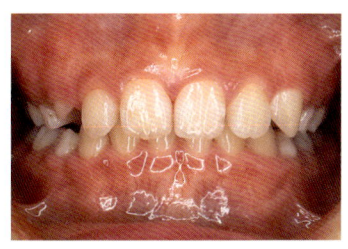

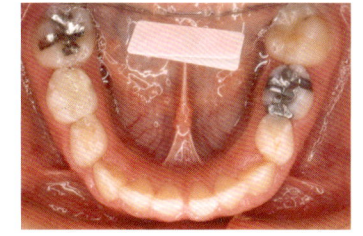

図34a〜e　第一期治療終了時口腔内．

第二期治療
　13歳0か月より，上下顎マルチブラケットにより最終治療を行った（図35）．

動的矯正治療終了後：上顎ベッグタイプ・リテーナー，下顎固定式リテーナーで保定．

[第二期治療終了時，13歳0か月（図35）]

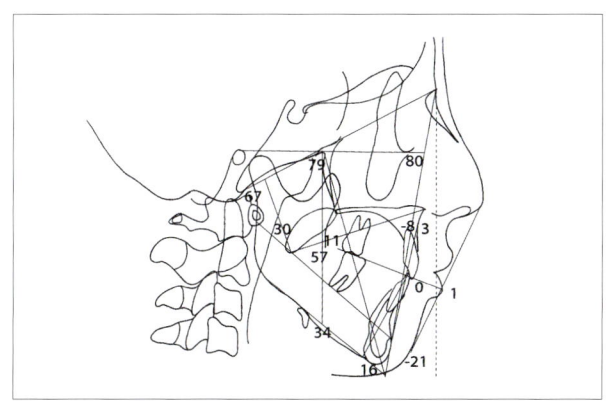

図35a　第二期治療終了時セファログラムトレース（側面）．

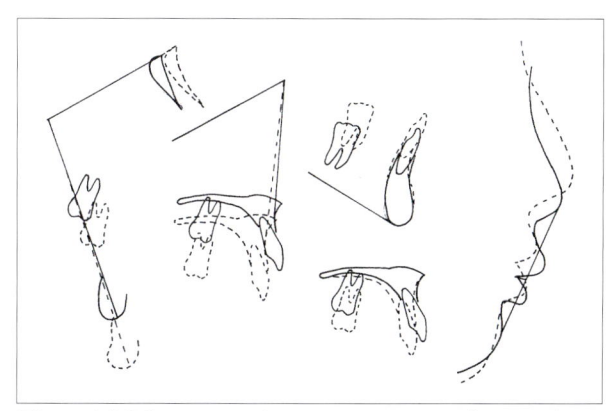

図35b　治療前後のセファログラムトレース重ね合わせ（──：8歳2か月，---：13歳0か月）．

63

治療結果

顔貌所見：下顎の後退感は改善され，上下唇の状態も改善された（図36）．

口腔内所見：臼歯，犬歯のⅠ級関係が確立され，歯列弓の狭窄も改善され緊密な咬合状態が得られた（図37）．

終了時のセファログラム所見：正面は左右の対称性も良く，全体に成長が良い状態で推移している．側面は，上下前歯歯軸も改善され被蓋も良好な状態にある（図38）．

[治療終了時，14歳3か月（図36〜38）]

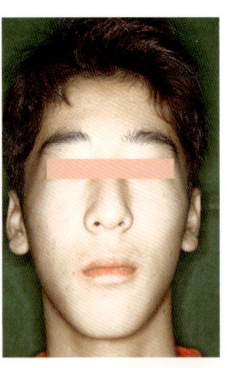

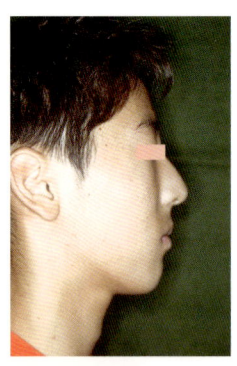

図36a, b 治療終了時顔貌．

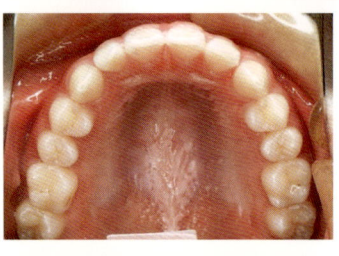

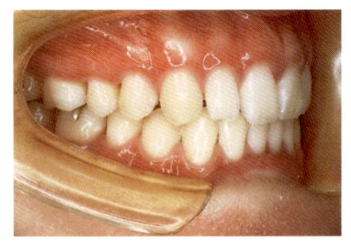

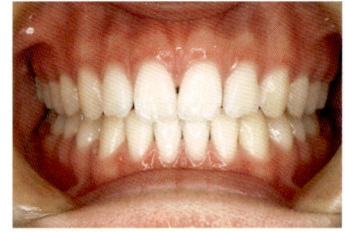

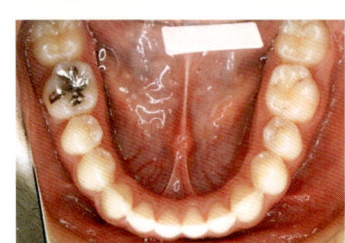

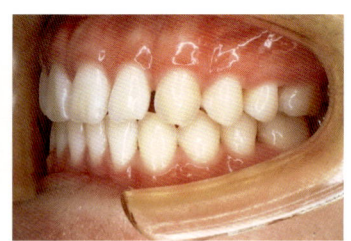

図37a〜e 治療終了時口腔内．

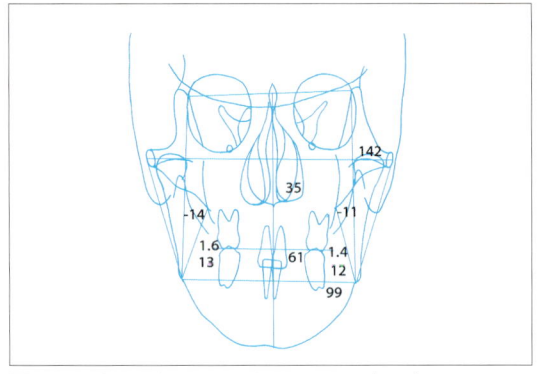

図38a 治療終了時セファログラムトレース（正面）．

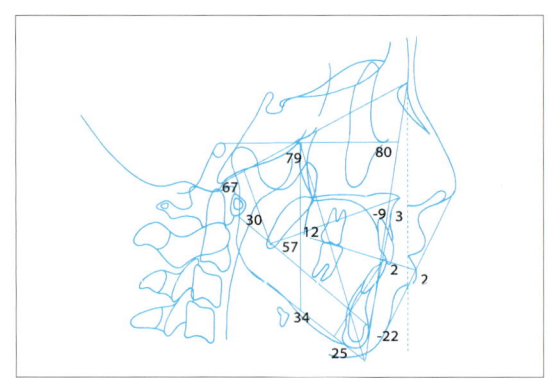

図38b 同（側面）．

64

[保定5年後：19歳5か月（図39）]

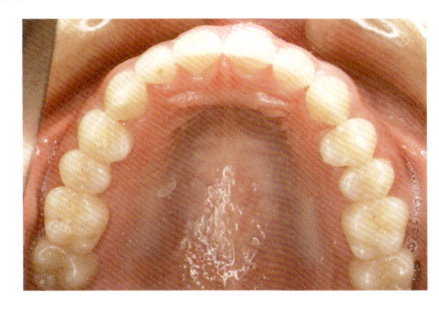

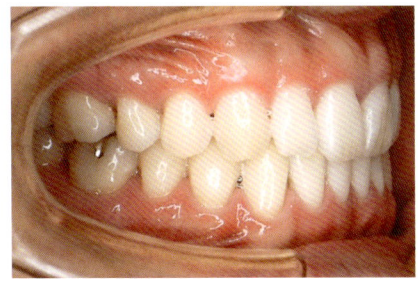

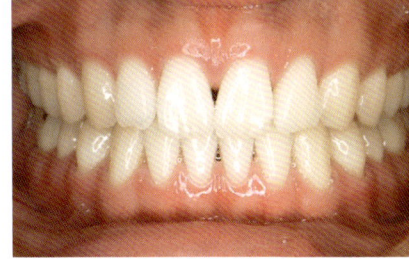

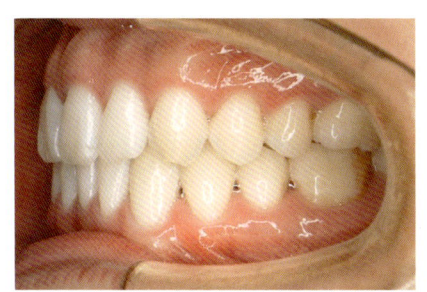

	39d	
39a	39b	39c
	39e	

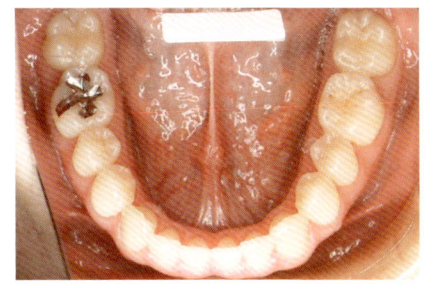

図39a〜e 術後5年の口腔内．

ビムラー装置の使用例（症例4）

初診時所見

患　者：7歳5か月，女子
主　訴：受け口
顔貌所見：正貌では下顎のわずかな非対称性が認められる．側貌では，この年齢にしては下顎が前方位の状態であった．また，上下唇の突出が認められた（図40）．

[症例4：初診時，7歳5か月（図40〜42）]

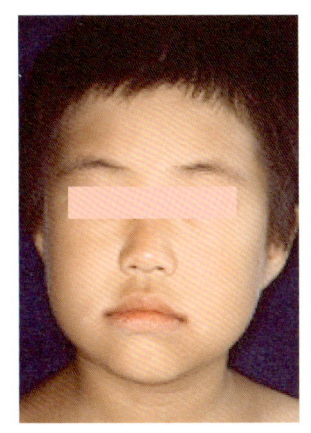

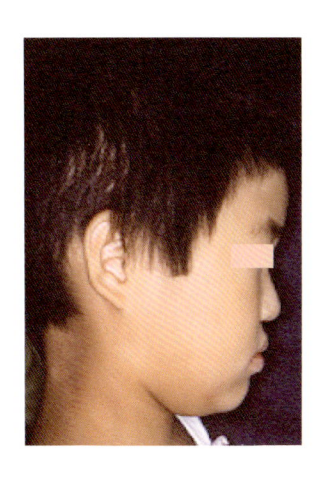

| 40a | 40b |

図40a，b　初診時顔貌．

口腔内所見：前歯の交叉咬合と，下顎前歯にはスペースが認められ臼歯関係はⅢ級関係であった．また，下顎の誘導により切端咬合が可能であった（**図41**）．

セファログラム所見：正面では上下顎の対称性などに特記事項はなかった．側面では mesio tendency to brachyo facial pattern（咀嚼筋の強さは中間からやや強めの状態）で，脳頭蓋に対して上顎は後退し下顎は前方位にあった．歯系では，下顎前歯の唇側傾斜が認められた（**図42**）．

機能的所見：舌突出癖が認められた．

診　断

Ⅲ級，mesio tendency to brachyo facial pattern で前歯反対咬合，オーバーバイト 6 mm，オーバージェット －3 mm

治療方針・治療経過

切端咬合が可能であったので可撤式装置で前歯の反対咬合の改善を図り，その後成長のピーク後まで観察を行い，マルチブラケットで最終治療を行った．

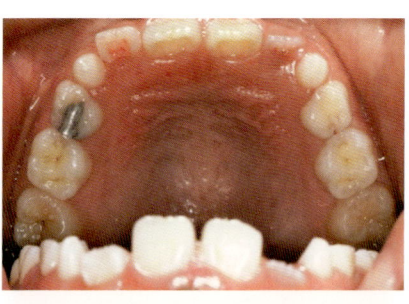

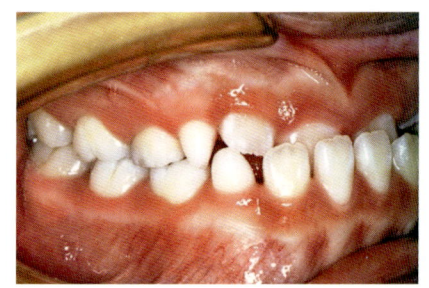

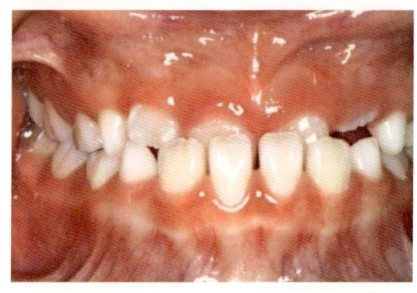

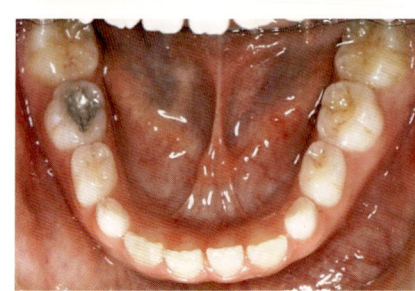

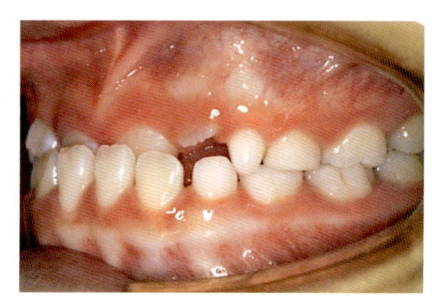

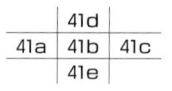

図41a〜e　初診時口腔内．

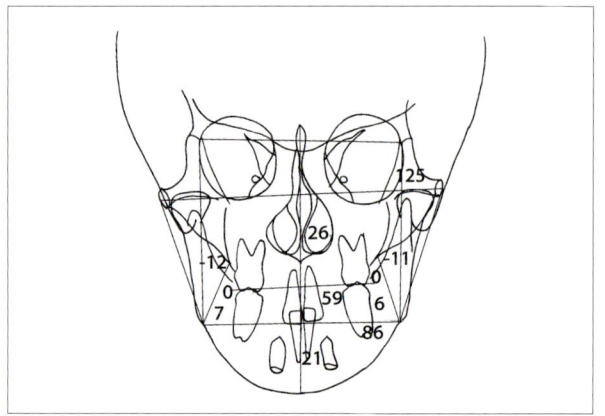

図42a　初診時セファログラムトレース（正面）．　　　**図42b**　同（側面）．

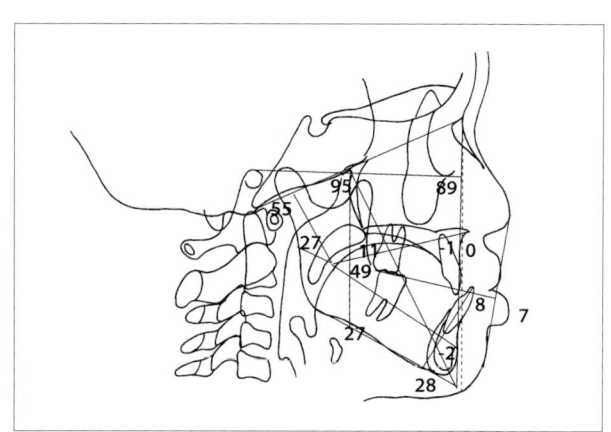

第一期治療

ステップ1：早期に可撤式装置（ビムラー装置）で前歯の改善を図った．また，同時に舌突出癖改善のトレーニングを行った（図43, 44）．

ステップ2：永久歯列完成と成長ピーク後まで，咀嚼，舌癖トレーニングなどを行いながら定期観察を行った（図45, 46）．

第二期治療

12歳6か月よりマルチブラケットにより最終治療を行った．

動的治療終了後：上顎，ベッグタイプリテーナー，下顎，固定式リテーナーと舌挙上床を使用．

［第一期治療の経過（図43〜46）］

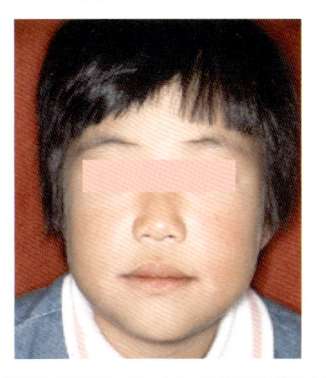

図43a, b　被蓋改善後の顔貌（10歳11か月）．

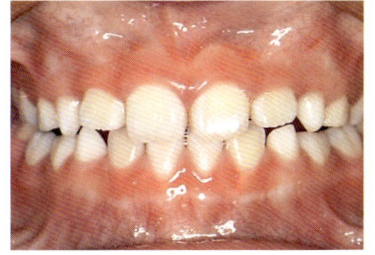

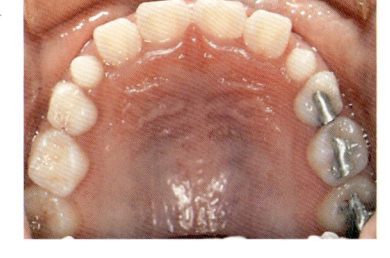

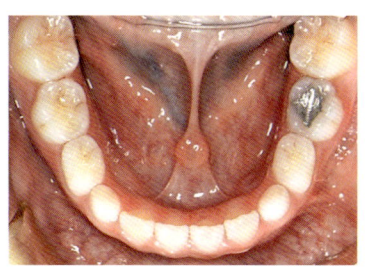

図44a〜e　被蓋改善後の口腔内（10歳11か月）．

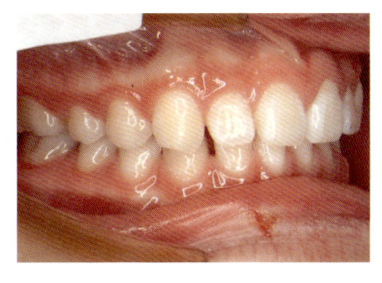

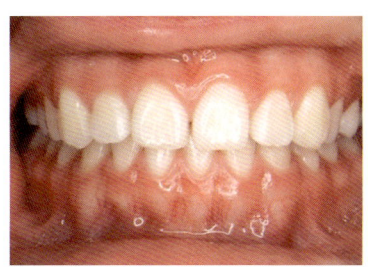

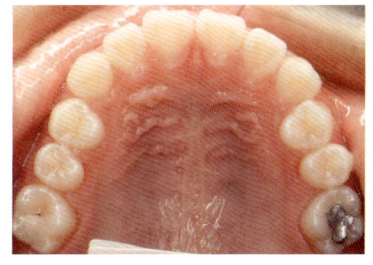

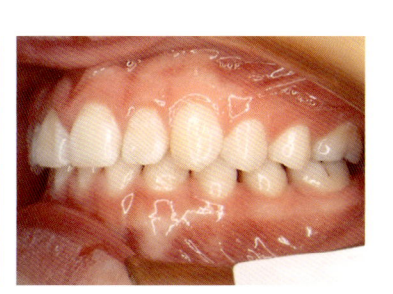

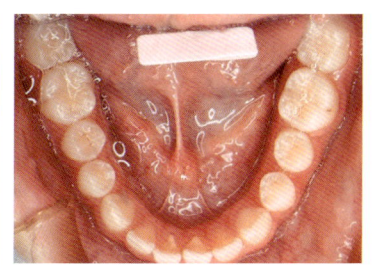

図45a〜e　最終治療前の口腔内（12歳6か月）．

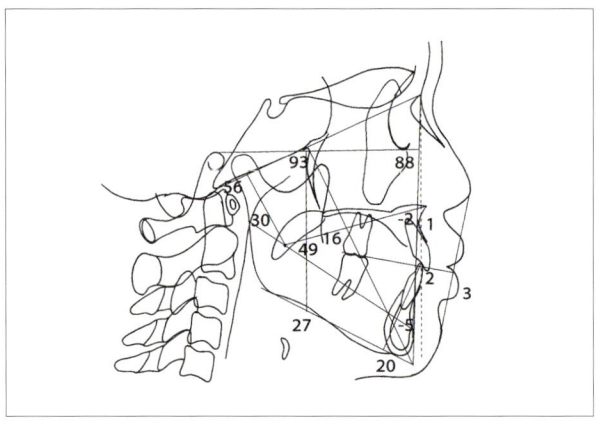

図46a 最終治療前のセファログラムトレース（側面．12歳6か月）．

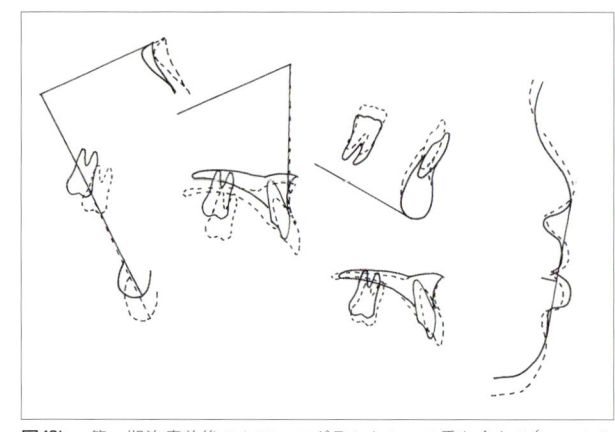

図46b 第一期治療前後のセファログラムトレース重ね合わせ（――：7歳5か月，- - -：12歳6か月）．

治療結果

顔貌所見：下顎の前突感は改善され，上下唇の状態も改善された（**図47**）．

口腔内所見：臼歯，犬歯のⅠ級関係が確立され，緊密な咬合状態が確立された（**図48**）．

終了時のセファログラム所見：正面からは，下顎のわずかな非対称性には変化がなかった．側面では下顎前歯歯軸は改善された．下顎は初診時よりやや時計回りに回転していた（**図49**）．

[治療終了時，13歳11か月（図47～49）]

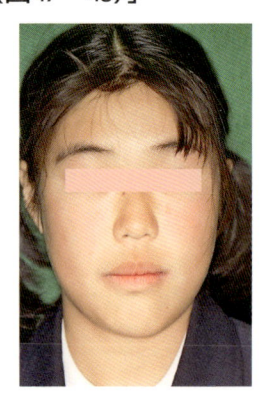

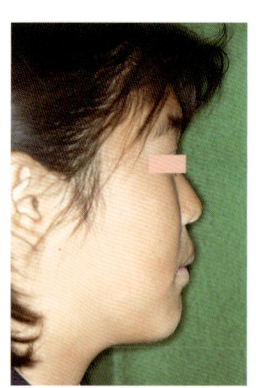

| 47a | 47b |

図47a, b 治療終了時顔貌（13歳11か月）．

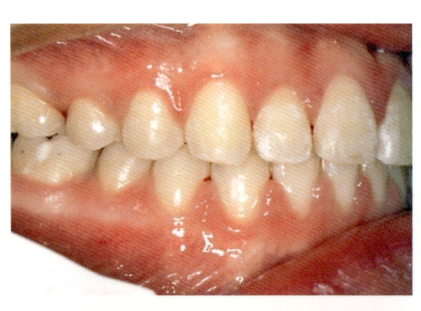

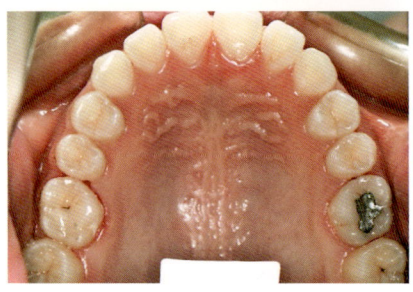

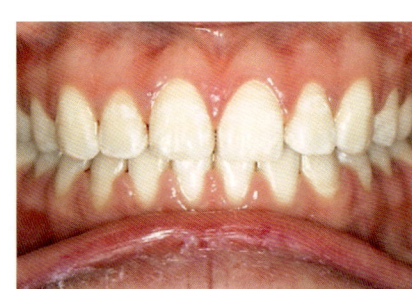

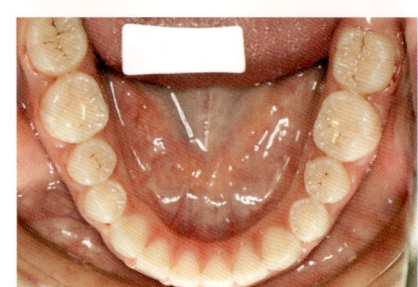

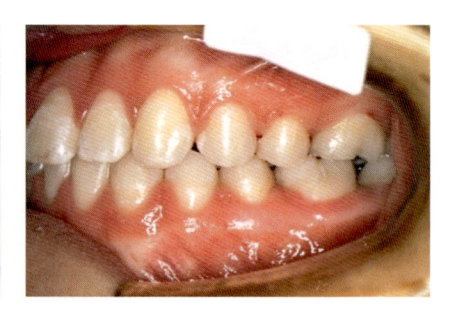

| 48a | 48b | 48c |
| 48d | 48e |

図48a～e 治療終了時口腔内（13歳11か月）．

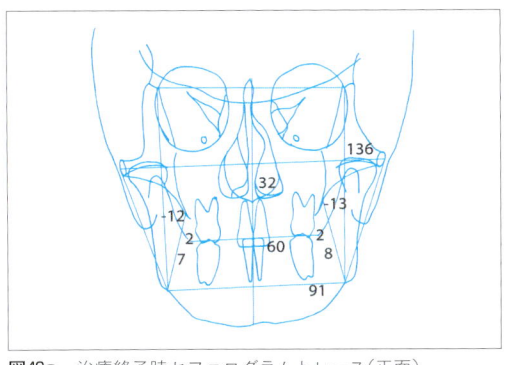

図49a 治療終了時セファログラムトレース（正面）.

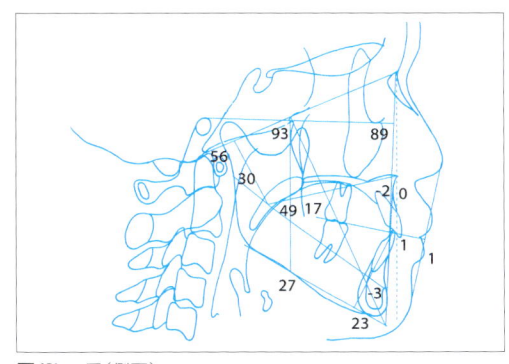

図49b 同（側面）.

［保定6年後，20歳6か月（図50）］

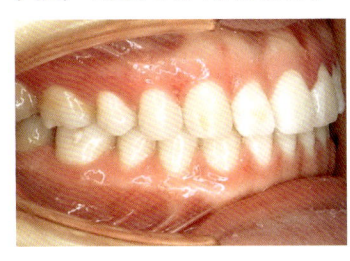

50a	50b	50c
50d	50e	

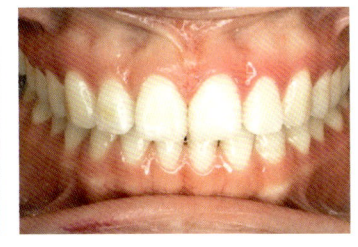

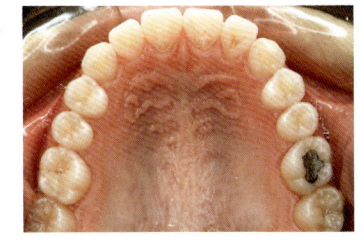

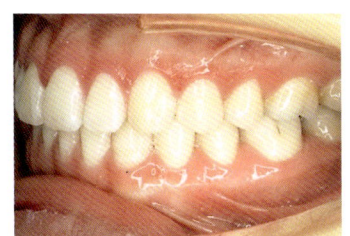

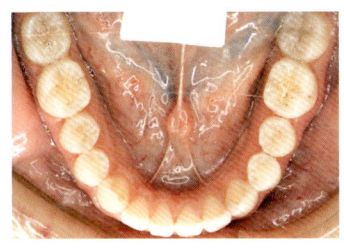

図50a〜e 術後6年の口腔内.

まとめ

　叢生，開咬，上顎前突，反対咬合の早期治療に可撤式装置を使用した症例の経過と，結果および術後の経過を述べた．いずれの症例も，治療開始時に悪習癖に対する機能改善トレーニングを行いながら可撤式装置を使用し，その後マルチブラケットによる最終治療を行った．術後の経過は，いずれの症例も比較的安定した状態が保たれている．成長ピーク前の可撤式装置による歯列弓拡大，上下顎の成長抑制因子の除去などが，その後の成長を良い方向に導きだす一因になったものと考えられる．

　可撤式装置の使用に際しては，その利点，欠点および効果の限界を術者が十分理解し，なおかつ患者の協力を最大限得られる環境づくりが肝要である．また，悪習癖の改善トレーニングについては術者の根気も必要であるが，患者および保護者に対して悪習癖がもたらす歯列，咬合，顎顔面への影響をいかに理解させるかがキーポイントである．また日常の呼吸，姿勢など，直接歯列咬合にかかわりがないように思われている事柄についても，その影響をすべての患者，保護者に説明し理解させることも矯正歯科治療に携わる者の務めである．最後に，矯正歯科治療中，治療後のう蝕，歯肉炎のコントロールとともに，正しい咀嚼，嚥下のリハビリテーションを行うことも重要である．

　「待っていても何も変わらない，早期の正しい治療は患者本来の成長を導きだす！！」

参考文献
1. 根津浩，永田賢司．歯科矯正学バイオプログレッシブの臨床．東京：ロッキーマウンテンモリタ，1988.
2. Gugino CF. Zero Base Bioprogressive Philosophy Book 1. 2000.
3. Graber TM, Neumann B（著），中後宏男ほか（訳）．可撤式装置の臨床．東京：医歯薬出版，1984.

3. ネジ付き嚙み締め型アクチベータ(バイト・アクチベータ)と使いかた

愛媛県松山市：きむ矯正歯科クリニック・金　俊熙

ネジ付き嚙み締め型アクチベータを用いた新たな口腔筋機能療法

<口腔筋機能療法(MFT)の目的とは>

　口腔筋機能療法(MFT)は，舌や顔面や顎などの筋肉が一緒に協調して機能するようにさせることを目的としている[1]．また，姿勢，呼吸，咀嚼，舌機能などの機能を正し，指しゃぶりに代表されるような習癖を除去することを目指している．

　今日では不正咬合の原因の多くが口腔周囲筋の不正な動きにあることは周知のこととなり，矯正専門医はMFTを取り入れた治療を行っている．しかし，MFTで口腔周囲筋の機能がうまく改善される患者とそうでない患者が存在することも事実である．本稿ではその理由について説明し，ネジ付き嚙み締め型アクチベータ(バイト・アクチベータ)を用いた新たな口腔筋機能療法について述べる．

機能の発達について

<筋機能療法が必要な患者は，咀嚼機能がうまく発達していない？>

　健全な発達とは知性を育てることであり，人には8つの知性(言語的知性，絵画的知性，空間的知性，論理数学的知性，音楽的知性，身体運動的知性，社会的知性，感情的知性)があり[2]，これらの知性の発達には順序性があり，感受性期(臨界期)が存在する．筋肉の機能は身体運動的知性であり，口腔周囲筋の発達も当然これに含まれる．

　口腔周囲筋の発達の主なものは咀嚼機能であり，これは哺乳，離乳(咀嚼の学習期)，咀嚼と続く一連の発達過程で学習される．咀嚼中枢は下位脳幹部(中脳や延髄)にあると言われており，パターン・ジェネレータを獲得して咀嚼運動を制御すると言われている[3]．その感受性期は，動物学的に考えると2歳前後と考えられる．なぜならば，離乳が完全に終わると，大人と同じものが問題なく食べられることが，生命の維持に必須となるからである．また，咀嚼中枢が脳幹部にあるということは，生命維持に不可欠なものである証拠で，早期に発達し終えることを支持するものと考える．

　筋機能療法が必要な患者の多くは，この過程でうまく発達できなかったということになり，感受性期を過ぎて機能を引き上げることになる．

キャッチアップとリハビリテーションについて

　キャッチアップとは感受性期までの発達過程に何らかの問題があり，感受性期を過ぎても十分な機能を獲得していない状態から，その機能を引き上げることで，リハビリテーションとは感受性期までに十分な機能を獲得していたのが，何らかの理由で機能が落ちたものを再度引き上げることである（図1）．

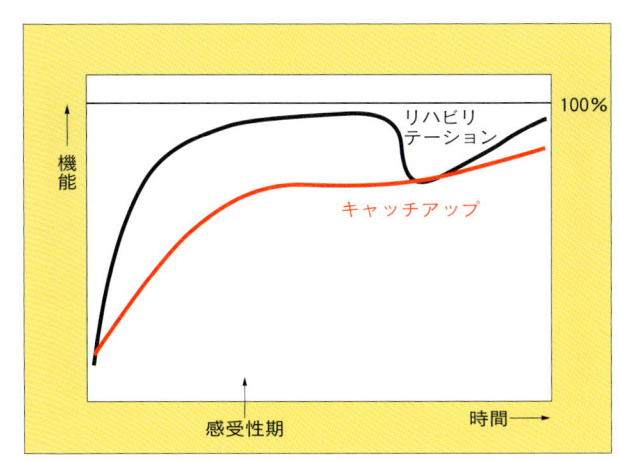

　キャッチアップとリハビリテーションのどちらが難しいかと言えば，当然キャッチアップである．どちらも相当の努力が必要であるが，リハビリテーションでは正常に機能を行っていた記憶があり，自分で間違いがわかる．しかし，キャッチアップでは正常に機能できていたことがないため，機能させても自分は正しいかどうかがわからない．咀嚼機能についても，キャッチアップでは脳幹部で学習されたパターン・ジェネレータが正常でないため，そのパターンを再構成する必要がでてくる．すなわち一度，間違って作られた運動のパターンを変えるという作業になり，それは困難な作業になる．英語のLと

図1 キャッチアップとリハビリテーションの違い．

Rの発音が日本人はほとんどできないことを考えれば，理解しやすい．現在行われているMFTはこの動きを変えるトレーニングが主体であるため，患者の中にはうまくいかない者も多い．

新たな筋機能療法の考えかた

　一度学習した動きを変えることは難しいので，発想の転換が必要である．動かすことより，動かさないトレーニングをすることである．運動能力の高い人，熟練者の特徴は，必要な筋のみ使うことができ，力のコントロールが上手であるということである．逆に言えば，運動発達障害者は動かさなくてもいい筋を使ってしまい（多動である），力がうまく抜けない（むだな力を使う），ということになる．これは，口腔筋機能療法が必要な患者と同じ状態で，障害児の動きをみればわかりやすい．

　本来は感受性期までに試行錯誤しながら学習し，その結果，必要最小限の筋肉を適切な力で動かすことを身につける．しかし，その過程の再学習（キャッチアップ）は難しいため，これは熟練者の特徴をまねするようにトレーニングをする方法である．たとえば，力のコントロールができれば，舌位が低位にあったとしても下顎を押さなければ下顎は前へ押されないし，歯を押さなければ歯は動かないはずである．不正咬合を再発させない必要最小限の力のコントロールを身につけさせる方法で，バイト・アクチベータはこれにもっとも適した装置である．

装置の概要(バイト・アクチベータ)

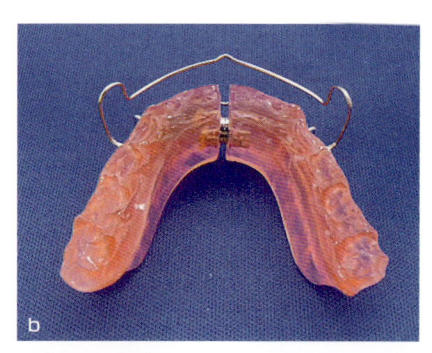

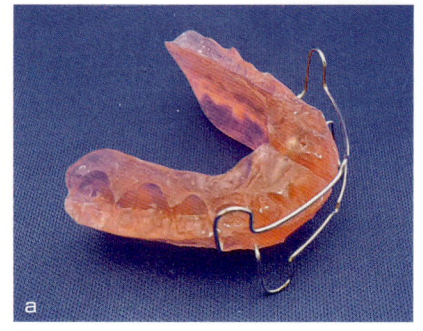

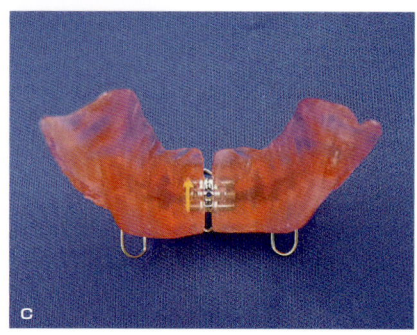

図2a～c ネジ付き噛み締め型アクチベータ(バイト・アクチベータ).

　装置の外形は通常のアクチベータと同様であるが,拡大ネジは上下顎間の正中部に挿入している(**図2**).バイト・アクチベータは,大臼歯部の小翼部のレジン削合は行わない[4].

　構成咬合は術者が目指す顎位で採得し,高さは患者が噛み締めをしやすい高さ(大臼歯部で3～5 mm程度)としている.上顎前突でSpee湾曲の強い症例では,高さがそれ以上になることもあり,下顎前突では顎位はほとんど変えない.

バイト・アクチベータにネジをつける目的

　ネジを挿入する目的は大きく2つある.1つは歯列弓の拡大である.噛み締め型アクチベータ(**図2**)を使用していると,装置の装着直後はぴったり適合していた状態がすぐにルーズになることに気づく.噛み締めによって歯列弓は拡大する.そこで,当院では装置が緩くなったらネジを回転するように指示している.その結果,ネジの回転量(回数)は噛み締めの量に比例するようになる.これが2つめのメリットである.すなわち,拡大量(ネジの回転数)をみることで,患者が装置をどの程度使用しているかが把握できるようになる.

　可撤式装置の場合,装置の使用頻度は患者の自己申告であるが,装置にネジをつけて噛み締めさせることで,大まかではあるが実際の装置の使用状況が把握できるようになる.これは非常に大切なことで,本装置は筋機能訓練装置として使用するので,術者の指示どおり行ったかどうかを確認することは,個々の指導方法を左右する.

バイト・アクチベータによるトレーニング方法

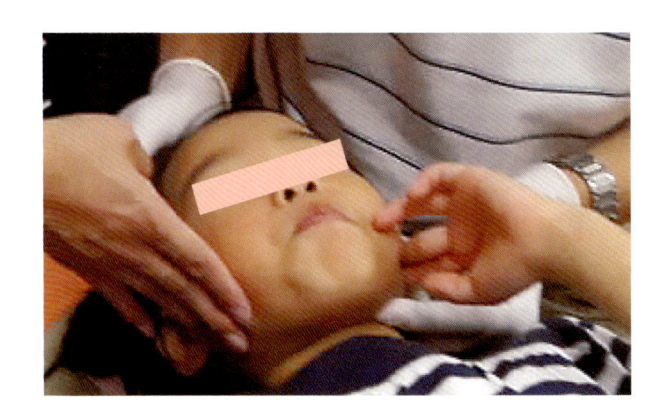

図3 噛み締め時の様子(図の左端に見える右手は母親の手.母親にも動きを確認させている).

1. アクチベータを口腔内に装着後,両手の指先を咬筋に当てて(**図3**),咬筋をふくらませて,下顎を一切動かさずに力を抜く(これが最優先事項).
2. 力を入れるときと,力を抜くときにはスピードをつけ,その間の緊張は3秒間程度持続させる.
3. トレーニング時間は1日10～20分(患者には20～30分と説明)とするよう指示する.顎機能矯正装置として就寝時も装着させる.
4. 咬筋のみを動かすよう指示する(肩や首,口唇など一切動かさない).
5. 咬筋の動きが上手になってくると,舌のトレーニングも開始する.まず,正常嚥下の動きを教える.ほとんどの患者が,数回,嚥下方法を教えただけでできるようになっている.バイト・アクチベータを装着して舌はスポットに当て,噛み締め時に舌尖を動かさずに,舌背を口蓋に押しつける.脱力時には舌尖を動かさないよう注意させる.

図4は噛み締めの上手な人と下手な人の咬筋筋電図である.トレーニングと同様の動きを指示している.上手な人(**a, b**)は筋活動の立ち上がりと脱力がスムーズで,途中の筋力の持続も安定している.

一方,下手な人は立ち上がり,脱力ともにだらだらとなったり(**c**),3秒持続ができなかったり(**d**),咬筋を緊張できなかったり(**e**),徐々に咬筋が動かなくなったり(**f**),さまざまな状態となっていた.これは筋電図を録らなくても,手で咬筋を触っていれば,小さな子でも上手・下手が簡単に認識できる.

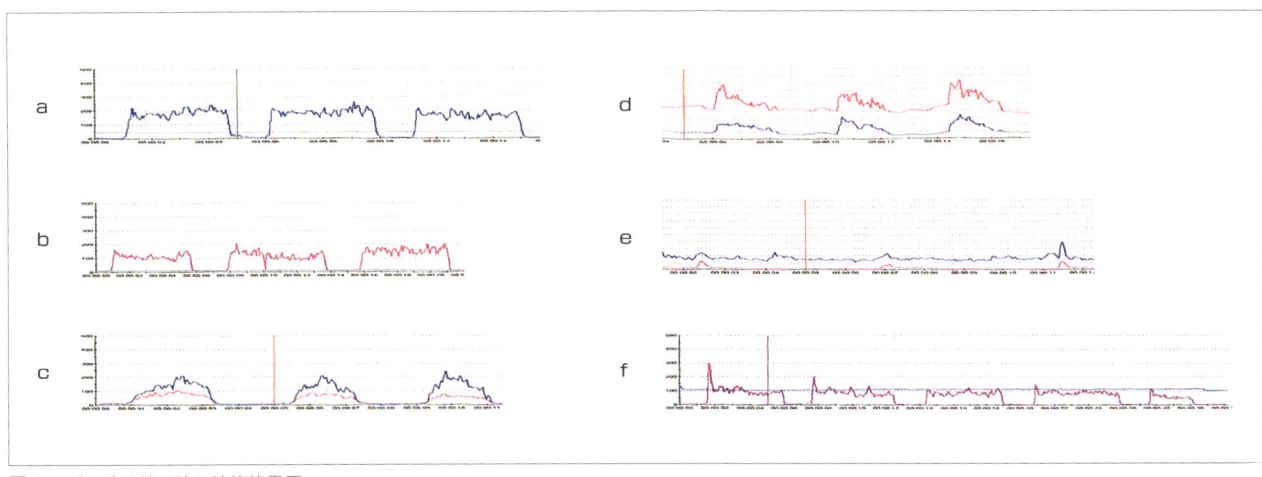

図4 a～f 噛み締め時の咬筋筋電図.

当院でのトレーニングの実際

咬筋を動かす

トレーニング開始1か月目は，下顎を動かさずに咬筋にゆっくり力を入れたり抜いたりさせる．なかには咬筋を膨らませられない患者さんも多く，その際，どこに力を入れていいのかわからないため，全身をくねらせ，足先まで動く患者さんもいる．

緩急のスピードをつける

咬筋が動かせるようになると，②のように緊張時と脱力時のスピードをつけさせる．一瞬で緊張させられるような瞬発力をつけさせる．また，一瞬で脱力させる．実はこれがいちばん難しい．噛んだまま（歯を接触させたまま）で力を抜くということは生理学的には普段は行っていないので，最後まで力を抜くということは，本当に力のコントロールができないと困難である．しかし，これができるようになると繊細な動きができるようになり，口元が落ち着き，歯の接触があっても力のコントロールができるため，噛み締めの防止にもなる．咬筋を3秒間キープできない患者さんも多く，途中で力が抜けたり，ピクピクしたりすることも多い．大切なことは左右差をなくすことである．脱力時に片側だけ緊張が残っていることも多い．顔面の非対称がある人は必ずさまざまな左右差が見られる．

鏡を見ながら行う

左右差も取れて咬筋を動かすスピードがでてきても，口元に力がはいったり，ピクピクすることがある．その際は患者さんに鏡を持たせて，口元が一切動かないように鏡を見ながらトレーニングさせる．障害児と同じで一人ひとりまったく同じ状態の人はいないので，患者さんの状況に合わせて，指導順序は変える必要がある．

舌の動きをトレーニング

舌の動きのトレーニングは補助的である．舌機能の問題が大きいケースでは100％正常になることを期待しにくいが，正常な動きを教え，その動きができるよう努力させ理解させることは非常に重要である．しかし，意識をすれば正常な動きができても，無意識下でもできるようになるには相当にハードルが高い．

トレーニングで大切なこと

トレーニングでもっとも大切なことは，患者さんがつねに考えながらトレーニングすることである．いくら長時間やっていても，考えなければ上手にはならない．つねに，脳（考える）→咬筋→指→脳とフィードバックさせながら，自分の動きを確認して，すばやく動かすところと動かさないところなど試行錯誤させることが肝要である．これは，すべての習い事やスポーツと基本的に同じであり，筋力を高めるのではなく，テクニックを高めることだからである．したがって，"〜しながら"でのトレーニングでは一向に上手にならない．

トレーニングは患者さんの努力なしには成功しないし，努力をしているかどうかを把握する必要があり，ネジの拡大量は一つの目安になる．一方，明らかに努力しているのにネジの拡大が進まないことや，下顎の前方成長が悪いことがある．多くの場合，日中の噛み締めが原因のことが多いため，噛み締めをしないように安静位を指導する必要がある．

機能的顎矯正装置としてのバイト・アクチベータ

　さまざまな機能的顎矯正装置があり，多くは下顎の後退したⅡ級症例に用いられることが多い．本装置は，Ⅱ級症例(症例3)は当然のこと，構成咬合の顎位の取り方によって，叢生(症例2)，開咬(症例4)，下顎前突(症例5)，非対称症例(症例1)にも利用できる．つまり，すべての不正咬合症例に用いることができる．

非対称症例，顔貌の変化(症例1：図5)

初診時所見
患　者：8歳7か月，女子．家族歴なし
主　訴：怒ったような顔つき，軽度の叢生

治療経過
　8歳8か月よりバイト・アクチベータ開始．1年間使用．術後写真は10歳0か月時．顔貌は頬部の左右差がとれ，左右の口角が上がり，柔和な顔つきに変わった．下顎の正中が右へ2mmずれていたが，合わせることができた．

[症例1：動的治療前，8歳7か月(図5a, b)]　　[動的治療後，10歳0か月(図5c, d)]

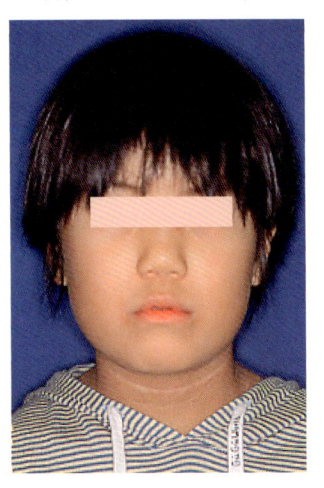

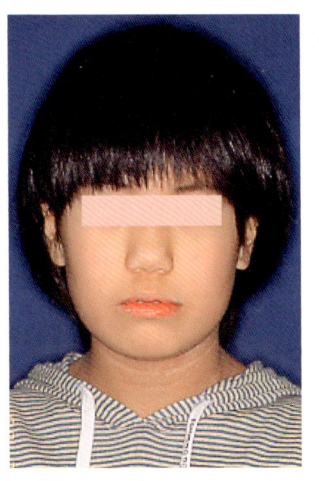

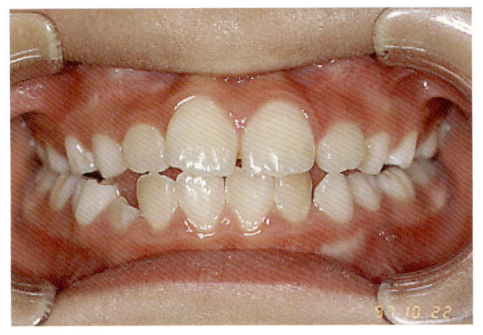

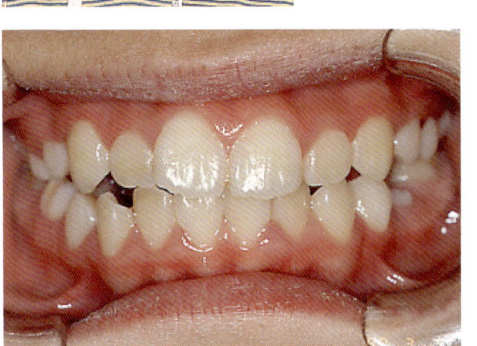

叢生症例（症例2：図6）

初診時所見
患　者：6歳8か月，男子．家族歴なし
主　訴：下顎前歯の叢生

治療経過
6歳9か月よりバイト・アクチベータ開始．1年5か月使用．犬歯，臼歯間で4〜6mm拡大し，下顎前歯の叢生は解消した．

[症例2：動的治療前，6歳8か月（図6a〜c）]

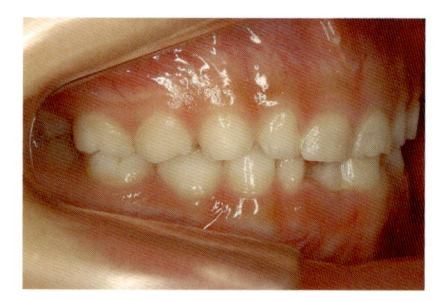

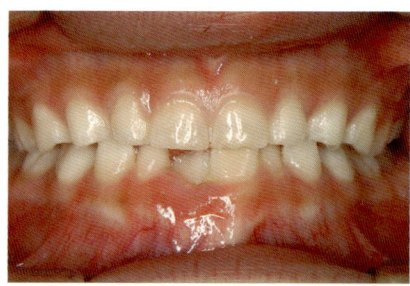

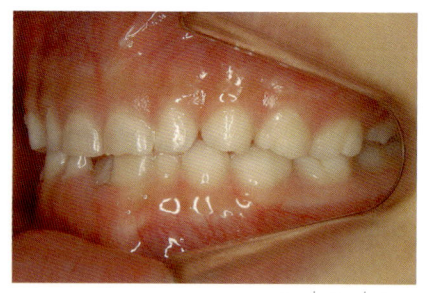

6a | 6b | 6c

[動的治療後，8歳2か月（図6d〜f）]

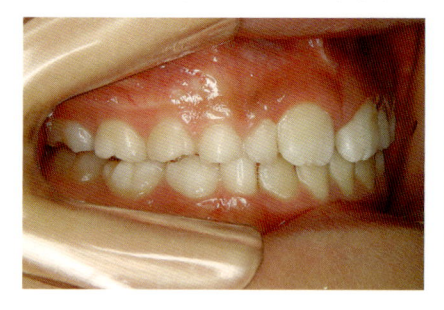

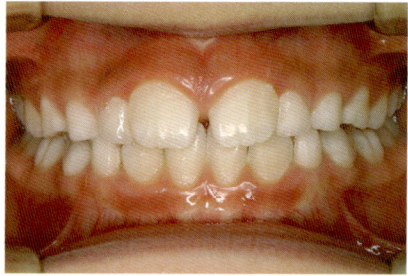

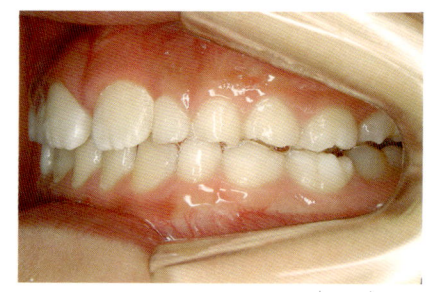

6d | 6e | 6f

[バイト・アクチベータ使用前（図6g）と使用後（図6h）の歯列弓幅径］

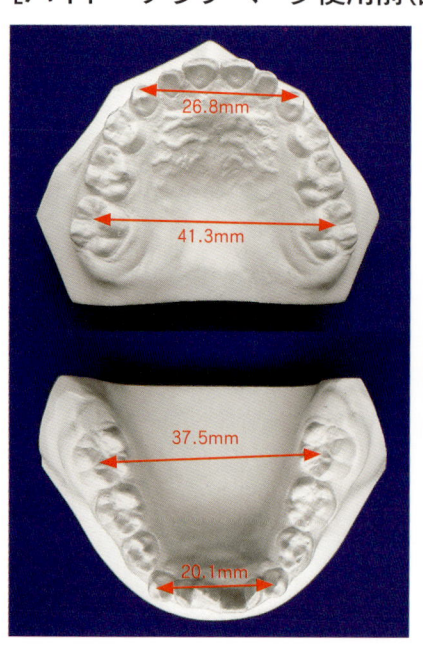

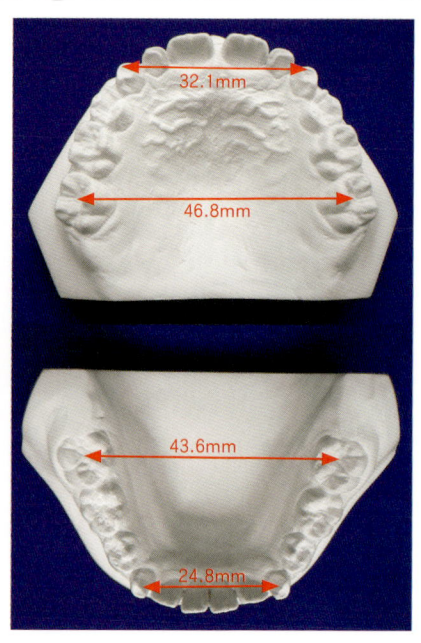

6g | 6h

26.8mm
41.3mm
37.5mm
20.1mm

32.1mm
46.8mm
43.6mm
24.8mm

3．ネジ付き噛み締め型アクチベータ（バイト・アクチベータ）と使いかた

上顎前突症例（症例3：図7）

初診時所見
患　者：7歳9か月，女子．家族歴なし
主　訴：上顎前歯の前突

治療経過
7歳10か月よりバイト・アクチベータ開始．1年6か月使用．下顎が前方へ成長し，上顎前歯は舌側傾斜してオーバージェットが減少．上唇の突出感も解消し，口唇閉鎖が容易になった．

[症例3：動的治療前，7歳9か月（図7a〜e）]

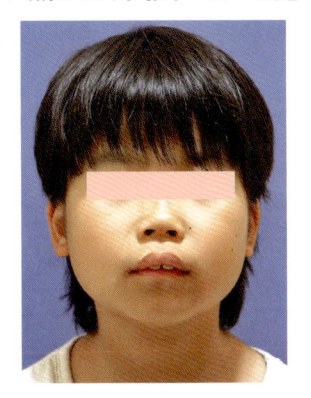

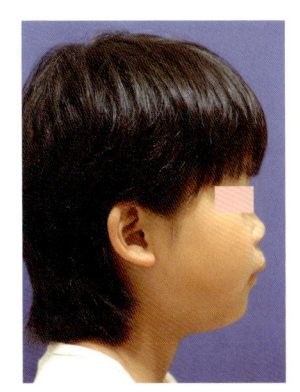

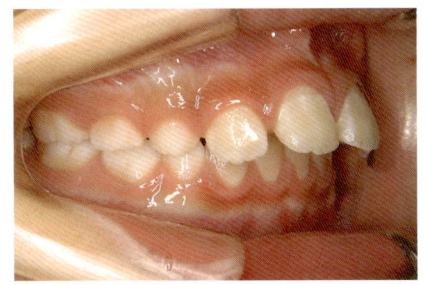

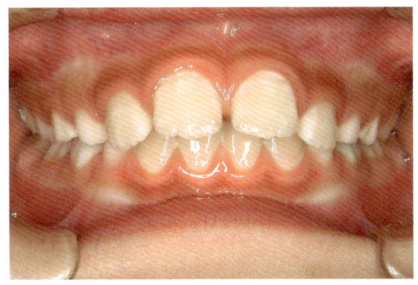

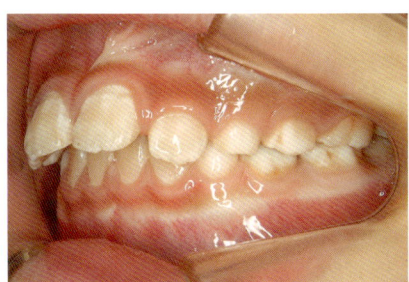

7a	7b
7c	7d	7e

[動的治療後，10歳9か月（図7f〜j）]

7f	7g
7h	7i	7j

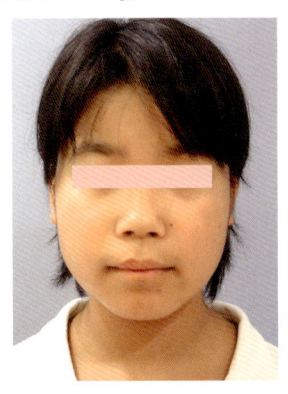

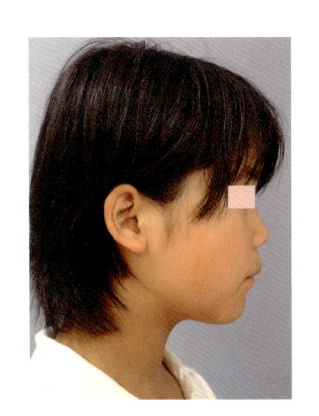

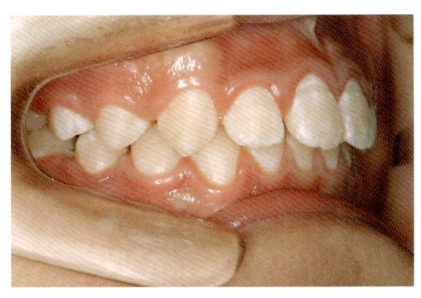

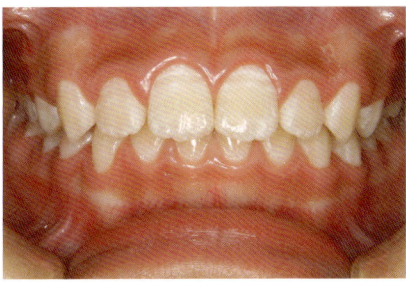

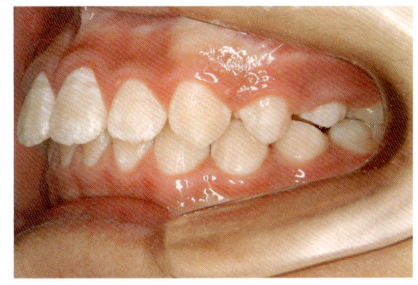

77

臨床医に勧める筋機能療法と矯正装置　第3章

開咬症例（症例4：図8）

初診時所見

患者：8歳10か月，男子．家族歴なし
主訴：開咬

治療経過

　8歳10か月より，バイト・アクチベータ開始．9歳11か月，同装置終了．乳歯脱落まで経過観察．11歳4か月にマルチブラケット治療前の検査．1年1か月間のバイト・アクチベータによる治療で被蓋改善を行い，その後，マルチブラケット治療まで経過観察した．経過観察中，開咬が再発することなく咬合は緊密化した．

[症例4：動的治療前，8歳10か月（図8a〜e）]

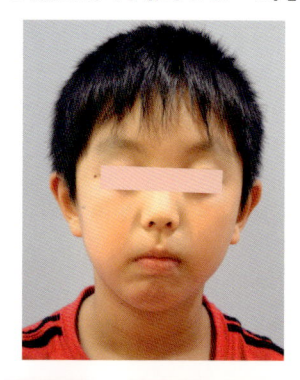

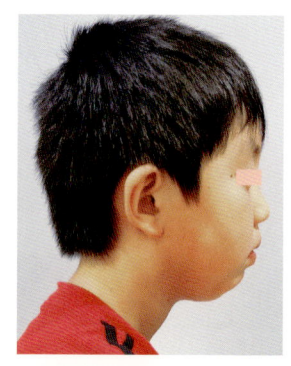

8a	8b
8c	8d	8e

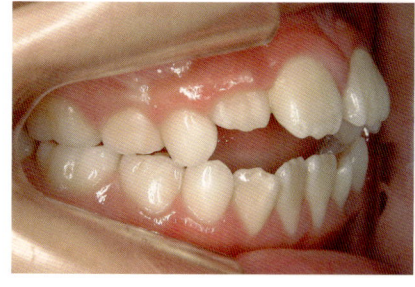

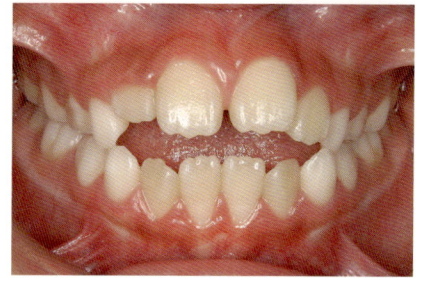

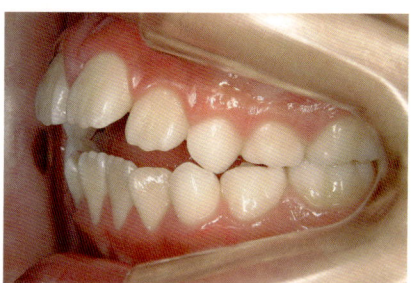

[動的治療後，9歳11か月（図8f〜j）]

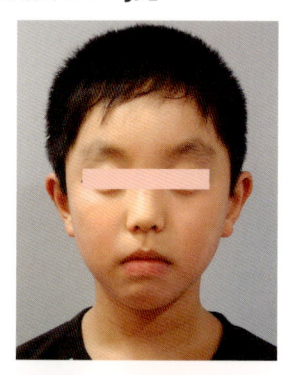

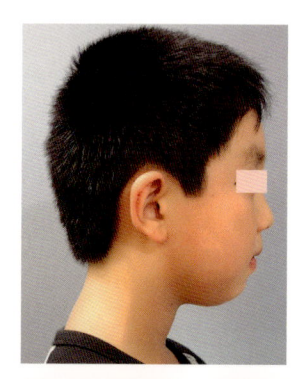

8f	8g
8h	8i	8j

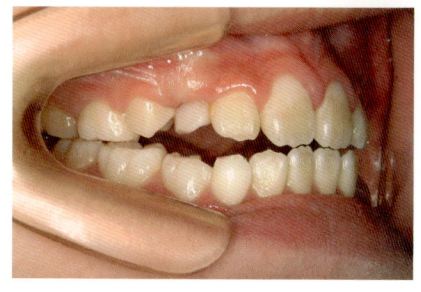

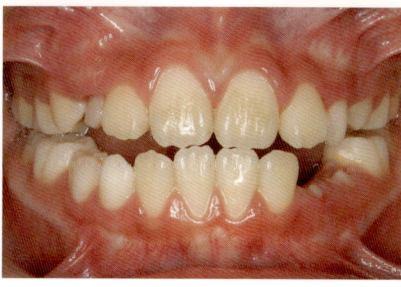

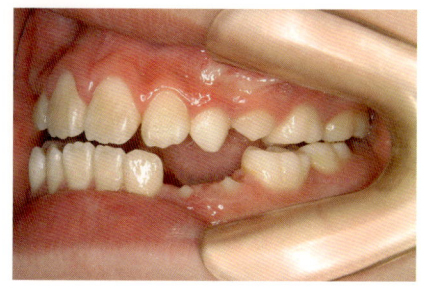

78

[動的治療後2年5か月経過観察後，11歳4か月（図8k〜o）]

8k	8l
8m	8n	8o

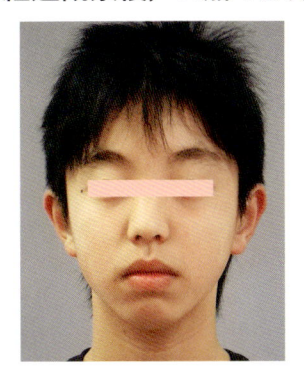

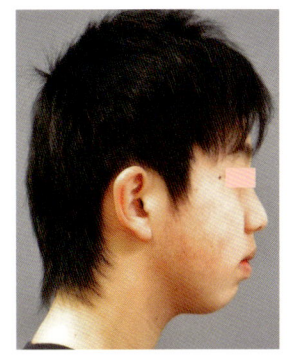

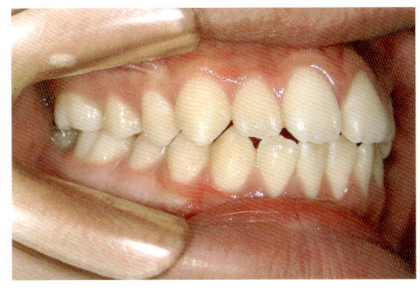

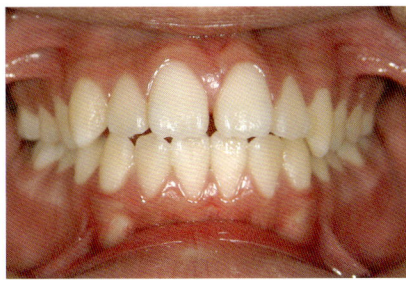

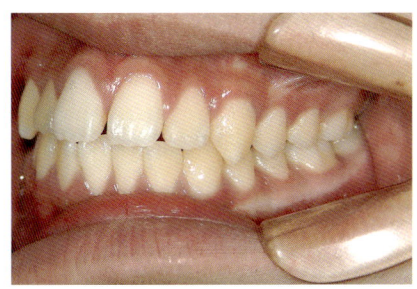

下顎前突症例（症例5：図9）

初診時所見
患　者：12歳3か月，女子．家族歴なし
主　訴：反対咬合

治療経過
　12歳4か月より，セクショナルアーチ（3か月間）で被蓋改善．12歳7か月よりバイト・アクチベータ開始（10か月間）．13歳8か月，マルチブラケット治療開始（5|5，4|4抜歯）．16歳6か月，保定開始．

　治療開始後，バイト・アクチベータ，およびマルチブラケット治療中に下顎の前方成長は認めず，抜歯ケースとして咬合をまとめることができた．

[症例5：動的治療前，12歳4か月（図9a〜e）]

9a	9b
9c	9d	9e

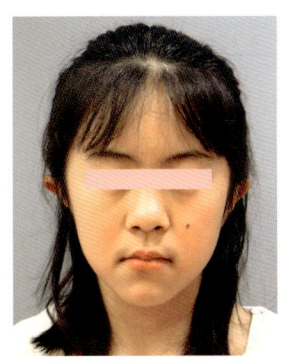

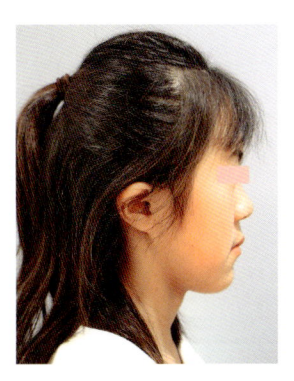

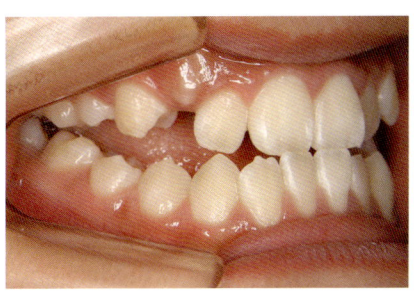

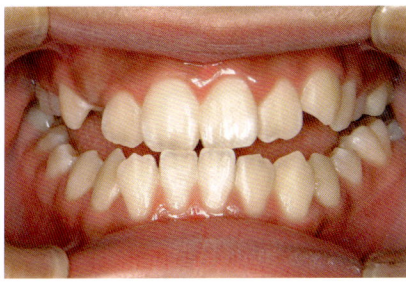

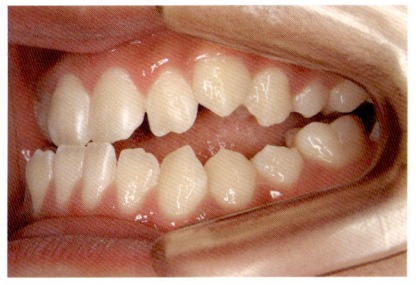

臨床医に勧める筋機能療法と矯正装置　第3章

[バイト・アクチベータ治療終了時，13歳8か月（図9f〜j）]

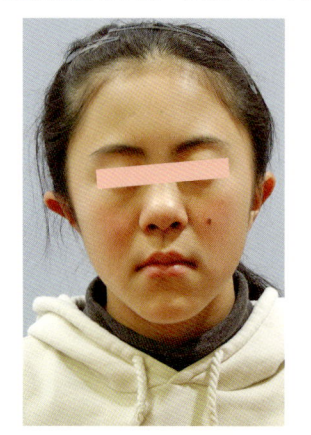

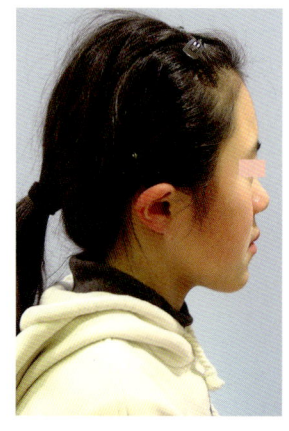

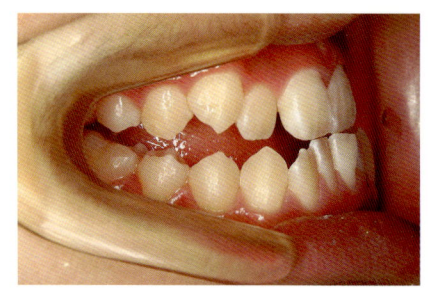

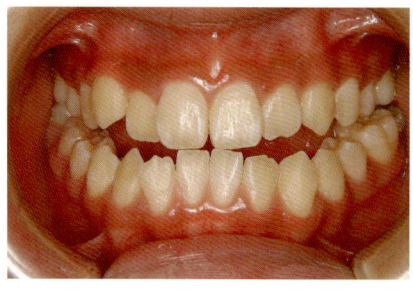

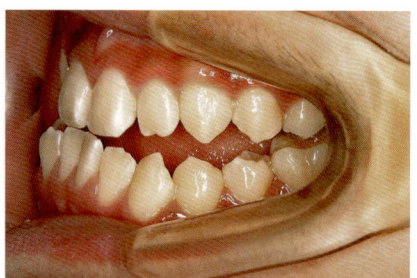

9f	9g
9h	9i	9j

[マルチブラケット治療後，16歳6か月（図9k〜o）]

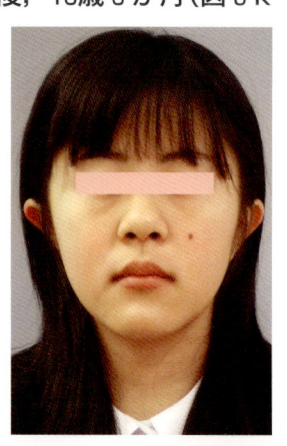

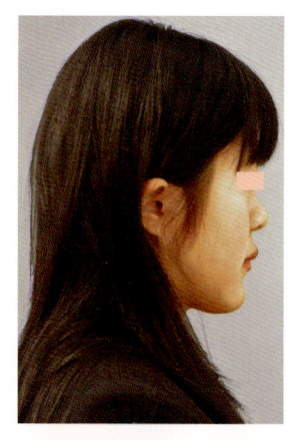

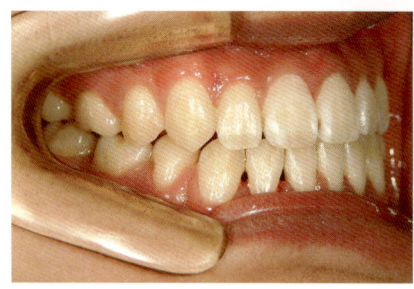

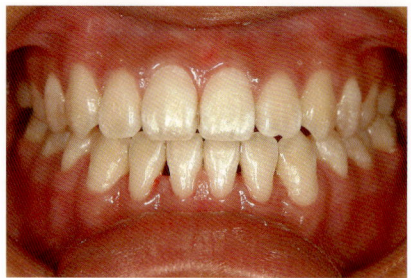

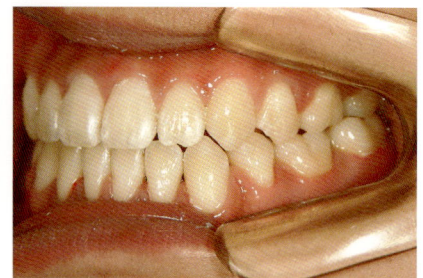

9k	9l
9m	9n	9o

80

まとめ

　バイト・アクチベータを用いた口腔筋機能訓練の方法について説明した．乳幼児期からの咀嚼の学習不足によって，ほとんどの矯正患者は口腔周囲筋の機能異常を呈している．本法は単に動きの見える舌の動きのみならず，動きの見えない，噛み締めなどの力のコントロール不良についても練習ができる．同時に上下顎のバランスをとることができ，歯列弓の拡大も可能であるため，すべての不正咬合症例に適応可能である．

参考文献

1. 山口秀晴, 大野粛英, 佐々木洋, Zickefoose WE, Zickefoose J（監修）. 口腔筋機能療法（MFT）の臨床. 東京：わかば出版, 1998.
2. 澤口俊之. 幼児教育と脳. 東京：文藝春秋社, 文春新書, 1999：16-19.
3. 佐藤巌, 波多野泰夫. 臨床歯科エビデンス 顎運動の基礎と臨床の接点. 東京：南山堂, 2005：52.
4. 久保田智至. 噛み締め型アクチベータ．その利点と限界. In：伊藤学而, 中島榮一郎ほか（編）. 別冊 the Quintessence. 臨床家のための矯正 YEAR BOOK'10. 東京：クインテッセンス出版, 2010：87-90.

第4章
カンファランス仲間との症例検討

- 矯正カンファランス受講者の OB/OG 活動　84 　／伊藤 学而
- カンファランスの輪を広げて　84 　／木村 悦子
- 北海道床矯正健康会とカンファランス仲間たち　85 　／黒坂 能仁
- カンファランス仲間の症例供覧　86 　／伊藤 学而

カンファランス提出症例

乳歯列期
| 症例 1 | 乳歯列期の吸指癖をともなう上顎前突　87 | ／白壁 浩之 |

前歯交代期
症例 2	前歯交代期の下顎左側偏位をともなう反対咬合　90	／米沢 昌範
症例 3	ⅢA期の前歯部開咬　94	／大島 秀敏
症例 4	前歯交代期の|2 先欠をともなう顔面非対称　98	／林 明宏
症例 5	前歯交代期の両側乳側切歯交叉咬合をともなう叢生　100	／大嶌 克典
症例 6	前歯交代期の叢生　102	／古川 由美子

側方歯交代期
症例 7	側方歯交代期の叢生　105	／水町 裕義
症例 8	側方歯交代期の叢生をともなう上顎前突　108	／清水 宏樹
症例 9	側方歯交代期の上顎前突　110	／玉川 博文
症例 10	側方歯交代期の開咬をともなう上顎前突　113	／渡部 眞奈美
症例 11	側方歯交代期の前歯部叢生をともなう下顎の機能的遠心咬合　118	／安井 丈富
症例 12	側方歯交代期の頬づえ・睡眠態癖をともなう交叉咬合　120	／峰村 久憲

若い永久歯列期
症例 13	若い永久歯列期の叢生　122	／一山 茂樹
症例 14	若い永久歯列期の叢生　125	／川中 政治
症例 15	若い永久歯列期の歯列狭窄と叢生　128	／伊勢 明
症例 16	若い永久歯列期の上顎前突　130	／黒坂 能仁

成人の永久歯列期
| 症例 17 | 成人の軽度叢生をともなう過蓋咬合　132 | ／田沼 雅子 |

矯正カンファランス受講者のOB/OG活動
伊藤 学而

"GPのための矯正カンファランス"は，すでに7期を終えて8期が始まっている．受講者のなかには1期だけ受講される方もあるが，2，3期続けて受講される方が多い．しかもその後も，特別講演があるときや，相談したい症例があるときには，OB/OGとしてスポット的に参加される方が少なくない．この先生がたによるOB/OG活動が始まっているのである．

その一つが，仮称"ぬくもり塾"である．神奈川県横浜市で何人かのOB/OGが集まり，私にも声がかかって症例検討会を開催したり，長野県佐久市の受講者の診療室へ出かけて，特別講師や私と主治医とが一緒に患者さんを対診するというチェアサイド研修である．もう一つの活動は第1期の受講者に「北海道床矯正健康会」の会員がおられたことから，その例会の症例カンファランスに，私が年に2回参加することになったことである．彼らはほぼ毎月例会をもち，全員がメーリングリストでつながっていて常に交信し，見事なプレゼンをするという，すばらしいGP集団である．

このようなすばらしいGPオルソの存在は，すばらしい専門医オルソの存在と無縁ではない．両者が交流し，ともに研鑽を積むことが地域におけるオルソのユートピアではなかろうか．

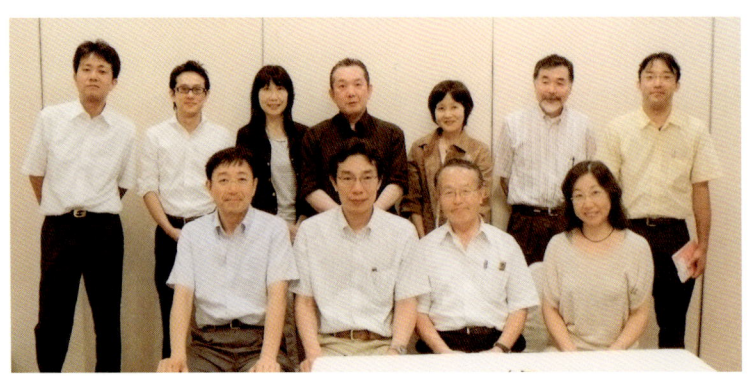

"ぬくもり塾"移動カンファランス in 佐久（2010年2月19日）．前列右端が筆者．

カンファランスの輪を広げて
神奈川県藤沢市　木村歯科医院　**木村 悦子**

平成16年に始まったバイオデント社の"GPのための矯正カンファランス"に，私自身は第1期から第3期まで参加した．記念すべき第1回のときには，そこにいる先生がたの誰もが何もかも初めての経験であった．そして毎回提出されるいろいろな症例について，ともに討論してきた先生がたと知り合えたことは，カンファランスを通じて得られた多くの知識とともに私にとってかけがえのないものとなった．

カンファランスをとおして，現代の子どもたちを取り巻く環境が子どもたちの発育にいかに大きくかかわっているかということを，私を含め参加者全員が切実に実感できた．私たちはGPとして日々診療にあたっている．年齢とともに変化していく子どもの，口腔内での歯の石灰化，萌出，歯列，歯槽骨の状態のみならず，顎骨の成長，摂食，咀嚼，嚥下，呼吸，姿勢などを定期的にチェックできる．それらの異常の兆候をみつけて，いかに軌道修正していくかを考える機会を，つねに与えられている．

カンファランスの輪を広げて，いろいろな分野で活躍されている先生がたのお話を聞き，それらを基に自分たちの診療所で，あるいは校医，園医として，1歳半，3歳，就学前検診などの地域の保健活動を通じて，さまざまな場所でいろいろな問題に対応することができるよう努力することも，GPとしての役割のひとつだと考えている．

2年前，子育て真っ最中のOBの先生に一家で参加していただき，現代の子どもたちを取り巻く生活環境，とりわけ食生活について忌憚のない話を聞く機会をもった．さらに，生後10か月のご子息に固いおせんべいを持ってもらい，行動を観察させてもらった．前歯しか萌出していない彼は顎や，舌，口唇などを巧みに使いながら，おいしそうに食べて，飲み込んだ．それらの動きは想像をはるかに超え，口腔周囲の機能はこのようにして獲得されるのだということを，間近で実感できる貴重な経験となった．

また昨年7月には，金　俊熙先生（愛媛県松山市開業）を招いて，哺乳，離乳食について，歯科医師としての立場から考えていく勉強会を開いた．実に考えるべきことの多い内容であった．

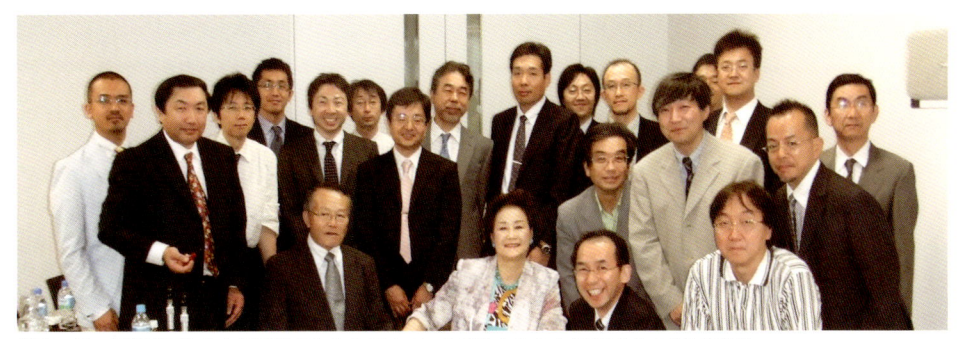

講演会後，伊藤学而先生と近藤悦子先生を囲んで．中列左から5人目(両先生の間)が筆者．

北海道床矯正健康会とカンファランス仲間たち
北海道札幌市　あいあい歯科クリニック
北海道床矯正健康会前会長(現顧問)　**黒坂 能仁**

「北海道床矯正健康会」は，より良い矯正歯科治療を目指す北海道在住の一般歯科開業医・勤務医の勉強会である．会員は全道各地(札幌市・江別市・岩見沢市・苫小牧市・天塩町・音更町・釧路市・尾岱沼・美幌町ほか)にわたり，会員数は26名である(平成24年現在)．毎月1回，原則第3土曜日に札幌で例会を行っている(毎回当番制で，3名が症例を発表)．だれかが得た知識や経験は，会の仲間でシェアする雰囲気が強いことが特色といえるかもしれない．

当会の発足は約10年前に遡る．平成13年晩秋のある日，北海道歯科産業札幌本店旧社屋の急勾配の狭い階段を登りつめた3階の小部屋に，会の立ち上げを呼び掛けた洲崎　眞先生(初代副会長)と水野史之先生(初代会長)を中心に5〜6名が集ったのが最初だった．会員の約束事としては鈴木設矢先生のセミナー「床矯正治療ベーシックコース」を受講していること，月1回例会(当番制，1名が症例発表)を行うこと，会の名称を口腔領域のみならず，全身的な健康について学ぶという趣旨で「北海道床矯正健康会」とすること，などを取り決めスタートした．

その後数年間，定例会以外に，鈴木設矢先生をお招きしての講習会も行った．しかしながら，一般臨床歯科医として矯正歯科治療に取り組むにあたり，会員の中で矯正歯科治療全般についての基本的な考え方にばらつきがあった．こうした時期に，会員数名が伊藤学而先生のセミナー「臨床医のための矯正カンファランス」に参加し，矯正歯科治療における診断と治療方針に関するカンファランスのあり方を再確認できる貴重な機会を得た．

そこでセミナー終了後，伊藤学而先生に以後の札幌での定期的なカンファランスをお願いして，土曜から日曜にかけてのカンファランスを通年で2〜4回開催し，平成17年から平成24年現在(8年目)まで，毎年継続している．これを機に，歯科矯正という大海に船出はしたものの漂流しかけていた当会が，伊藤学而先生のご指導の下，治療のゴールとゴールまでの道筋を明確にイメージする羅針盤を得たように思う．その過程で，『臨床家のための矯正YEAR BOOK'08』(クインテッセンス出版)の「巻頭企画：わがスタディグループ自慢の症例—あと一歩，前に進もう—」に当会の紹介と会員3名(小松秀彦先生，洲崎　眞先生，筆者)の症例が掲載されるという喜びもあった．その後の会の活動は，

・平成19年9月，網走湖・屈斜路湖畔にて開催した「伊藤学而先生・中島榮一郎先生をお招きしての知床セミナー」(美幌町在住の玉川博文先生ご夫妻の大変なご尽力で実現した思い出深い企画)
・平成20年8月，「近藤悦子先生のMuscle Wins！セミナー」(於：札幌)
・平成22年7月，「武内　豊先生の"さあデーモンシステムを始めよう！"ミニ講演会」(於：札幌)
・平成23年7月，「Muscle Wins！臨床研究会有志の会講演会・松川公洋先生講演会」(於：札幌)

以上の講演会を当会の臨時企画として行ってきた．また，平成23年には会員の血と汗と涙の結晶ともいえる「北海道床矯正健康会マニュアル」の第一版が，松下由紀彦・清水宏樹・米沢昌範(現会長)先生をはじめとした編集委員のご尽力により完成し，会員のさらなるレベルアップが図られることとなった．柔軟で爆発的な底力を秘めた当会は，今後も会員どうし切磋琢磨しつつ，研鑽を続けていくだろう．

カンファランス仲間の症例供覧

　これまでにカンファランスを受講された先生がたに呼びかけて，症例の供覧をお願いした．17名の先生がたが，症例のカンファランス・シートと写真を送ってくださった．その一覧を以下に示す．紙面の都合もあって，限られた写真しか掲載できなかった．しかしどの症例も，主訴と病歴を確認し，症状を診査して咬合異常の要因を整理し，それに基づいて治療計画を立て，治療経過を記録しておられることに改めて敬意を表する．

　Sassouni[1]は，顔面頭蓋を単なる3次元の構造物ではなく，神経筋機構の影響を受けて成長発育するという観点から，筋機能と時間経過を加えて5次元で捉えることを唱えた．しかし矯正歯科治療を行うには，さらに口腔機能の改善と，実務的な社会的制約という観点も加わるので，実際には7次元の思考が求められる．このような複雑系で行われる矯正歯科治療の記録は，臨床家の財産であり命である．そして症例を見直し，仲間と意見交換をする場がカンファランスである．その視点から，カンファランス仲間の症例供覧を見ていただきたい．

参考文献
1. Sassouni, V. The face in five dimensions. 2nd ed. Morgantown : West Virginia University Publication, 1962.

カンファランス提出症例一覧（掲載順）

咬合分類	提出者
乳歯列期	
症例1　乳歯列期の吸指癖をともなう上顎前突	白壁浩之
前歯交代期	
症例2　前歯交代期の下顎左側偏位をともなう反対咬合	米沢昌範
症例3　ⅢA期の前歯部開咬	大島秀敏
症例4　前歯交代期の|2先欠をともなう顔面非対称	林　明宏
症例5　前歯交代期の両側乳側切歯交叉咬合をともなう叢生	大嶌克典
症例6　前歯交代期の叢生	古川由美子
側方歯交代期	
症例7　側方歯交代期の叢生	水町裕義
症例8　側方歯交代期の叢生をともなう上顎前突	清水宏樹
症例9　側方歯交代期の上顎前突	玉川博文
症例10　側方歯交代期の開咬をともなう上顎前突	渡部眞奈美
症例11　側方歯交代期の前歯部叢生をともなう下顎の機能的遠心咬合	安井丈富
症例12　側方歯交代期の頬づえ・睡眠態癖をともなう交叉咬合	峰村久憲
若い永久歯列期	
症例13　若い永久歯列期の叢生	一山茂樹
症例14　若い永久歯列期の叢生	川中政治
症例15　若い永久歯列期の歯列狭窄と叢生	伊勢　明
症例16　若い永久歯列期の上顎前突	黒坂能仁
成人の永久歯列期	
症例17　成人の軽度叢生をともなう過蓋咬合	田沼雅子

症例1のカンファランス・シート

〈平成20年7月提出〉

静岡県沼津市：シラカベ歯科医院・白壁浩之

症　例　A. A. さん　性別：女
提出理由　指しゃぶり指導で改善した乳歯上顎前突と開咬
初診時の状況　平成17年11月　2歳10か月
主　訴：乳歯上顎前突の悪化
現病歴：1年後の定期健診で，乳歯上顎前突が目立ってきた
既往歴：特になし
家族歴：特になし
進学・転居などによる転医の可能性：なし

診察・検査所見　平成18年9月，3歳8か月

姿勢・顔貌所見
- 姿　勢：良好
- 正　貌：左右対称
    Average face（普通）
- 口唇閉鎖：Loose（弛緩），口唇の翻転あり
- オトガイ部：筋緊張なし
- 側　貌：Convex（前突型）

歯列・咬合所見
- 咬合発育：乳歯列期
- 顔面正中に対して：上顎歯列正中は　左右偏位なし
                    下顎歯列正中は　左右偏位なし
- 前歯被蓋：Overjet 2.5mm，Overbite －1.0mm
- 犬歯関係：II級
- 臼歯関係：II級
- 上顎歯列弓：V字型
- 下顎歯列弓：Square型
- 咬頭嵌合時の下顎の偏位：なし

歯・骨の所見（エックス線所見を含む）：D̄カリエス
歯肉・粘膜所見：特記所見なし

習癖（口の機能の問題）
- 口腔習癖：吸指癖
- 食習癖：なし

咬合異常の診断（診察・検査所見から判断する）
咬合分類　乳歯列期の吸指癖を伴う上顎前突
不正要因
- 骨格型要因：下顎の劣成長
- 機能型要因：なし
- 不調和型要因：なし
- 習癖型要因：吸指癖
- 歯の要因：なし

治療計画
要因の解消法
- 骨格型要因：下顎の劣成長→咀嚼指導など
- 習癖型要因：吸指癖→習癖の解消

治療スケジュール
- 乳歯列期（3〜5歳）：吸指癖の指導
- 前歯交代期（小1〜2）：定期観察
- 側方歯交代期（小4〜6）：定期観察
- 若い永久歯列期（中1〜3）：定期観察

コメント

　定期検診で1年ぶりの来院時，前歯が開いて出っ歯になったと母親から相談があった．指しゃぶりが原因だったので，本人にも説明し，母親には指しゃぶりを止めるように子どもに「指しゃぶりを続けるとお化けみたいに歯がもっと出ちゃうんだってよ．」などと話したり，玩具で遊んでいる時に使っていない手を握ってあげたり，また，特にひどくなる就寝前には背中を優しく擦って落ち着かせてあげるように指示し，生体反応なのでけっして怒らないで長い目で見てあげるように伝えた．
　1年後には良好な前歯被蓋となり，母親も喜んでくれた．原因を除去すればこれだけ良くなってくれるケースもある．それを再認識した症例である．（提出者）

〔青字：症例提出者記入　赤字：講師（伊藤学而）記入〕

| 症例1の写真 | 初診時，2歳10か月，女．（図1，2）

1a | 1b

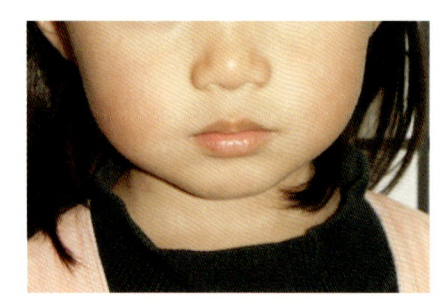

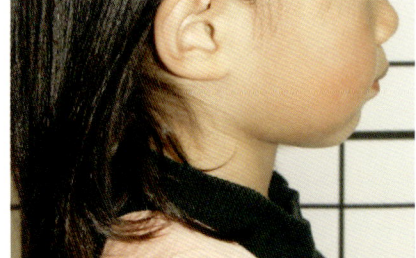

図1　正貌(a)，側貌(b).

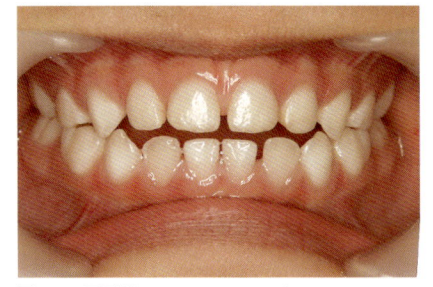

図2a　正面観. 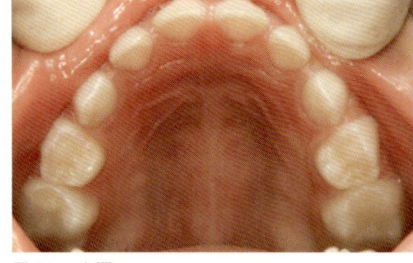　　図2b　上顎. 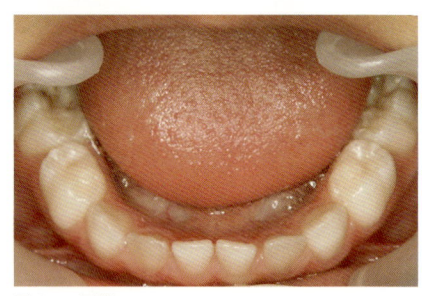　　図2c　下顎.

[10か月後（3歳8か月．図3，4）]

3a | 3b

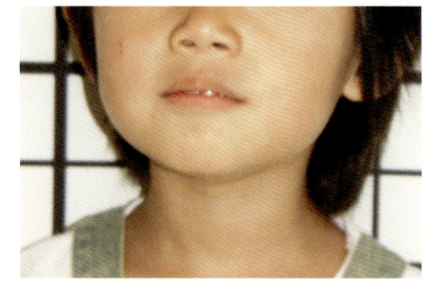

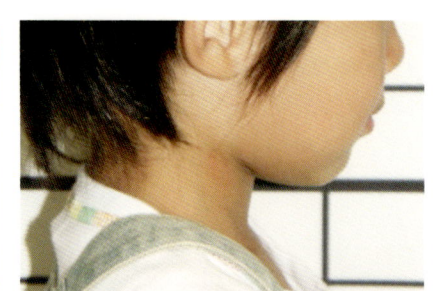

図3　10か月後正貌(a)，側貌(b).

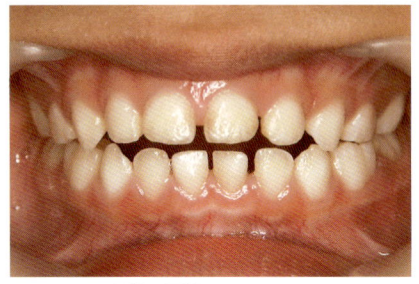

図4a　10か月後正面観. 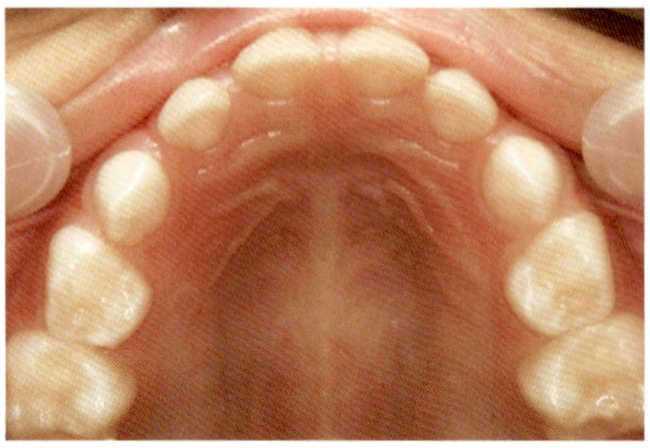　　図4b　同上顎. 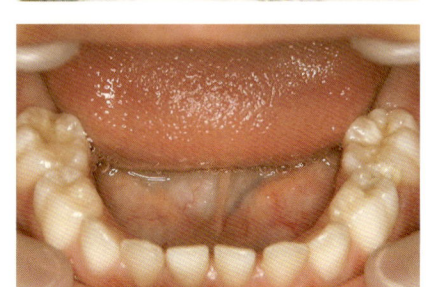　　図4c　同下顎.

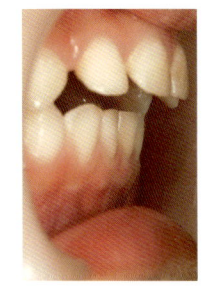

図4d　同右側.

[指しゃぶりを軽減する背中のツボ(図5)]

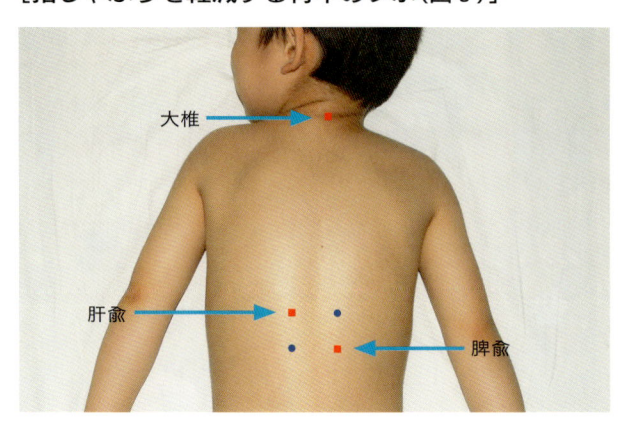

図5　指しゃぶりを軽減する背中のツボ.
・大椎（だいつい）
男児：・左の肝兪（かんゆ）■　　女児：・右の肝兪（かんゆ）●
　〃　：・右の脾兪（ひゆ）■　　　〃　：・左の脾兪（ひゆ）●

症例 1

[1年10か月後（4歳8か月．図6, 7）]

6a | 6b

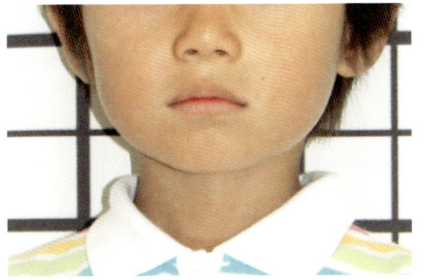

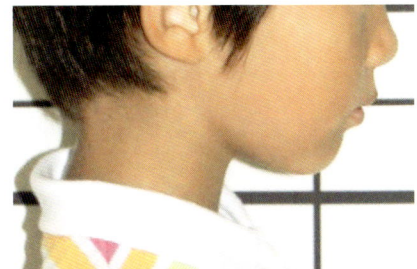

図6　1年10か月後正貌(a), 側貌(b).

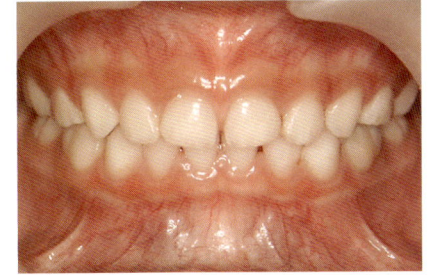

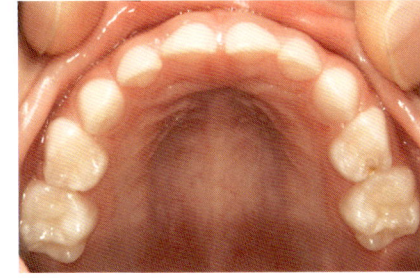

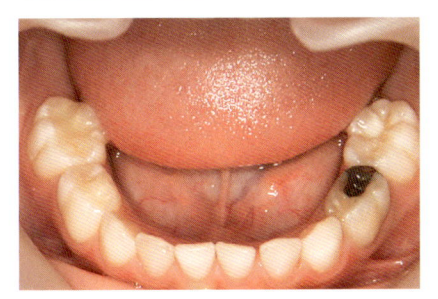

7a | 7b | 7c
| 7d |

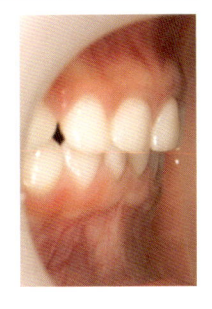

図7 a～d　1年10か月後正面観(a), 上顎(b), 下顎(c), 右側(d).

[2年10か月後（5歳8か月．図8, 9）]

8a | 8b

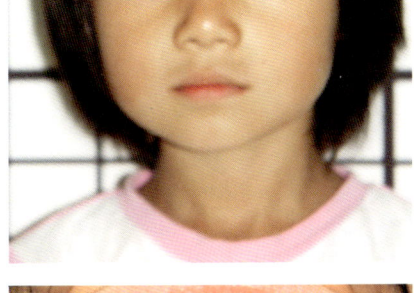

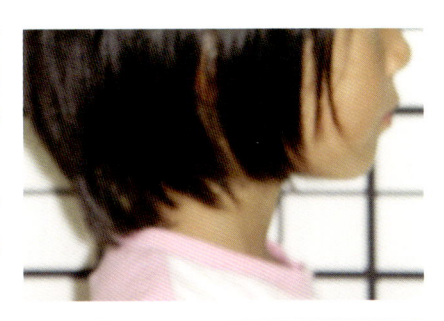

図8　2年10か月後正貌(a), 側貌(b).

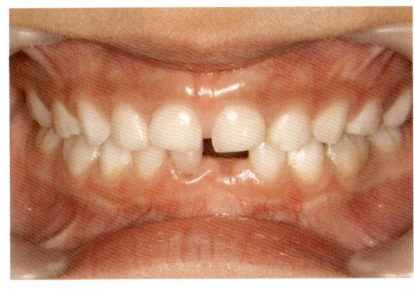

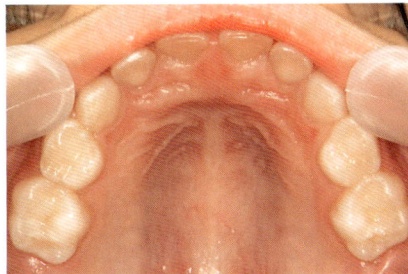

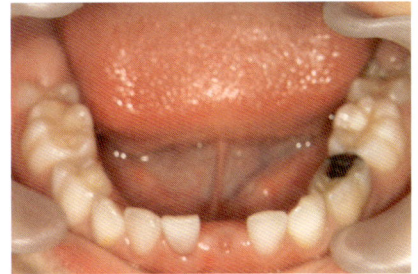

9a | 9b | 9c
| 9d |

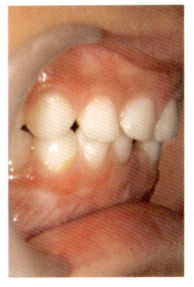

図9 a～d　2年10か月後正面観(a), 上顎(b), 下顎(c), 右側(d).

89

症例2のカンファランス・シート

〈平成23年7月提出〉

北海道江別市：よねざわ歯科クリニック・米沢昌範

症 例 R.S.さん　性別：男
提出理由 治療経過と今後の方針
初診時の状況 平成20年5月　7歳2か月（小2）
主　訴：反対咬合
現病歴：乳中切歯萌出時から気づいていた
既往歴：なし
家族歴：姉も前歯反対咬合で当院で治療中，両親・兄は正常
進学・転居などによる転医の可能性：なし

これまでの治療経過
H20.5.〜21.12.　C|C 削合，ムーシールド装着
H22.2.　上顎側方拡大
H23.3.　上顎前歯前方拡大（オクルーザルカバー付）

診察・検査所見 平成20年5月，7歳2か月（小2）
姿勢・顔貌所見
- 姿　勢：前方頭位，左方傾斜
- 正　貌：オトガイの左偏，Average face（普通）
- 口唇閉鎖：Loose（弛緩），口唇の翻転あり
- オトガイ部：筋緊張あり
- 側　貌：Straight（直線型）

歯列・咬合所見
- 咬合発育：前歯交代期
- 顔面正中に対して：下顎歯列正中は　左偏2mm
- 前歯被蓋：Overjet −1mm，Overbite 4mm
- 犬歯関係：左II級，右III級
- 臼歯関係：左I級，右III級
- 上顎歯列弓：V字型
- 下顎歯列弓：U字型
- 咬頭嵌合時の下顎の偏位：あり（前方／左方）

歯・骨の所見（エックス線所見を含む）：上顎右側中切歯の萌出遅延
歯肉・粘膜所見：小帯異常
習癖（口の機能の問題）
- 口腔習癖：嚥下癖，低位舌

- 食習癖：早食い

咬合異常の診断（診察・検査所見から判断する）
咬合分類　前歯交代期の下顎左側偏位を伴う反対咬合
不正要因
- 骨格型要因：上顎の劣成長／狭窄
- 機能型要因：下顎の機能的偏位（前方／左方）
- 不調和型要因：軽度
- 習癖型要因：不良姿勢，早食い，嚥下癖，低位舌
- 歯の要因：なし

治療計画（いつ，なにを）
要因の解消法
- 骨格型要因：上顎劣成長→ムーシールドで成長促進
　　　　　　　上顎狭窄→側方拡大
- 機能型要因：下顎の機能的偏位→下顎乳犬歯削合
- 不調和型要因：経過観察
- 習癖型要因：不良姿勢，早食い，嚥下癖，低位舌→指導

治療スケジュール
- 前歯交代期（小1〜2）：ムーシールド
- 側方歯交代期（小4〜6）：必要があれば上顎側方拡大
- 若い永久歯列期（中1〜3）：必要があればワイヤ

コメント

　中切歯の逆被蓋はムーシールドで改善した．上顎歯列の狭窄に対して側方拡大を行ったが，口蓋側にあった両側側切歯の唇側移動の装置を付け，さらに下顎の左側偏位も改善するために装置の咬合面にレジンを付けた．
　右上犬歯が側切歯の唇側に萌出する兆しがあるので，ワイヤによる整列を予定している．（提出者）

〔青字：症例提出者記入　赤字：講師（伊藤学而）記入〕

症例2の写真　初診時，7歳2か月，男．（図1〜4）

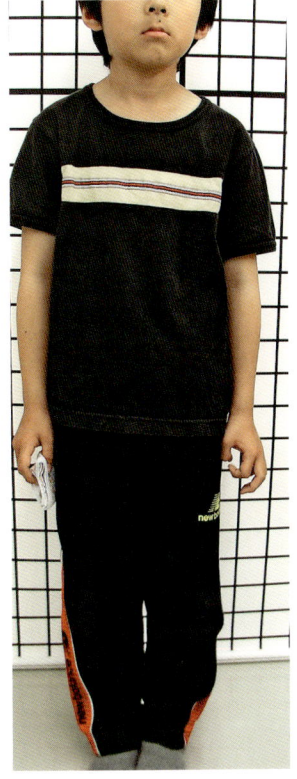

図1a　立位正面．

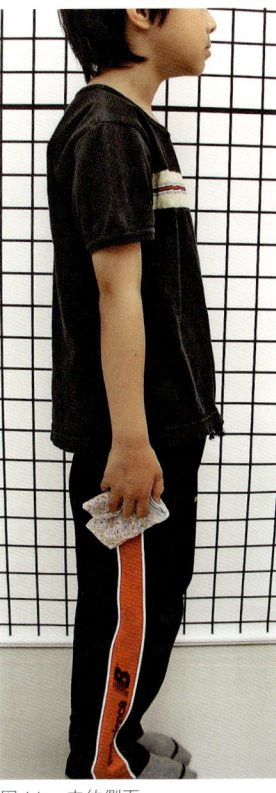

図1b　立位側面．

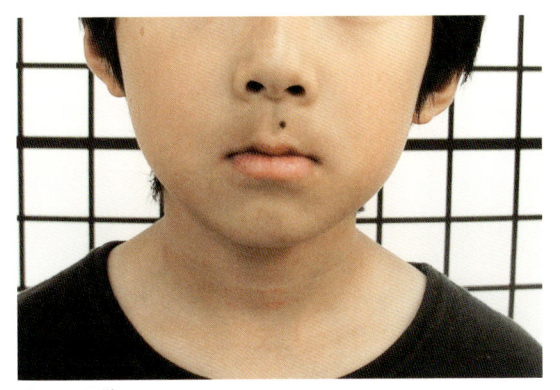

図2a　正貌．

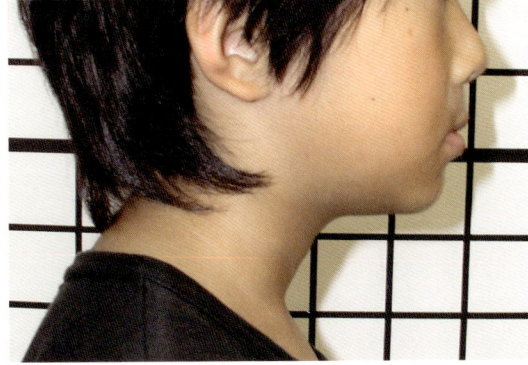

図2b　側貌．

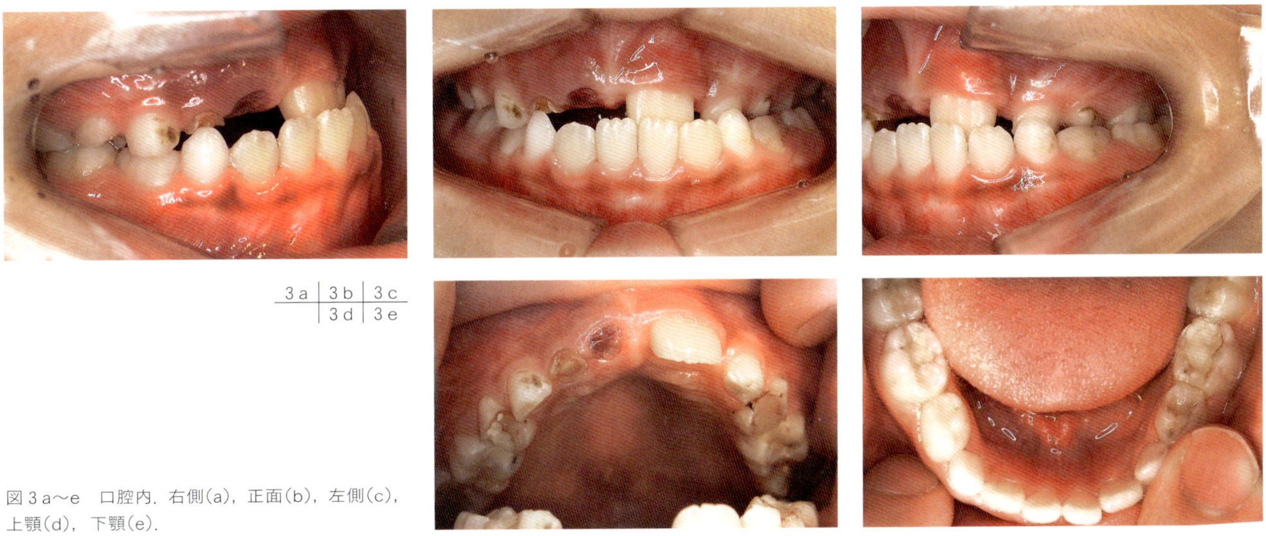

図3a〜e　口腔内．右側(a)，正面(b)，左側(c)，上顎(d)，下顎(e)．

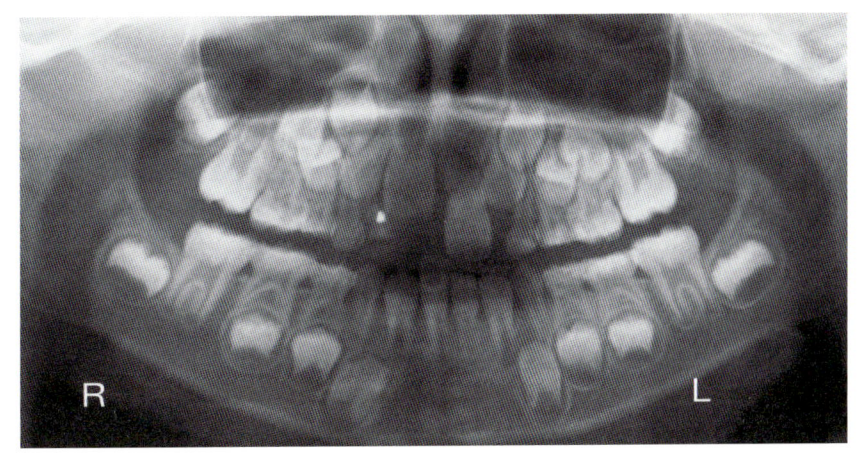

3a	3b	3c
3d	3e	

図4　パノラマエックス線像．

91

カンファランス仲間との症例検討　第4章

［1年6か月後（8歳7か月．図5a〜e）］

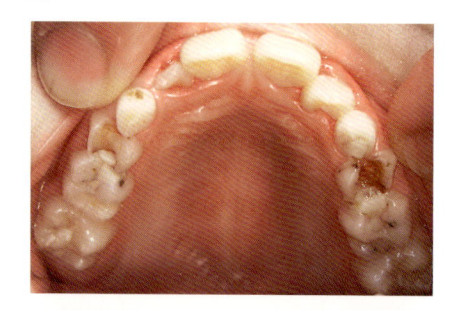

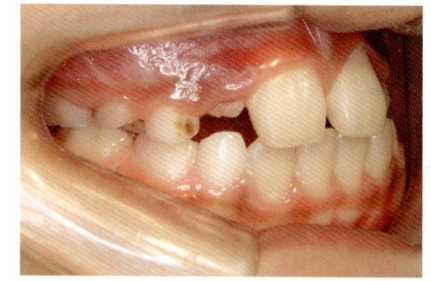

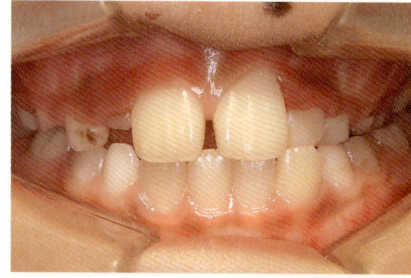

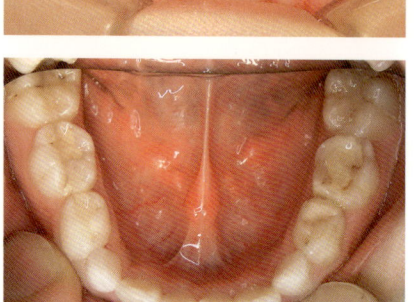

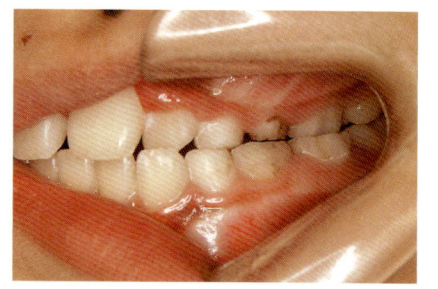

	5d	
5a	5b	5c
	5e	

図5a〜e　口腔内．右側(a)，正面(b)，左側(c)，上顎(d)，下顎(e)．

［2年5か月後（9歳7か月．図6a〜e）］

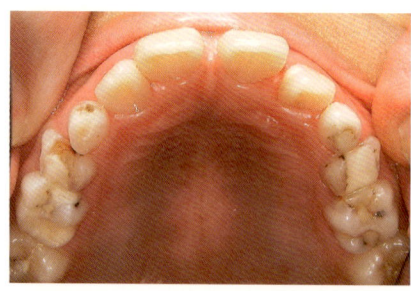

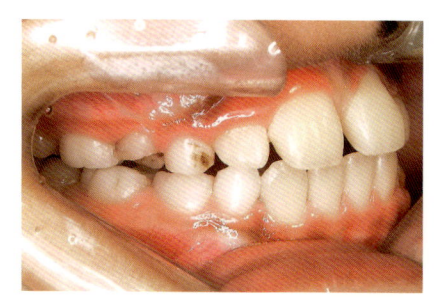

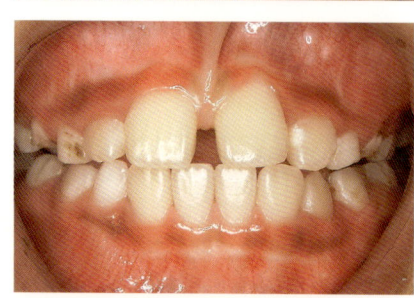

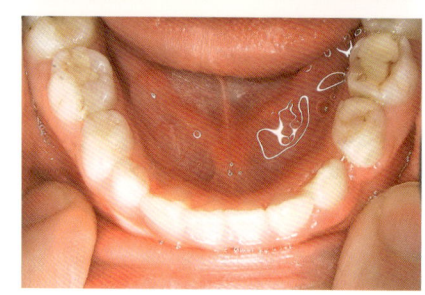

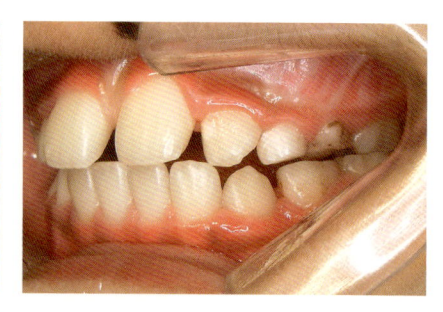

	6d	
6a	6b	6c
	6e	

図6a〜e　口腔内．右側(a)，正面(b)，左側(c)，上顎(d)，下顎(e)．

92

[３年２か月後（10歳４か月．図７，８）]

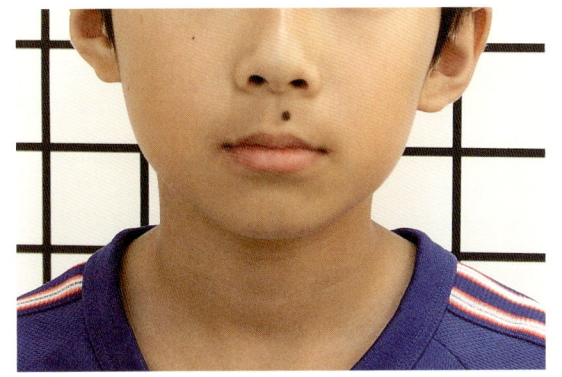

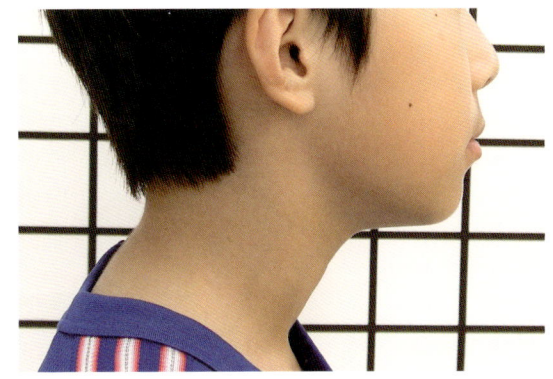

図７a　正貌．

図７b　側貌．

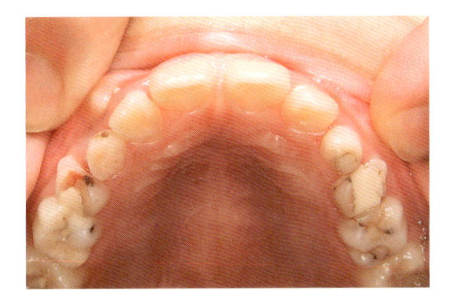

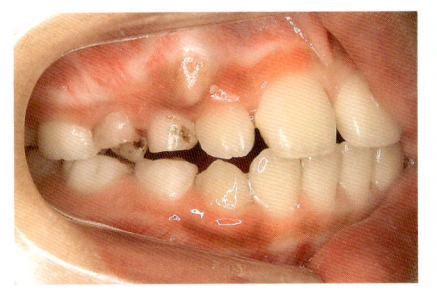

	8 d	
8 a	8 b	8 c
	8 e	

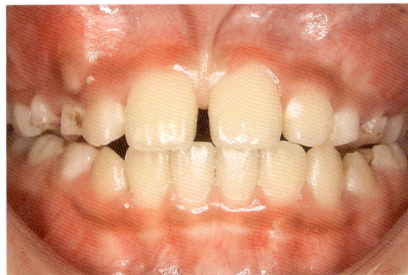

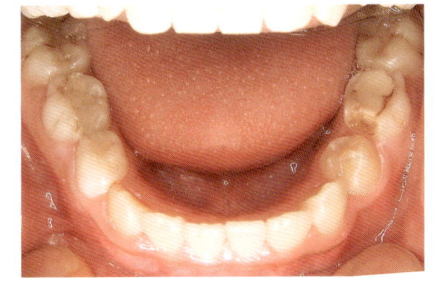

図８a〜e　口腔内．右側（a），正面（b），左側（c），上顎（d），下顎（e）．

[上顎前方拡大装置（図９）]

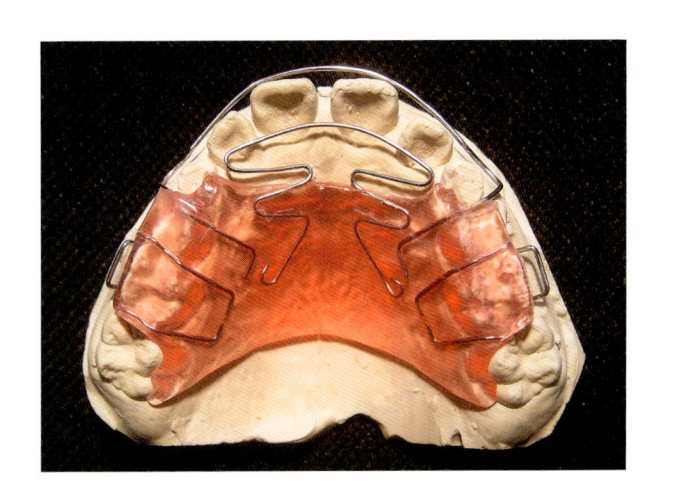

図９　拡大に使用した床装置．▶

症例3のカンファランス・シート

〈平成23年6月提出〉

群馬県みどり市：大島デンタルクリニック・大島秀敏

症 例　S.A.さん　性別：男
提出理由　骨格型Ⅱ級開咬の診断と治療経過
初診時の状況　平成13年12月　7歳5か月（小1）
主　訴：前歯部の開咬と叢生
現病歴：A─Bは癒合歯
既往歴：特になし
家族歴：兄・母が叢生
進学・転居などによる転医の可能性：なし

診察・検査所見　平成13年12月，7歳5か月（小1）
姿勢・顔貌所見
- 姿　勢：円背／前方頭位
- 正　貌：左右対称，Long face/high angle（長顔貌）
- 口唇閉鎖：Tight（緊密），口唇の翻転なし
- オトガイ部：筋緊張あり
- 側　貌：Convex（前突型）

歯列・咬合所見
- 咬合発育：前歯交代期
- 顔面正中に対して：上顎歯列正中は　左右の偏位なし
　　　　　　　　　　下顎歯列正中は　右偏　1mm
- 前歯被蓋：Overjet ＋2.5mm，Overbite －2.7mm
- 犬歯関係：Ⅰ級
- 臼歯関係：Ⅰ級
- 上顎歯列弓：Ⅴ字型，非対称
- 下顎歯列弓：Ⅴ字型
- 咬頭嵌合時の下顎の偏位：なし

歯・骨の所見（エックス線所見を含む）：特記所見なし
歯肉・粘膜所見：特記所見なし
習癖（口の機能の問題）
- 口腔習癖：嚥下癖，低位舌
- 食習癖：偏食，流し込み

咬合異常の診断　（診察・検査所見から判断する）
咬合分類　　ⅢA期の前歯部開咬
不正要因
- 骨格型要因：上顎の狭窄，骨格型Ⅱ級，長顔貌

- 機能型要因：なし
- 不調和型要因：軽度
- 習癖型要因：舌突出癖，不良姿勢，口呼吸，嚥下癖，偏食，流し込み
- 歯の要因：なし

治療計画　（いつ，なにを）
要因の解消法
- 骨格型要因：上顎の狭窄→上顎歯列の拡大
　　　　　　　骨格型Ⅱ級→下顎の前方成長促進
　　　　　　　長顔貌→円背／前方頭位の解消
- 不調和型要因：軽度→経過観察
- 習癖型要因：不良姿勢，口呼吸，嚥下癖，偏食，流し込み
　　　　　　　→習癖指導

治療スケジュール
- 前歯交代期（小1～2）：歯列の側方拡大
　　　　　　　　　　　　姿勢・咀嚼嚥下指導
- 側方歯交代期（小4～6）：上記の継続
- 若い永久歯列期（中1～3）：咬合の細部調整

治療経過

H13.12.　上顎床装置で側方拡大，口唇閉鎖指導
H14.4.　　下顎床装置で側方拡大
H14.7.　　タングガード付上顎床装置で側方拡大
H14.12.　前歯部開咬は解消された
H16.2.　　オトガイの後下方位は残っているが，上下歯列は拡大され，前歯部開咬は消滅している
H19.7.　　ブラケット装置による歯列のレベリング開始
H20.1.　　ブラケット装置撤去，保定床の開始

コメント

　前歯交代期の歯列狭窄を伴う前歯部開咬に対して，歯列の側方拡大と，姿勢・咀嚼嚥下指導を行って改善し，永久歯列期になって歯列を整えた症例である．
　術後の経過もフォローしている．（伊藤）

〔青字：症例提出者記入　赤字：講師（伊藤学而）記入〕

症例 3 の写真　初診時，7 歳 5 か月，男．（図 1, 2）

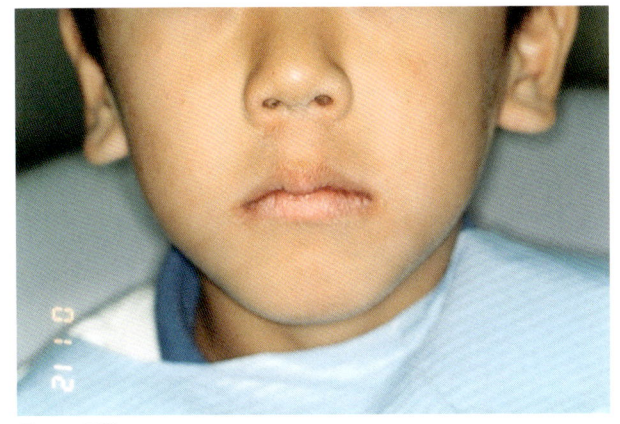

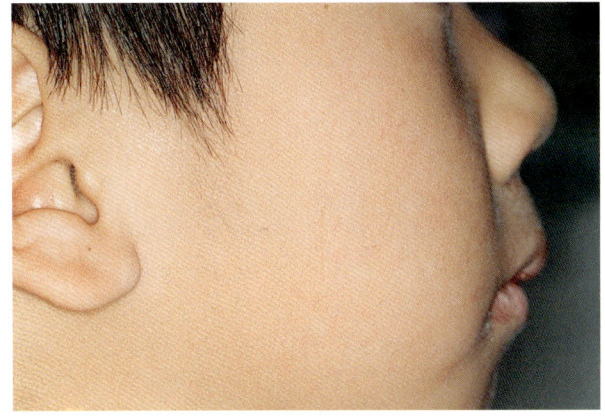

図 1a　正貌．

図 1b　側貌．

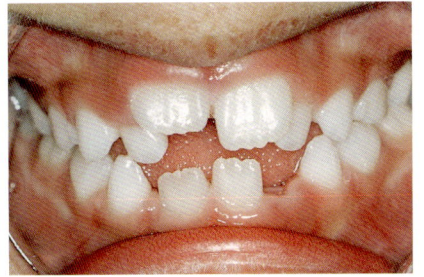

図 2a　正面観．

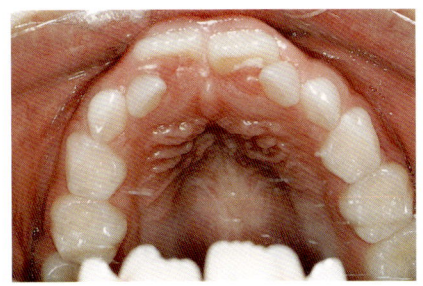

図 2b　上顎．

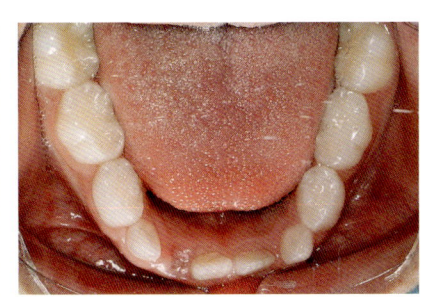

図 2c　下顎．

［1 年 1 か月後（8 歳 6 か月）］

［1 年 6 か月後（9 歳 0 か月）］

［3 年 0 か月後（10 歳 5 か月）］

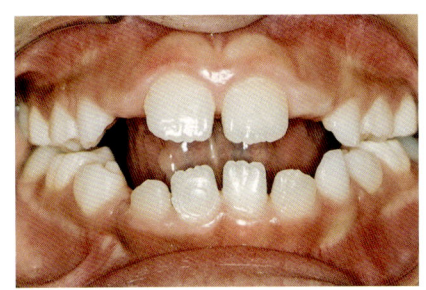

図 3　1 年 1 か月後正面観．

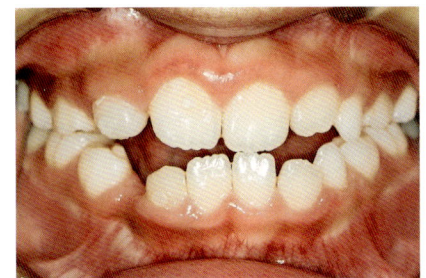

図 4　1 年 6 か月後正面観．

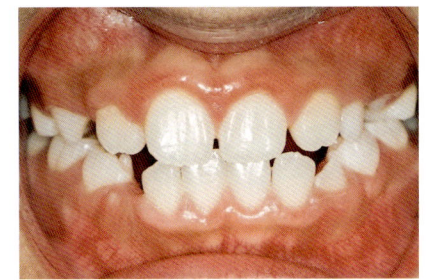

図 5a　3 年 0 か月後正面観．

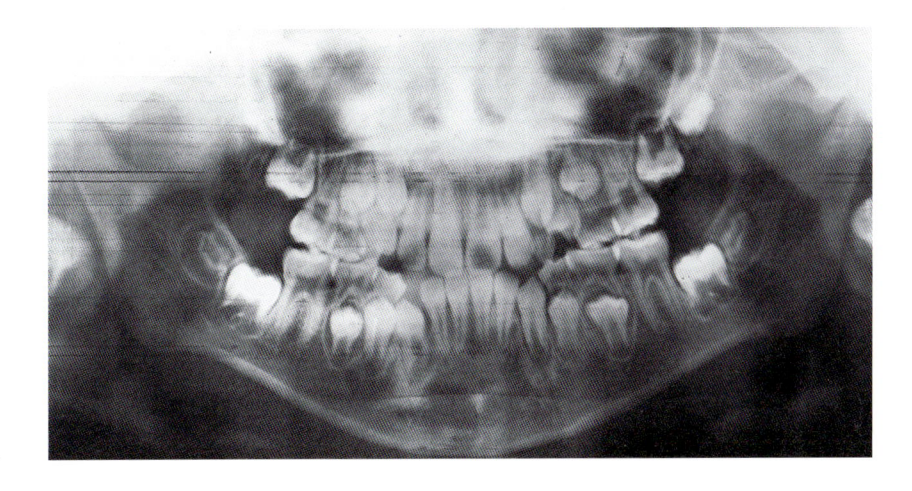

図 5b　3 年 0 か月後のパノラマエックス線像．

[3年2か月後（10歳8か月）]

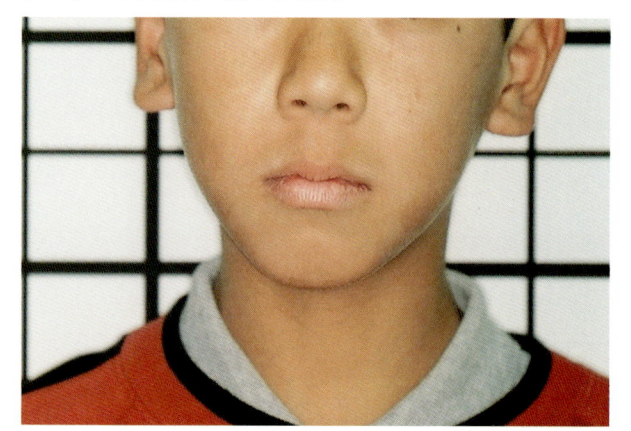

図6a　3年2か月後正貌.

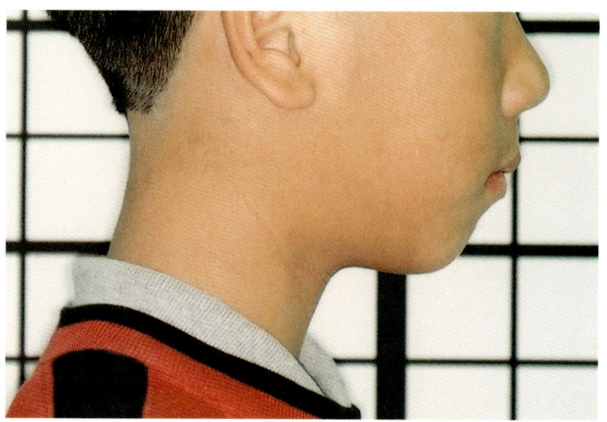

図6b　同側貌.

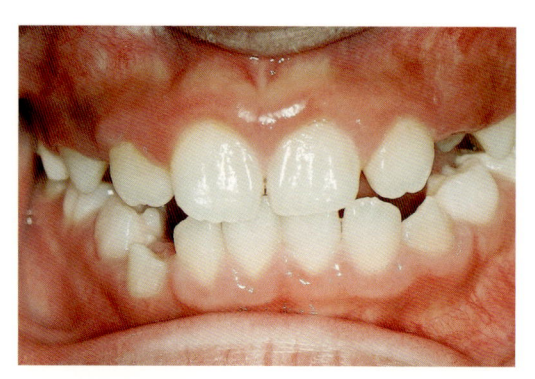

図7a　3年2か月後正面観.

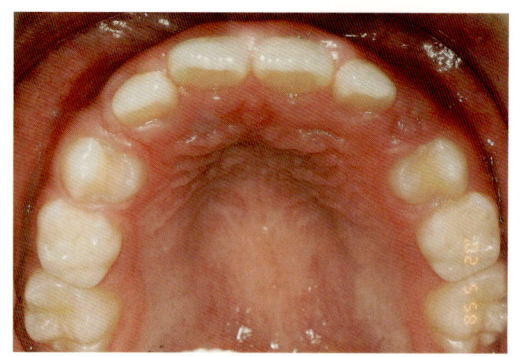

図7b　同上顎.

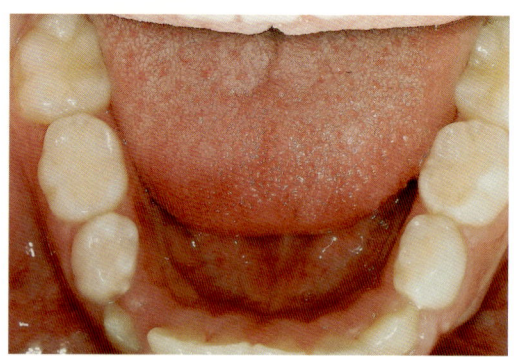

図7c　同下顎.

[ブラケット装着時：5年7か月後（12歳1か月）]

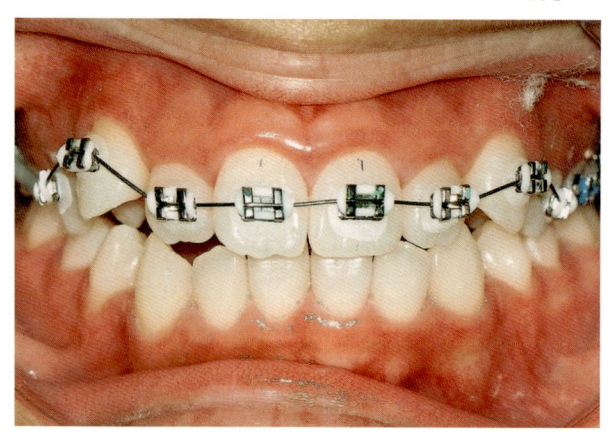

図8a　ブラケット装着（上顎）.

[同：5年9か月後（12歳3か月）]

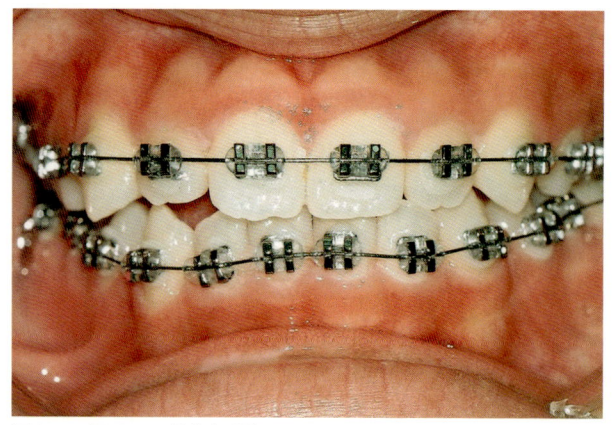

図8b　ブラケット装着（下顎）.

症例3

[動的治療終了時：6年1か月後（13歳7か月）]

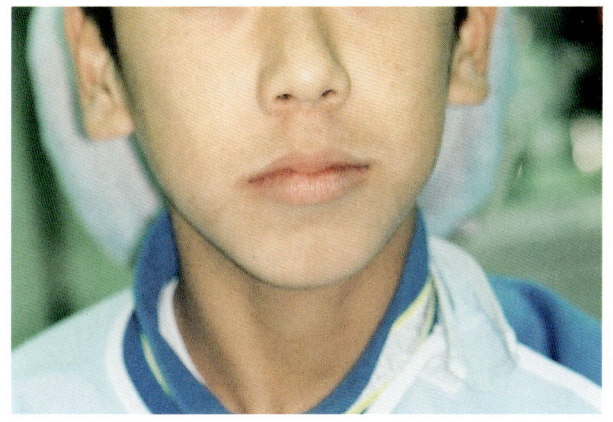

図9a　動的治療終了時正貌.

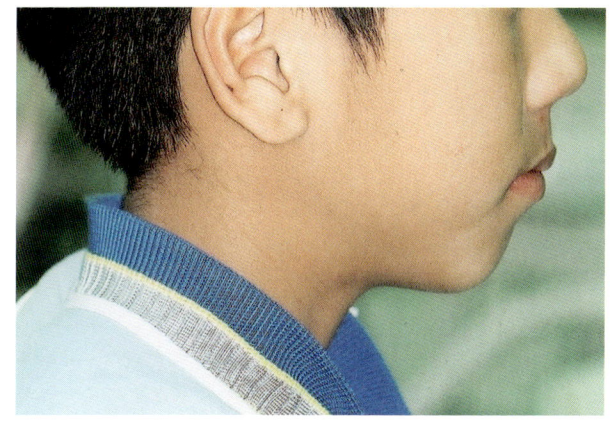

図9b　同側貌.

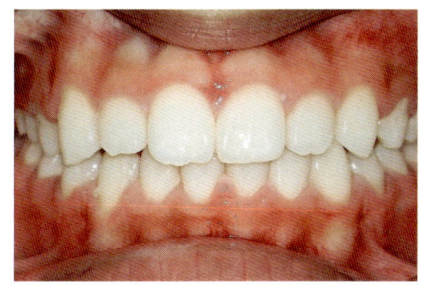

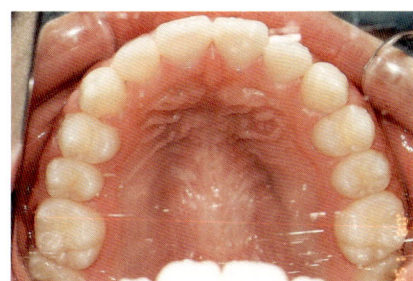

図10a　同正面観.

図10b　同上顎.

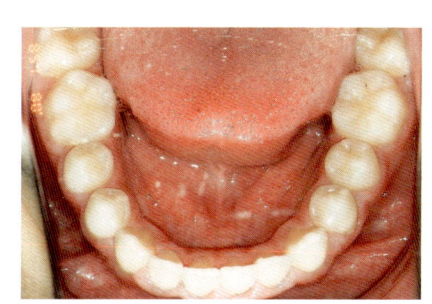

図10c　同下顎.

[術後3年：9年1か月後（16歳6か月）]

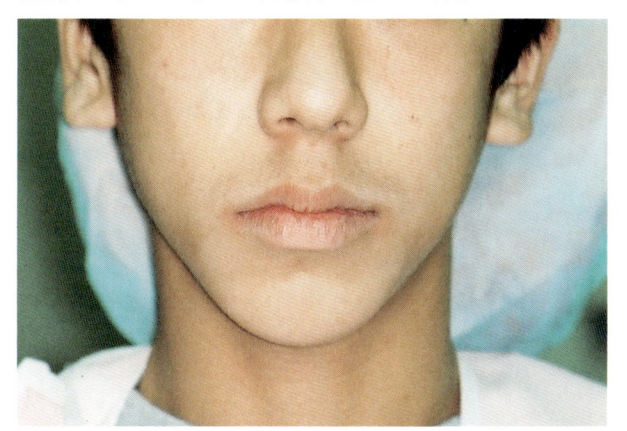

図11a　術後3年の正貌.

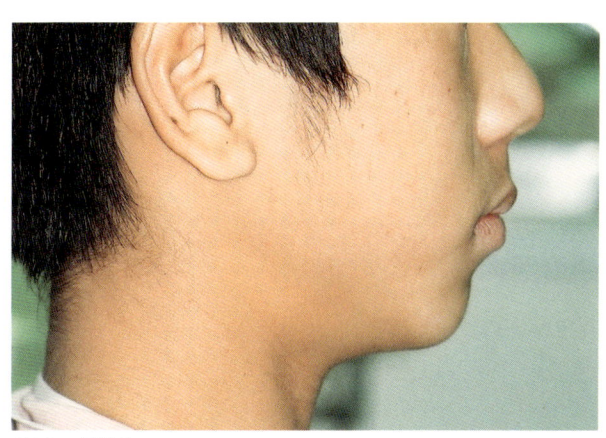

図11b　同側貌.

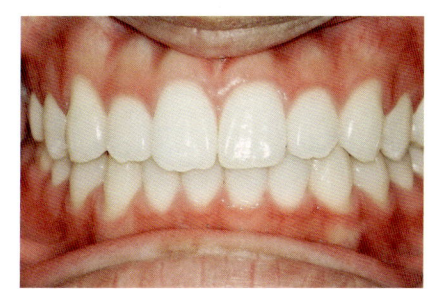

図12a　同正面観.

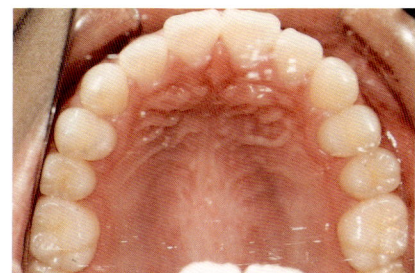

図12b　同上顎.

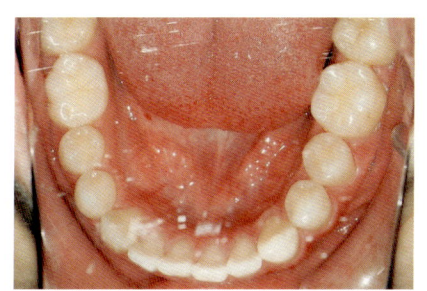

図12c　同下顎.

97

症例4のカンファランス・シート

〈平成22年9月提出〉

北海道札幌市：はやし歯科クリニック・林 明宏

症例
K.H. さん　性別：男

提出理由
治療経過と今後の方針

初診時の状況
平成21年4月　6歳6か月（小1）

- 主　訴：下顎前歯の叢生，|2先欠
- 現病歴：5歳頃に気づいていたが放置
- 既往歴：特になし
- 家族歴：父母は，反対咬合を治療した経験あり
- 進学・転居などによる転医の可能性：なし

これまでの治療経過
- H21.7.～　下顎拡大床装置装着
- H22.5.～　上顎拡大床装置装着

診察・検査所見
平成22年8月，7歳10か月（小2）

姿勢・顔貌所見
- 姿　勢：円背／前方頭位
- 正　貌：オトガイの右偏，Average face（普通）
- 口唇閉鎖：Normal（普通），口唇の翻転あり
- オトガイ部：筋緊張あり
- 側　貌：Convex（前突型），Straight（直線型）

歯列・咬合所見
- 咬合発育：前歯交代期
- 顔面正中に対して：上顎歯列正中は　左偏1mm
　　　　　　　　　　下顎歯列正中は　右偏1mm
- 前歯被蓋：Overjet 1 mm，Overbite 1 mm
- 犬歯関係：Ⅰ級
- 臼歯関係：Ⅰ級
- 上顎歯列弓：V字型
- 下顎歯列弓：V字型
- 咬頭嵌合時の下顎の偏位：なし

歯・骨の所見（エックス線所見を含む）：|2先欠

歯肉・粘膜所見：ガミー（？），上唇小帯肥厚

習癖（口の機能の問題）
- 口腔習癖：咬唇癖，口呼吸，うつ伏せ寝
- 食習癖：流し込み，左片咀嚼

咬合異常の診断（診察・検査所見から判断する）

咬合分類　前歯交代期の食習癖と|2先欠を伴う顔面非対称

不正要因
- 骨格型要因：オトガイの後退と右方偏位
- 機能型要因：なし
- 不調和型要因：軽度，中等度
- 習癖型要因：円背／前方頭位，咬唇癖，口呼吸，うつ伏せ寝，
　　　　　　　早食い，流し込み，左片咀嚼
- 歯の要因：|2先欠

治療計画（いつ，なにを）

要因の解消法
- 骨格型要因：オトガイの後退と右方偏位→下顎の前・左方
　　　　　　　成長の促進
- 不調和型要因：軽度→経過観察
- 習癖型要因：円背／前方頭位，咬唇癖，口呼吸，うつ伏せ寝，
　　　　　　　早食い，流し込み，左片咀嚼→習癖の解消
- 歯の要因：|2先欠→上顎歯列正中の修正，先欠歯の補綴

治療スケジュール
- 前歯交代期（小1～2）：習癖型要因の解消
- 側方歯交代期（小4～6）：上顎歯列正中の修正と空隙保持
- 若い永久歯列期（中1～3）：先欠部にレジン歯接着

コメント

　本症例の要点は，①習癖型要因の解消と，②上顎歯列正中の修正と保持にある．
　①については，習癖と症状との因果関係を説明し，家族が根気よくバックアップしてくれることが要点である．そして②については，床装置にスプリングを付けて|1を近心へ移動し，|2の空隙には床にレジン歯をつけておく．そして，成人後にインプラントを検討してはいかがか．（伊藤）

〔青字：症例提出者記入　赤字：講師（伊藤学而）記入〕

症例4の写真　初診時，6歳6か月，男．（図1a, b）

図1a　正貌．

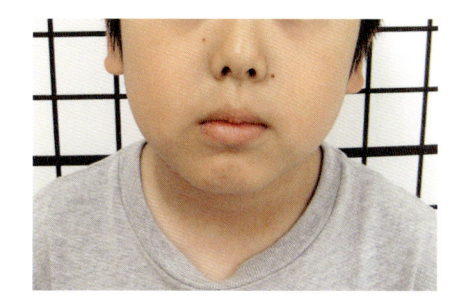

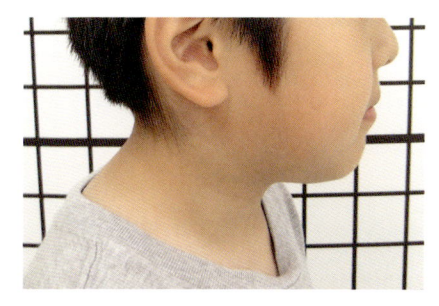

図1b　側貌．

図2　3か月後正面観．

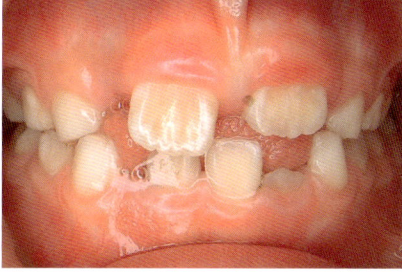

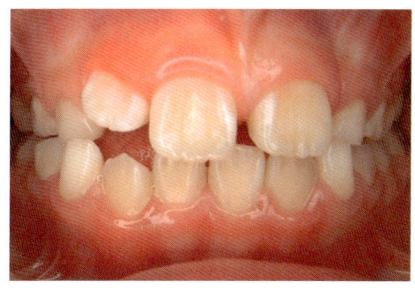

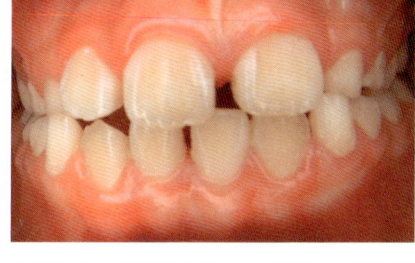

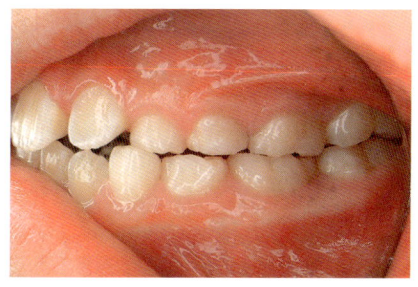

図3　11か月後正面観．

4a	4b	4c
4d	4e	

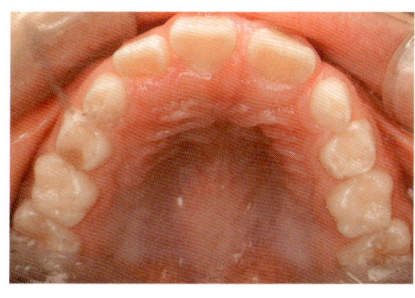

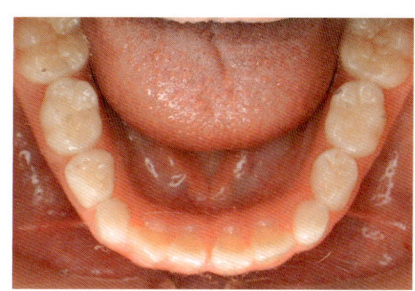

図4a〜e　カンファ提出時．1年4か月後口腔内．右側(a)，正面(b)，左側(c)，上顎(d)，下顎(e)．

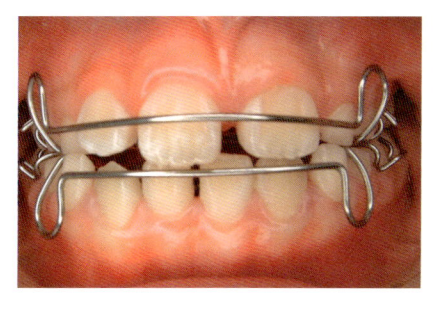

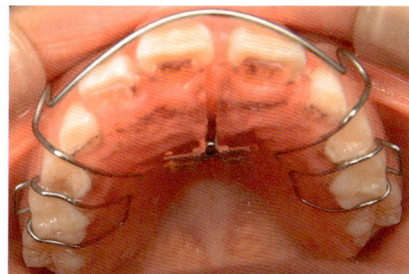

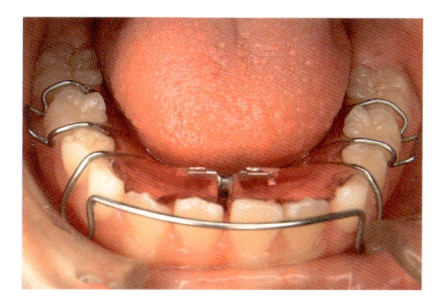

5a	5b	5c
	6	

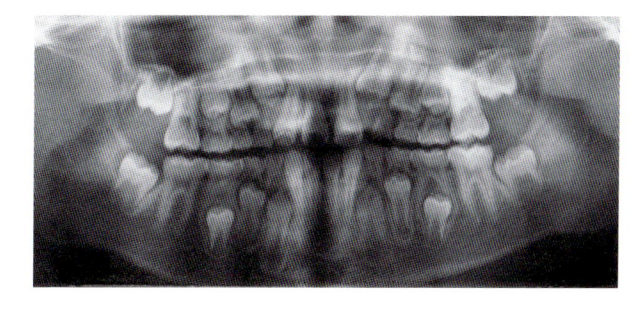

図5a〜c　装置装着時口腔内．正面観(a)，上顎(b)，下顎(c)．
図6　パノラマエックス線像．

カンファランス仲間との症例検討　第4章

症例5のカンファランス・シート

〈平成23年7月提出〉

北海道札幌市：おおしま歯科クリニック・大嶌克典

症　例　T.K.さん　性別：男
提出理由　治療経過の検討
初診時の状況　平成19年9月　9歳1か月（小3）
主　訴：1|1の対称捻転，B|Bの交叉咬合
現病歴：1年前，前歯交代期に上記症状が出現
既往歴：特になし
家族歴：母親：前歯叢生
進学・転居などによる転医の可能性：なし

診察・検査所見　平成19年9月，9歳1か月（小3）

姿勢・顔貌所見
- 姿　勢：良好
- 正　貌：左右非対称（オトガイの左偏），Average face（普通）
- 口唇閉鎖：Normal（普通），口唇の翻転なし
- オトガイ部：筋緊張なし
- 側　貌：Straight（直線型）

歯列・咬合所見
- 咬合発育：前歯交代期
- 顔面正中に対して：上顎歯列正中は　偏位なし
　　　　　　　　　　下顎歯列正中は　左偏 1 mm
- 前歯被蓋：Overjet 1 mm，Overbite 1 mm
- 犬歯関係：両側Ⅰ級，臼歯関係：両側Ⅱ級
- 歯列弓形態：上顎：Square 型，下顎：Square 型
- 咬頭嵌合時の下顎の偏位：なし

歯・骨の所見（エックス線所見を含む）：
　　　　　1|1の対称捻転，|Cにう蝕

歯肉・粘膜所見：1|1部の歯肉発赤

習癖（口の機能の問題）
- 口腔習癖：低位舌
- 食習癖：早食い，流し込み

咬合異常の診断　（診察・検査所見から判断する）
咬合分類　前歯交代期のB|B交叉咬合を伴う叢生
不正要因
- 骨格型：上顎前歯部の劣成長

- 機能型：なし
- 不調和型：中等度
- 習癖型：低位舌，早食い，流し込み
- 歯の要因：なし

治療計画　（いつ，なにを）

要因の解消法
- 骨格型要因：上顎前歯部の劣成長→前方成長の促進
- 不調和型要因：中等度→上顎前歯部の前方拡大
- 習癖型要因：低位舌，早食い，流し込み→舌機能訓練，咀嚼指導

治療スケジュール
- 前歯交代期（小1〜2）
　B 1|1 Bの唇側移動と対称捻転の解消
　舌機能訓練，咀嚼指導
- 側方歯交代期（小4〜6）
　必要に応じて上顎小臼歯部の側方拡大
- 若い永久歯列期（中1〜3）
　経過観察

治療経過

H19.10.　拡大床で1|の捻転解消，舌機能訓練，咀嚼指導
H20.4.　　|2の唇側移動
H20.9.　　2|の唇側移動
H20.12.　2 1|1 2が正常被蓋に
H21.6.　　2 1|1 2の整列
H21.12　 良好な状態が保たれている．経過観察に移行
H23.6.　　最新の咬合状態

コメント

　上顎骨前歯部の発育不良のため，上顎中切歯が対称捻転の状態で萌出した症例である．切歯の萌出にタイミングを合わせて，一歯ずつ丁寧に移動させ，良好な咬合に誘導することができた経過が良く示されている．（伊藤）

〔青字：症例提出者記入　赤字：講師（伊藤学而）記入〕

症例5の写真　初診時，9歳1か月，男．（図1〜3）

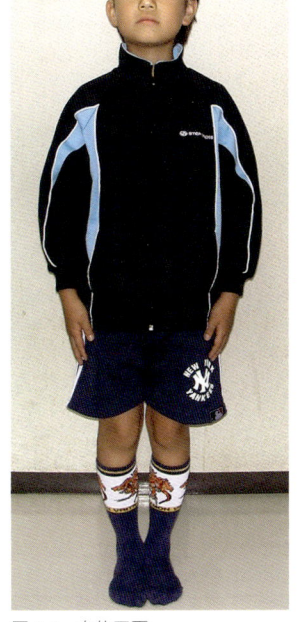

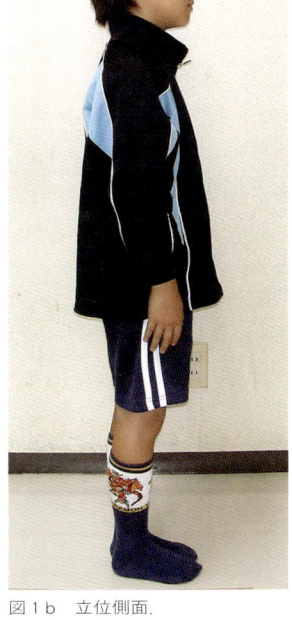

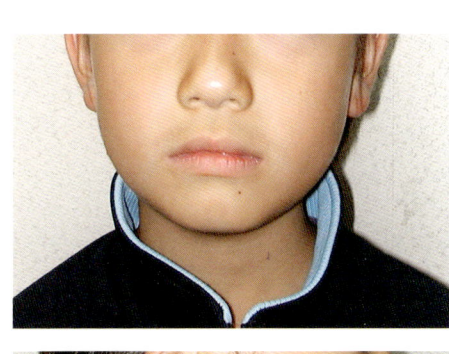

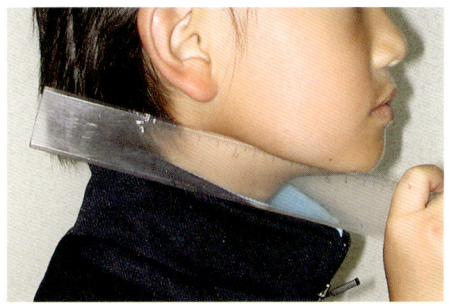

図1a　立位正面．

図1b　立位側面．

図2　正貌(a)と側貌(b)．

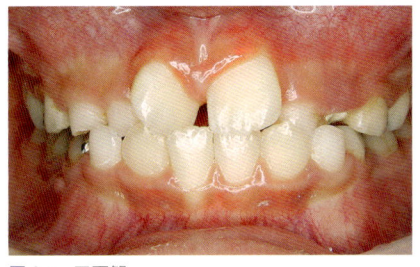

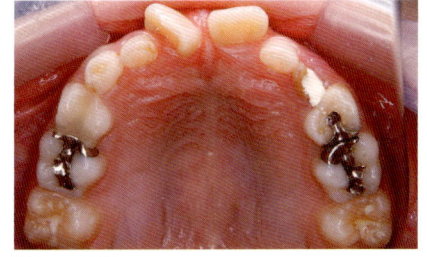

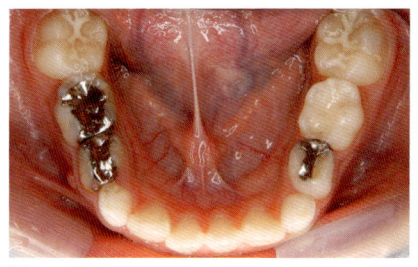

図3a　正面観．

図3b　上顎．

図3c　下顎．

［1年3か月後．2̲1̲|1̲2̲が正常被蓋に］

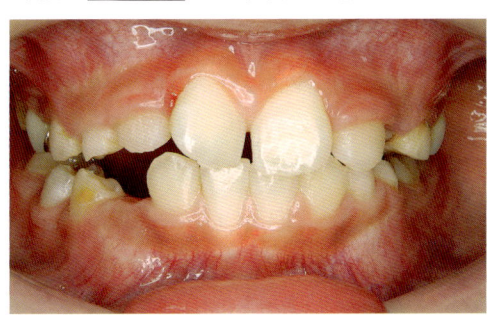

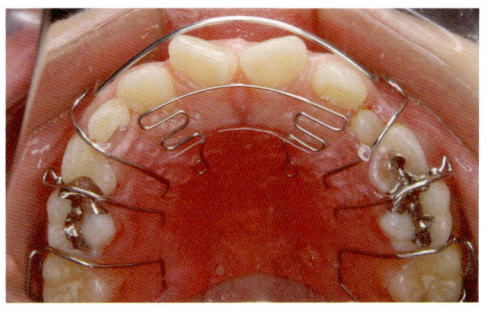

図4

［1年9か月後．2̲1̲|1̲2̲の整列］

図5

［2年3か月後．経過観察に移行］

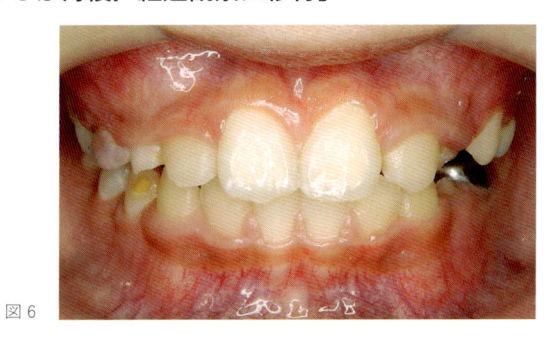

図6

［3年9か月後．最近の咬合状態］

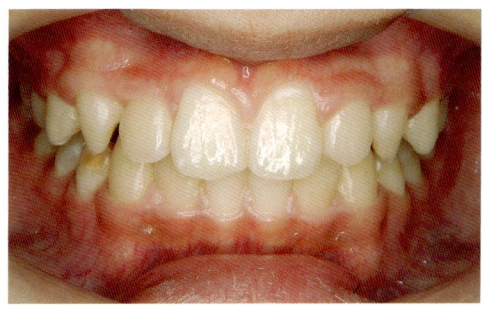

図7

第4章 カンファランス仲間との症例検討

症例6のカンファランス・シート

〈平成23年7月提出〉

青森県北津軽郡：ゆみこ歯科クリニック・古川由美子

症　例　M.N.さん　性別：女
提出理由　治療経過の通覧
初診時の状況　平成18年6月　7歳2か月（小1）

主　訴：歯並びを治したい（治療開始時，非抜歯を希望）
現病歴：前歯交換の頃から叢生（治療開始前に他院にて $\frac{C|C}{D|C|C}$ を抜歯済み）
既往歴：特になし
家族歴：父，母，妹とも叢生
進学・転居などによる転医の可能性：なし

診察・検査所見　平成20年2月，8歳10か月（小2）

姿勢・顔貌所見
- 姿　勢：円背／前方頭位，右方傾斜
- 正　貌：オトガイの右偏
- 口唇閉鎖：Normal（普通），口唇の翻転なし
- オトガイ部：筋緊張なし
- 側　貌：Straight（直線型）

歯列・咬合所見
- 咬合発育：側方歯交代期
- 顔面正中に対して：上顎歯列正中は　偏位なし
　　　　　　　　　　下顎歯列正中は　右偏3mm
- 前歯被蓋：Overjet 7mm，Overbite 4mm
- 犬歯関係：不明（未萌出）
- 臼歯関係：右側はⅡ級傾向，左側はⅠ級
- 上顎歯列弓：Ⅴ字型
- 下顎歯列弓：Ⅴ字型
- 咬頭嵌合時の下顎の偏位：なし

歯・骨の所見（エックス線所見を含む）：
　上顎中切歯部の過剰歯（抜歯済み）
歯肉・粘膜所見：$\frac{1}{2}$ 部に発赤腫脹
習癖（口の機能の問題）
- 口腔習癖：歯ぎしり
- 食習癖：流し込み，早食い

咬合異常の診断　（診察・検査所見から診断する）

咬合分類　側方歯交代期の叢生
不正要因
- 骨格的要因：上顎の劣成長／狭窄
　　　　　　　下顎の劣成長
- 不調和型要因：中等度
- 習癖型要因：不良姿勢，流し込み，早食い

治療計画

治療スケジュール
- 側方歯交代期（小4～6）：前歯の被蓋改善，歯列の側方拡大，前歯部の整列，悪習癖の除去
- 若い永久歯列期（中1～3）：アーチフォーム，咬頭嵌合の調整

治療経過

H20.2.	上顎両側切歯前方拡大装置，下顎側方拡大装置（8歳10か月）
H20.8～9.	上下顎に側方拡大装置（9歳4～5か月）
H21.3～6.	上顎前歯にブラケットとパワーチェーン，上顎ファンタイプ，下顎に平行タイプの拡大装置（9歳11か月～10歳2か月）
H21.10.	上顎にDBS，下顎に保定床（10歳8か月）
H22.5～12.	顎間ゴムで第一大臼歯の位置修正，上下歯列に保定床（11歳1～8か月）
H23.7.	最終来院（12歳3か月）

> **コメント**
>
> 　患者さんは協力的で，がんばってくれた．細部を見ると，下顎正中のズレ，右側臼歯部が1歯対1歯の対向関係，左側第一大臼歯の咬合など問題はあるが，患者さんには満足していただいている．上顎前歯部に骨添加がなかったので，前突ぎみになった．
> 　歯列だけに目がいきがちで，姿勢や咀嚼の習癖もしっかり把握し，指導していくことの大切さを痛感した．矯正治療の経験は勤務医時代にあったが，本症例は当院での初めての症例であった．上記の反省点を今後に生かしていきたいと思っている．（提出者）

〔青字：症例提出者記入　赤字：講師（伊藤学而）記入〕

症例6の写真 初診時，7歳2か月，女．（図1）

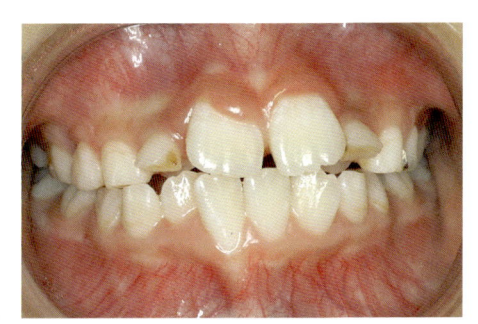

図1a　正面観．

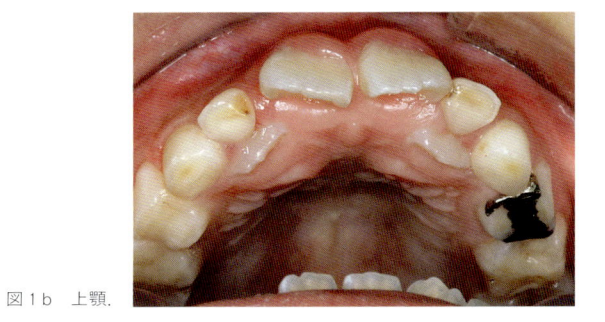

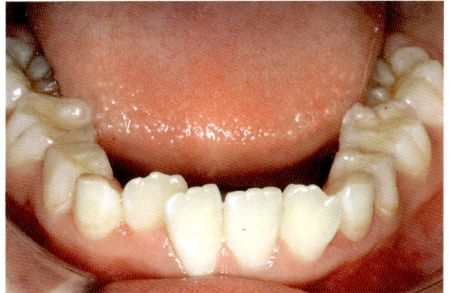

図1b　上顎．

図1c　下顎．

[治療開始時（8歳10か月）：上顎両側切歯前方拡大（図3a），下顎側方拡大（図3b）]

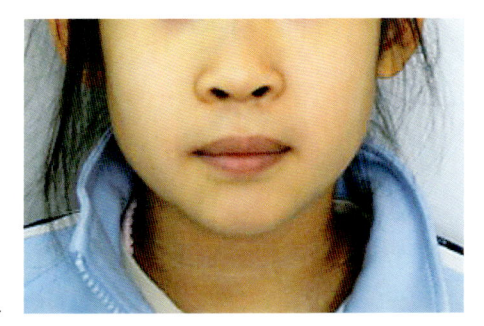

図2　治療開始時の正貌．

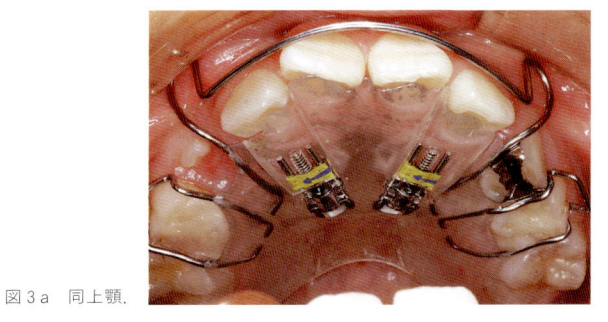

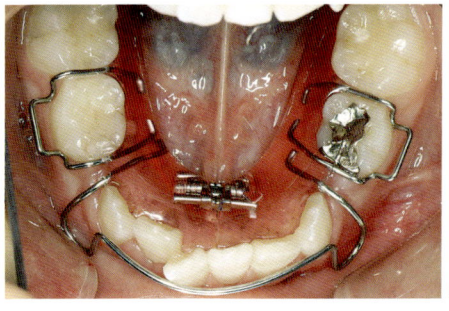

図3a　同上顎．

図3b　同下顎．

[6か月後（9歳4か月）：上下顎側方拡大]

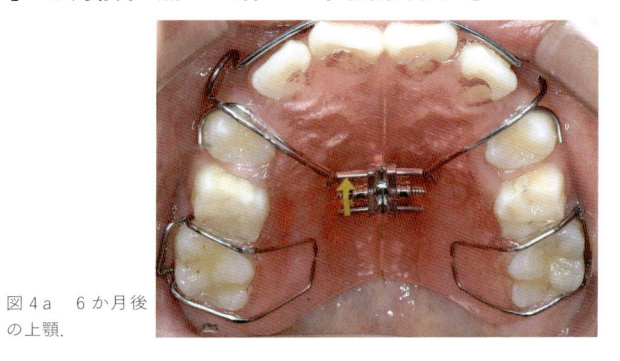

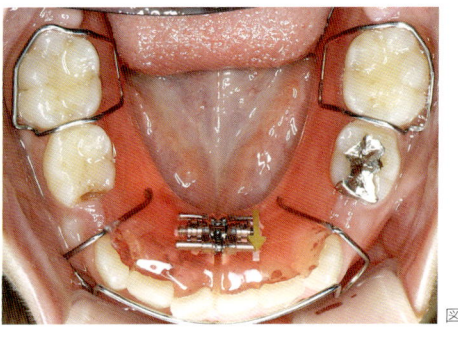

図4a　6か月後の上顎．

図4b　同下顎．

［1年8か月後（10歳8か月）：上顎DBS］

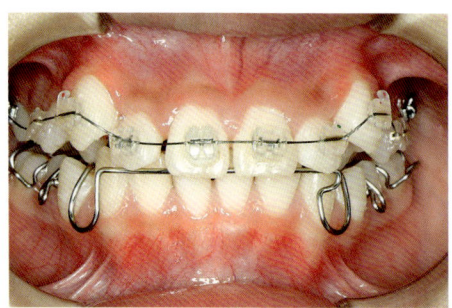

図5　1年8か月後の正面観．

［2年3か月後（11歳1か月）：顎間ゴムで第一大臼歯の位置修正→上下歯列に保定床］

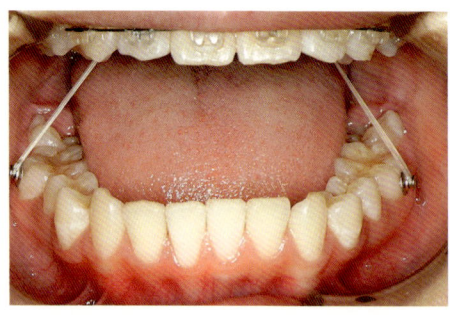

図6　2年3か月後．顎間ゴムで第一大臼歯の位置修正．

［3年5か月後（12歳3か月）：最終来院時の顔貌（図7）と口腔内（図8）］

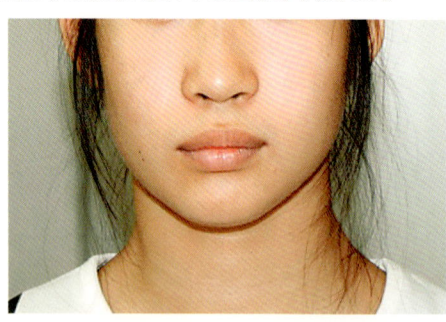

図7　3年5か月後の正貌．

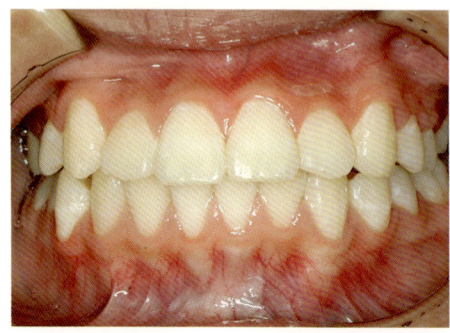

図8a　3年5か月後の正面観．

図8b　同上顎．

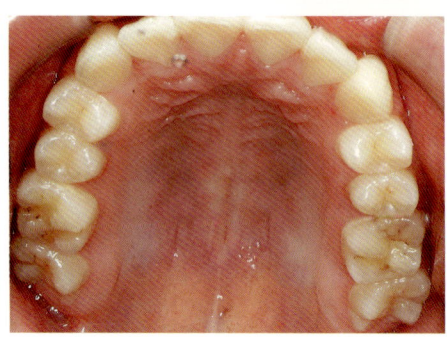

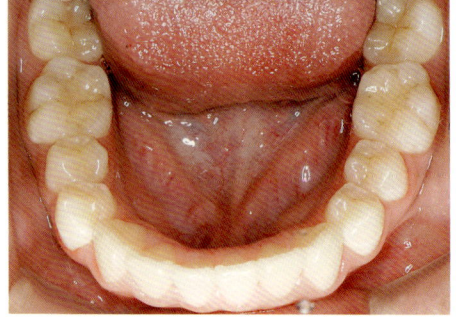

図8c　同下顎．

104

症例7のカンファランス・シート

〈平成23年6月提出〉

千葉県富津市：水町歯科医院・水町裕義

症例
A.M. さん　性別：女

提出理由
治療経過と今後の方針，特に保定について

初診時の状況
平成19年10月　12歳0か月（小6）

主　訴：上顎前歯の歯並びが気になる
現病歴：前歯交換期から気づいていた
既往歴：特になし
家族歴：特になし
進学・転居などによる転医の可能性：なし

診察・検査所見
平成19年10月，12歳0か月（小6）

姿勢・顔貌所見
- 姿　勢：前方頭位，左方傾斜
- 正　貌：オトガイの右偏，普通（Average face）
- 口唇閉鎖：Normal，口唇の翻転あり
- オトガイ部：筋緊張あり
- 側　貌：Convex（前突型）

歯列・咬合所見
- 咬合発育：側方歯交代期
- 顔面正中に対して：上顎歯列正中は　偏位なし
　　　　　　　　　　下顎歯列正中は　右偏5mm
- 前歯被蓋：Overjet 2 mm，Overbite 6 mm
- 犬歯関係：II級
- 臼歯関係：II級
- 上顎歯列弓：V字型
- 下顎歯列弓：V字型
- 咬頭嵌合時の下顎の偏位：あり

歯・骨の所見（エックス線所見を含む）：特記所見なし
歯肉・粘膜所見：特記所見なし

習癖（口の機能の問題）
- 口腔習癖：嚥下癖
- 食習癖：流し込み，片咀嚼

咬合異常の診断
（診察・検査所見から判断する）

咬合分類　側方歯交代期の叢生

不正要因
- 骨格型要因：上顎の劣成長／狭窄
- 機能型要因：下顎の機能的右後方偏位
- 不調和型要因：軽度
- 習癖型要因：前方頭位，左方傾斜，嚥下癖，流し込み，片咀嚼
- 歯の要因：なし

治療計画
（いつ，なにを）

治療スケジュール
- 側方歯交代期（小4～6）
  咀嚼・嚥下指導，上下歯列の側方拡大
- 若い永久歯列期（中1～3）
  前歯部の整列，アーチフォームと咬頭嵌合の調整

治療経過

H19.12.～22.4.　姿勢の指導，咀嚼・嚥下指導
　　　　　　　　床装置で上顎歯列の拡大

H22.5.～12.　　5⏉5間にMB装着

H22.12.～　　　上顎犬歯間に保定装置

コメント

　初診時の顔貌では，オトガイが後退して下顔面が華奢な感じがしている．しかし治療終了時にはオトガイが前下方へ出て下顔面の均整がとれてきた．姿勢や習癖の指導に関する記載が少ないが，たぶん行われていたのではないか．
　ただし，下顎歯列正中はまだ右方に偏位しているので，治療後のケアとして咀嚼・嚥下指導の継続をアドバイスすることが望まれる．（伊藤）

〔青字：症例提出者記入　赤字：講師（伊藤学而）記入〕

第4章 カンファランス仲間との症例検討

症例7の写真　初診時，12歳0か月，女．（図1〜3）

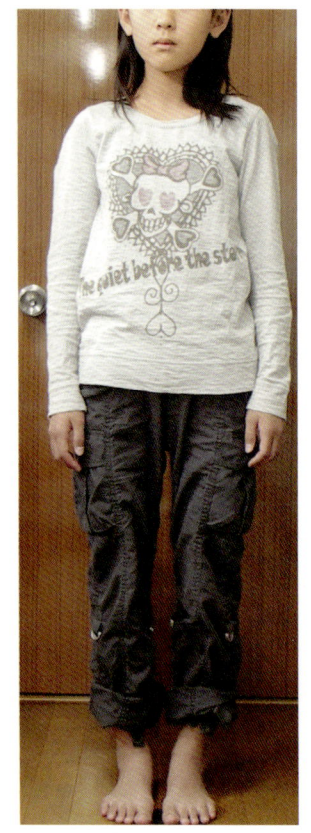

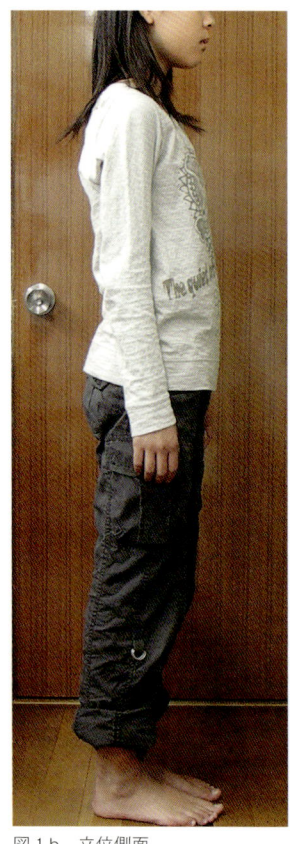

図1a　立位正面．

図1b　立位側面．

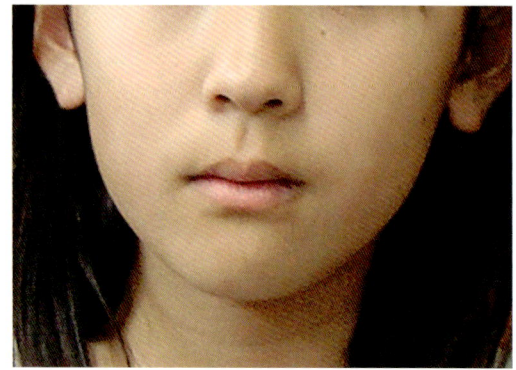

図2a　正貌．

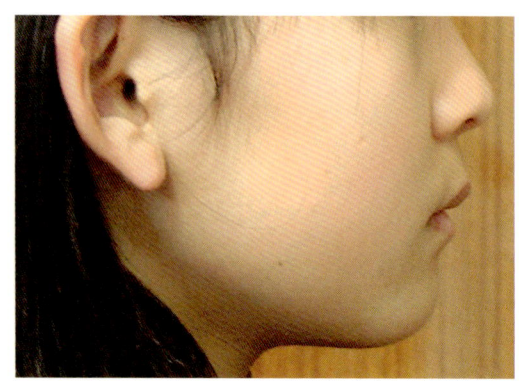

図2b　側貌．

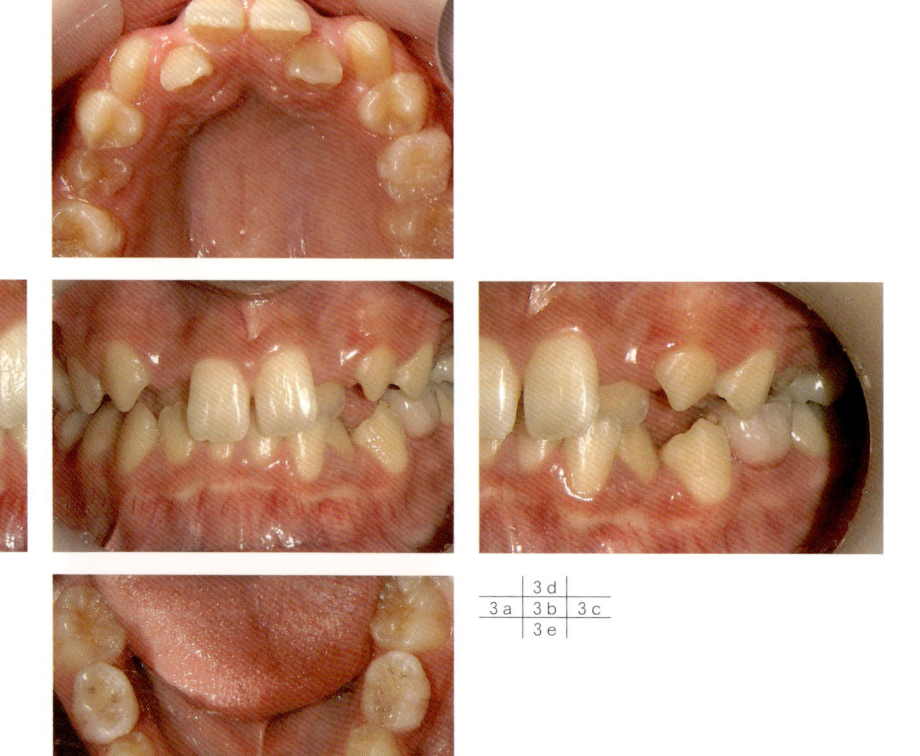

	3d	
3a	3b	3c
	3e	

図3a〜e　口腔内．右側(a)，正面(b)，左側(c)，上顎(d)，下顎(e)．

106

[2年6か月後：床矯正装置による拡大終了時（14歳6か月．図4, 5）]

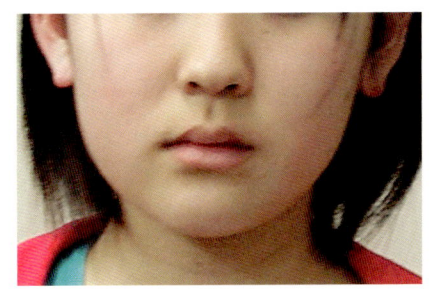

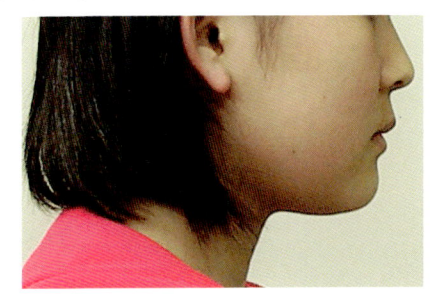

図4a　正貌.
図4b　側貌.

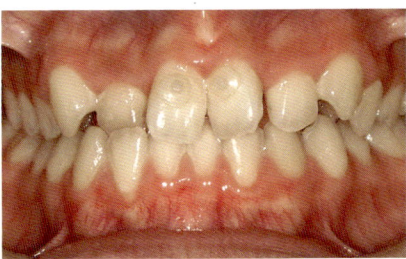

図5a　口腔内．正面.

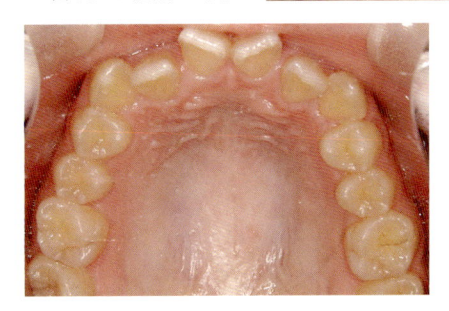

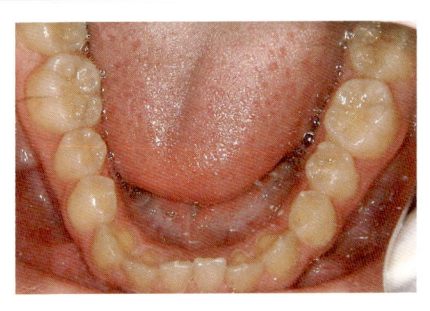

図5b　上顎.
図5c　下顎.

[3年1か月後：保定時（15歳1か月．図6, 7）]

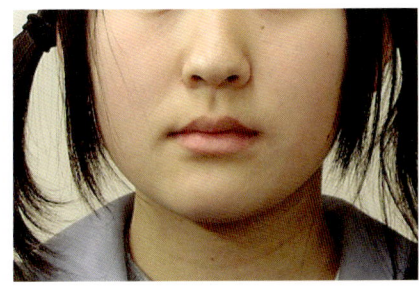

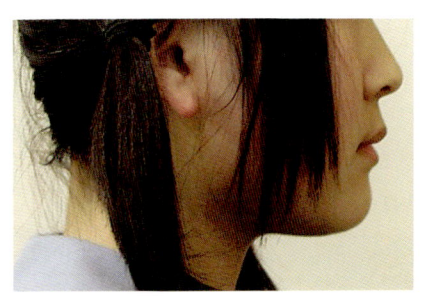

図6a　正貌.
図6b　側貌.

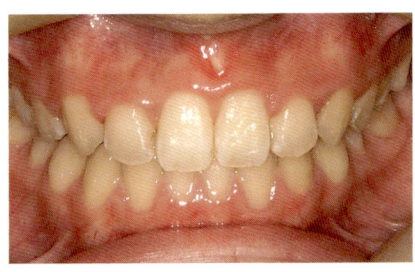

図7a　口腔内．正面.

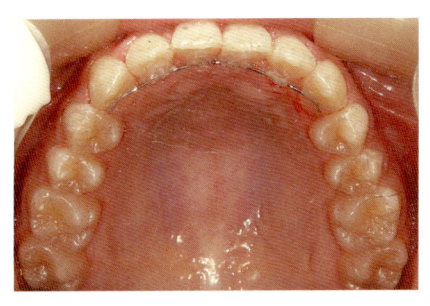

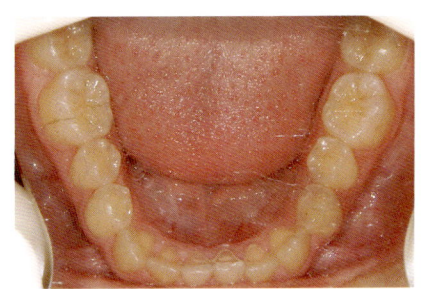

図7b　上顎.
図7c　下顎.

107

カンファランス仲間との症例検討　第4章

症例8のカンファランス・シート

〈平成23年7月提出〉

北海道石狩市：パストラル歯科・清水宏樹

症　例　K.Y.さん　性別：女
提出理由　保定後の検証と改善点の発掘
初診時の状況　平成20年4月　9歳4か月(小4)
主　訴：上顎前突，過蓋咬合，下顎前歯の叢生
現病歴：小学2年生頃，上記症状に気づいた
既往歴：慢性じん麻疹
家族歴：母：上顎前突，弟：叢生と上顎前突
　　　　父親をはじめ，他の家族と近親者には問題なし
進学・転居などによる転医の可能性：なし

これまでの治療経過

H20.6.　下顎に拡大床

H21.3.　上顎にファンタイプ拡大床，下顎に閉鎖型床

H22.1.　夜間にFKOを装着，日中は床を装着

H22.5.　MFT開始

H22.6.　床を終了．上顎にクリアリテーナー，下顎前歯部
　　　　にリテーナー装着

H22.10〜11.　FKOとMFTを終了

診察・検査所見　平成20年4月，9歳4か月(小4)

姿勢・顔貌所見

- 姿　勢：円背／前方頭位
- 正　貌：オトガイの右偏，Average face(普通)
- 口唇閉鎖：Loose(弛緩)，口唇の翻転あり
- オトガイ部：筋緊張あり
- 側　貌：Convex(前突型)

歯列・咬合所見

- 咬合発育：側方歯交代期
- 顔面正中に対して：上顎歯列正中は　左右偏位なし
　　　　　　　　　　下顎歯列正中は　右偏2mm
- 前歯被蓋：Overjet 8mm，Overbite 6mm
- 犬歯関係：左側I級，右側II級
- 臼歯関係：両側II級
- 上顎歯列弓：ややV字型
- 下顎歯列弓：V字型

- 咬頭嵌合時の下顎の偏位：なし

歯・骨の所見(エックス線所見を含む)：特記所見なし

歯肉・粘膜所見：特記所見なし

習癖(口の機能の問題)

- 口腔習癖：嚥下癖，低位舌，睡眠態癖(右向き寝)，口呼吸
- 食習癖：流し込み

咬合異常の診断　(診察・検査所見から判断する)

咬合分類　側方歯交代期の叢生を伴う上顎前突

不正要因

- 骨格型要因：上顎の狭窄，下顎の劣成長
- 不調和型要因：軽度
- 習癖型要因：不良姿勢，口呼吸，嚥下癖，流し込み

治療計画　(いつ，なにを)

要因の解消

- 骨格型要因：上顎の狭窄→床装置で拡大
　　　　　　　下顎の劣成長→FKOで下顎の前方成長促進
- 不調和型要因：中等度→上顎歯列の拡大
- 習癖型要因：不良姿勢，口呼吸，嚥下癖，流し込み，睡眠
　　　　　　　態癖→習癖指導

治療スケジュール

- 側方歯交代期(小4〜6)：予定どおり進行
- 若い永久歯列期(中1〜3)：FKOとMFTで保定

コメント

ほぼ予定どおり終了できた．
しかし反省点として，①上顎左側の空隙が残った，②睡眠態癖の改善が不十分，③保定を急ぎすぎた，が挙げられる．(提出者)

〔青字：症例提出者記入　赤字：講師(伊藤学而)記入〕

症例8の写真　初診時，9歳4か月，女．（図1〜3）

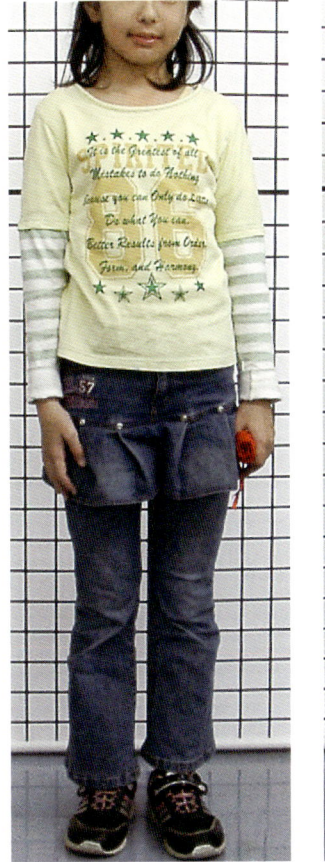

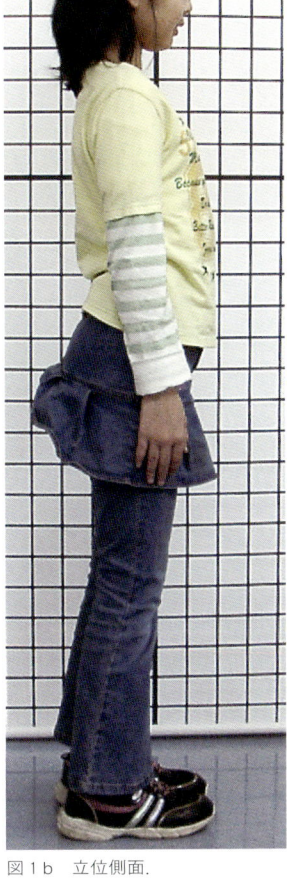

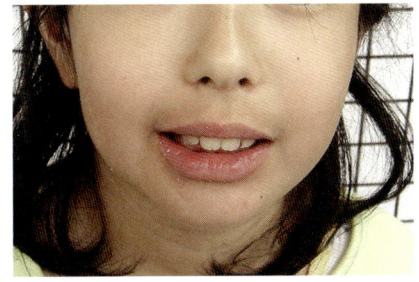

図1a　立位正面．

図1b　立位側面．

図2a　正貌．

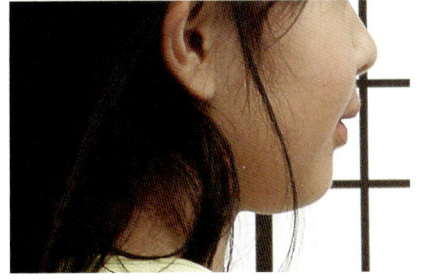

図2b　側貌．

［3年3か月後の正貌（図4）］

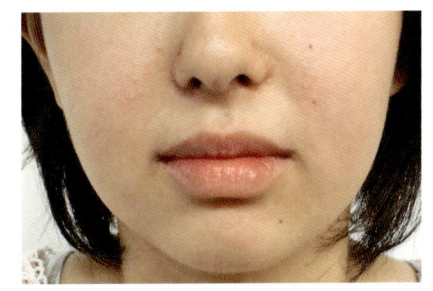

図4　3年3か月後の正貌．

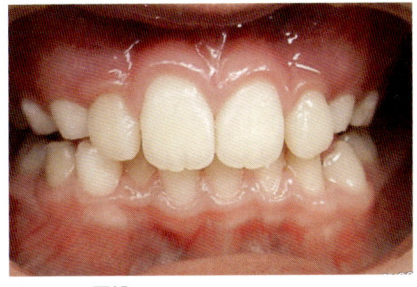

図3a　正面観．

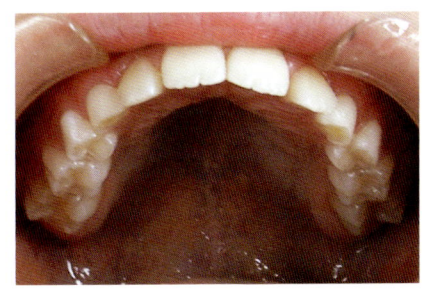

図3b　上顎．

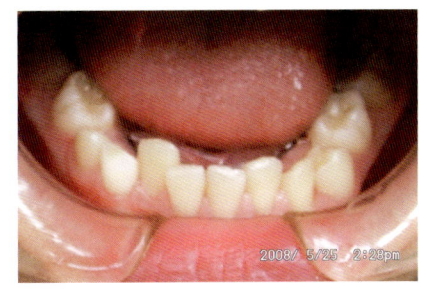

図3c　下顎．

［3年3か月後の口腔内（図5a〜c）］

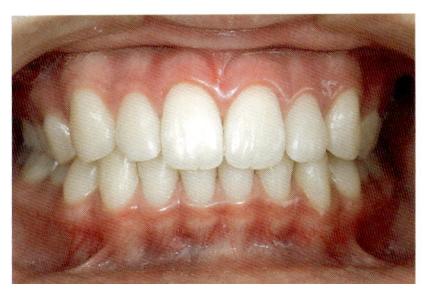

図5a　3年3か月後の正面観．

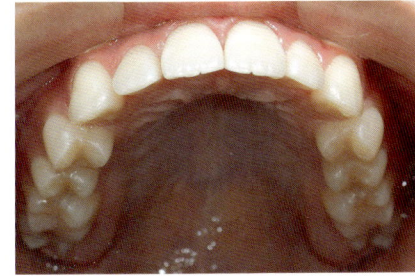

図5b　同上顎．

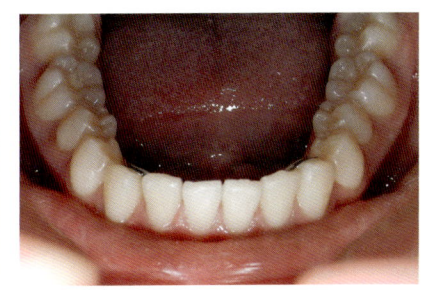

図5c　同下顎．

症例9のカンファランス・シート

〈平成22年6月提出〉

北海道網走郡：玉川歯科・玉川博文

症 例　M.K. さん　性別：男
提出理由　治療経過の検討
初診時の状況　平成19年11月　9歳10か月（小4）
主　訴：上顎4前歯の前突
現病歴：平成19年初め頃から気になりだした
既往歴：特になし
家族歴：母が叢生
進学・転居などによる転医の可能性：なし

診察・検査所見　平成19年11月，9歳10か月（小4）
姿勢・顔貌所見
- 姿　勢：円背／前方頭位
- 正　貌：左右非対称，Average face（普通）
- 口唇閉鎖：Loose（弛緩），口唇の翻転あり
- オトガイ部：筋緊張あり
- 側　貌：Convex（前突型）

歯列・咬合所見
- 咬合発育：側方歯交代期
- 顔面正中に対して：上顎歯列正中は　右偏1mm
　　　　　　　　　　下顎歯列正中は　左偏1mm
- 前歯被蓋：Overjet 5 mm, Overbite 3 mm
- 犬歯関係：II級
- 臼歯関係：II級
- 上顎歯列弓：V字型
- 下顎歯列弓：V字型
- 咬頭嵌合時の下顎の偏位：なし

歯・骨の所見（エックス線所見を含む）：特記所見なし
歯肉・粘膜所見：特記所見なし
習癖（口の機能の問題）
- 口腔習癖：嚥下癖，低位舌
- 食習癖：早食い，流し込み

咬合異常の診断　（診察・検査所見から判断する）
咬合分類　側方歯交代期の上顎前突

不正要因
- 骨格型要因：上顎の狭窄，オトガイの後退
- 機能型要因：なし
- 不調和型要因：軽度
- 習癖型要因：不良姿勢，嚥下癖，早食い
- 歯の要因：なし

治療計画　（いつ，なにを）
要因の解消法
- 骨格型要因：上顎の狭窄→上顎歯列の拡大
　　　　　　　オトガイの後退→FKOで下顎の前方成長促進
- 不調和型要因：上下歯列の拡大
- 習癖型要因：筋機能療法による姿勢改善，咀嚼指導

治療経過
H19.11.～20.12.　上顎歯列の側方拡大
H20.1.～　咀嚼指導，舌癖訓練（スポット訓練）を追加
H20.3.～　下顎歯列の側方拡大を開始
H21.4.～12.　上下歯列の側方拡大は終了したので，
　　　　　　　FKOによる下顎の前方成長促進を開始

咬合の変化
- 矯正装置はよく使うが，習癖除去のMFTは熱心でない．
- 上下歯列の拡大後にFKOを装着したらかなり効いてきた．
- 下顎前歯の捻転や正中のズレが残っているので，FKOを継続していく予定である．

コメント

　MFTより矯正装置に頼る傾向は，術者にも患者にも多くみられる．しかし筋機能が改善しなければ，症状が再発しやすい．再発を起こさないためには，術者も患者も含めて，筋機能を改善することの意義を再認識し，一緒に工夫をすることが大切ではなかろうか．（伊藤）

〔青字：症例提出者記入　赤字：講師（伊藤学而）記入〕

症例9

症例9の写真 初診時，9歳10か月，男．（図1～3）

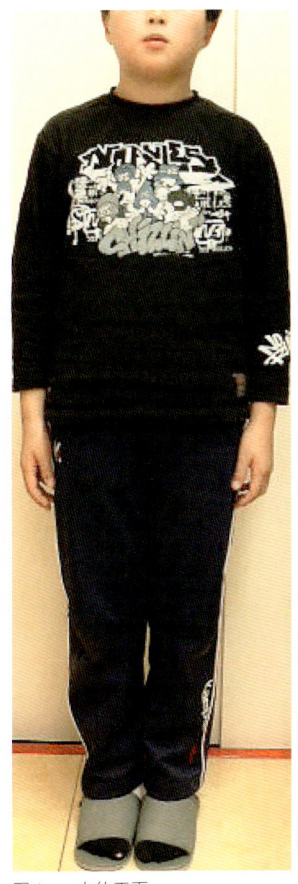

図1a 立位正面．

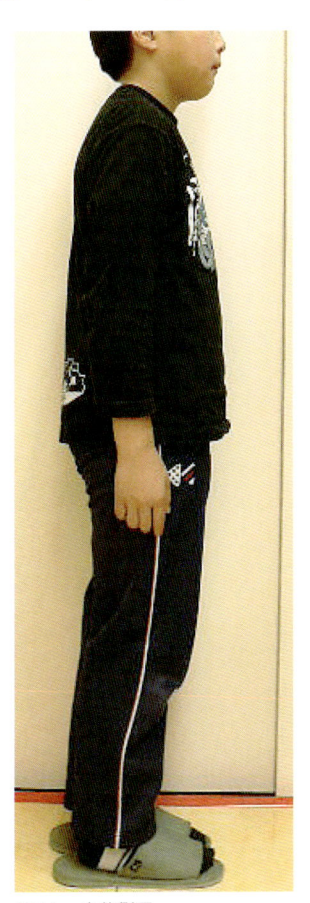

図1b 立位側面．

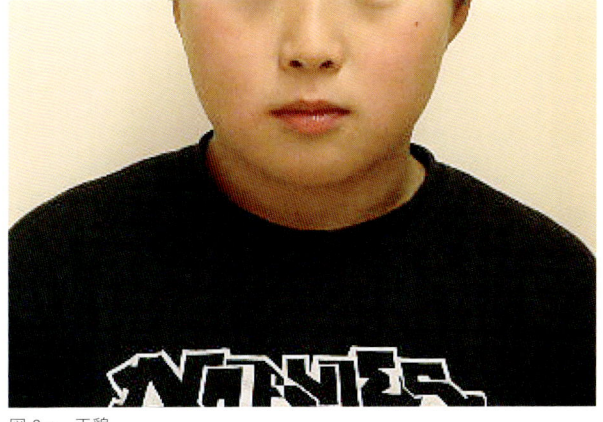

図2a 正貌．

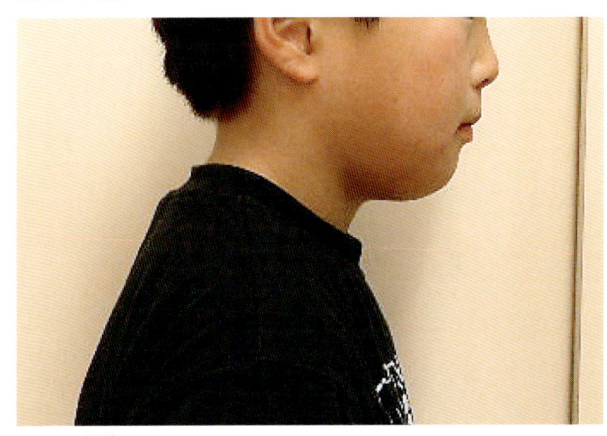

図2b 側貌．

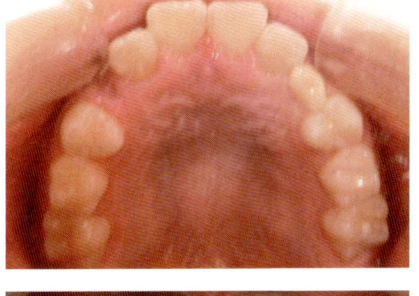

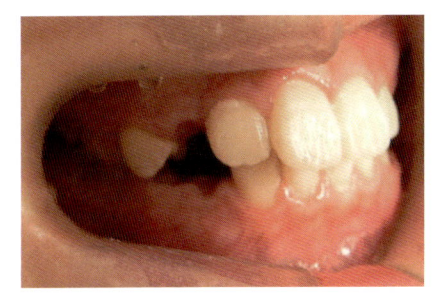

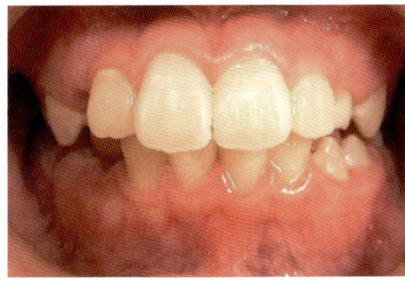

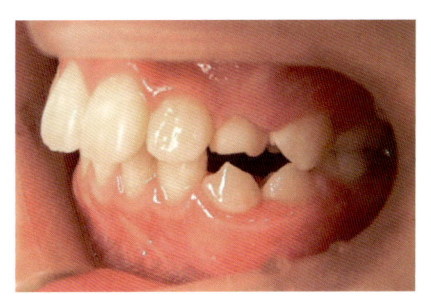

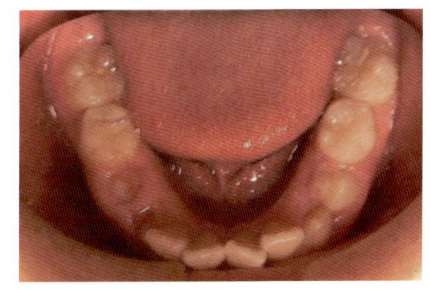

図3a～e 口腔内．右側(a)，正面(b)，左側(c)，上顎(d)，下顎(e)．

	3d	
3a	3b	3c
	3e	

111

[２年８か月後（図４，５）]

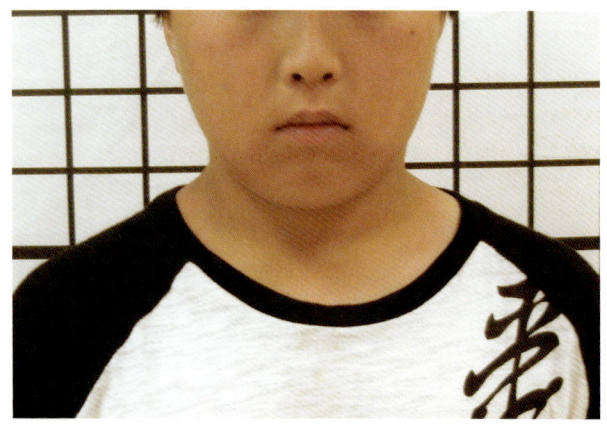

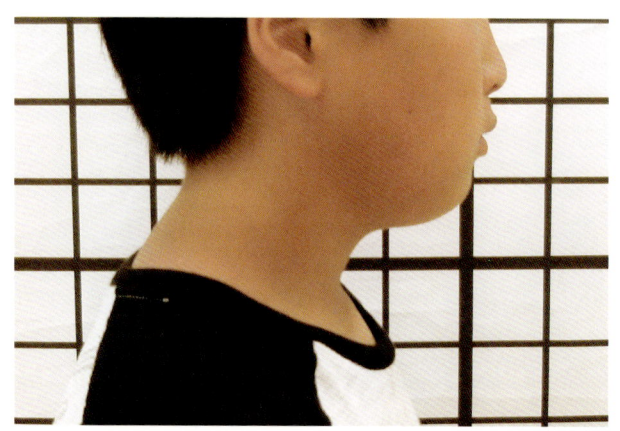

図４a　正貌.

図４b　側貌.

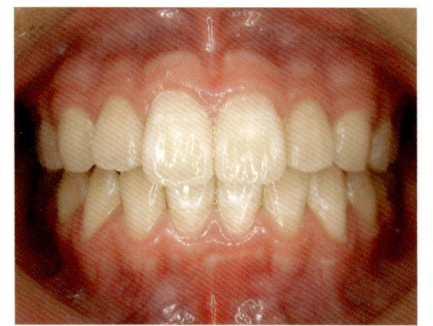

図５a　正面観.

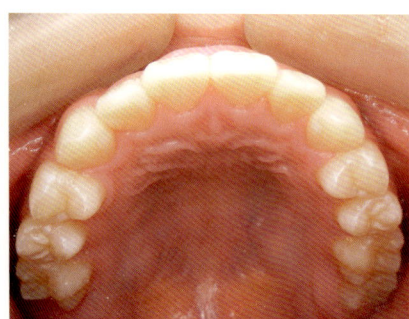

図５b　上顎.

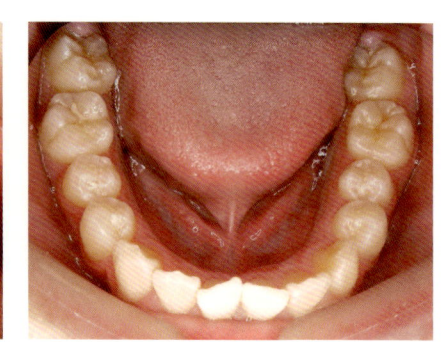

図５c　下顎.

[３年８か月後（図６，７）]

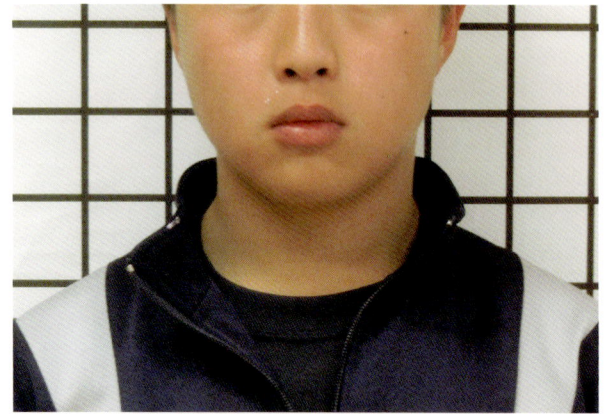

図６a　正貌.

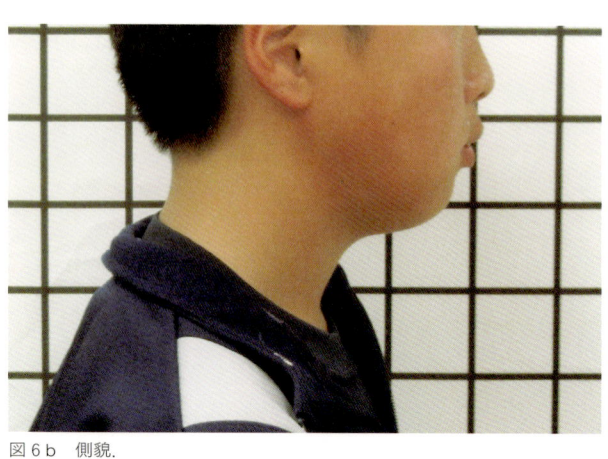

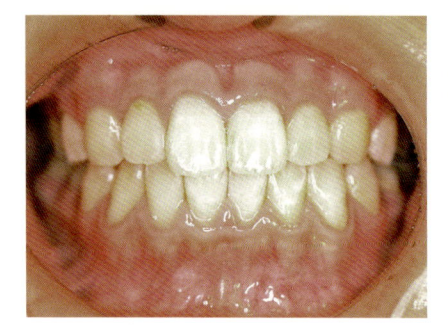

図６b　側貌.

図７a　正面観.

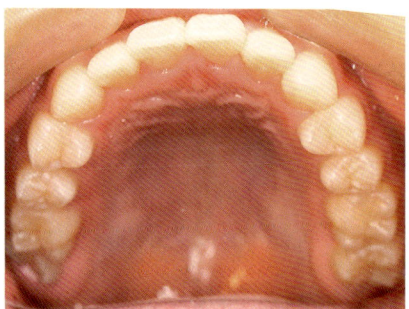

図７b　上顎.

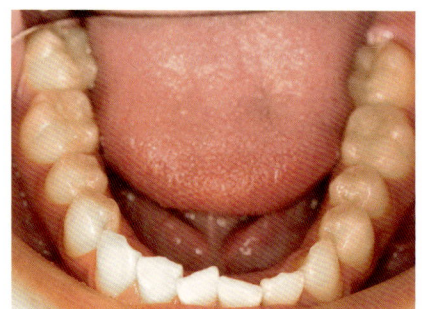

図７c　下顎.

症例10のカンファランス・シート

〈平成23年5月提出〉

静岡県磐田市：わたべ歯科医院・渡部眞奈美

症 例　M.I. さん　性別：女
提出理由　開咬症例の治療経過と今後の方針
初診時の状況　平成21年1月　8歳3か月（小2）

主　訴：上顎前歯の前突
現病歴：前歯の交換時から前突していたが放置
既往歴：特になし
家族歴：父：下顎前歯叢生，母：上顎前突と叢生，
　　　　弟：上下前歯叢生，妹：乳前歯叢生
進学・転居などによる転医の可能性：なし

診察・検査所見　平成21年1月，8歳3か月（小2）

姿勢・顔貌所見
- 姿　勢：円背／前方頭位
- 正　貌：左右対称，オトガイの右偏
　　　　　Long face/high angle（長顔貌）
- 口唇閉鎖：Loose（弛緩），口唇の翻転あり
- オトガイ部：筋緊張あり
- 側　貌：Convex（前突型）

歯列・咬合所見
- 咬合発育：側方歯交代期
- 顔面正中に対して：上顎歯列正中は　右偏1mm
　　　　　　　　　　下顎歯列正中は　右偏1mm
- 前歯被蓋：Overjet 8.5mm，Overbite −2.0mm
- 犬歯関係：Ⅰ級
- 臼歯関係：Ⅰ級
- 上顎歯列弓：Ｖ字型
- 下顎歯列弓：Ｖ字型
- 咬頭嵌合時の下顎の偏位：なし

歯・骨の所見（エックス線所見を含む）：乳臼歯の動揺
歯肉・粘膜所見：上顎前歯部で発赤，腫脹

習癖（口の機能の問題）
- 口腔習癖：吸指癖（4〜5歳），嚥下癖，低位舌，口呼吸，
　　　　　　歯ぎしり
- 食習癖：流し込み

咬合異常の診断　（診察・検査所見から判断する）

咬合分類　側方歯交代期の開咬を伴う上顎前突
不正要因
- 骨格型要因：上顎の劣成長／狭窄
　　　　　　　下顎の劣成長，骨格型Ⅱ級，長顔貌
- 機能型要因：なし
- 不調和型要因：軽度
- 習癖型要因：不良姿勢，口呼吸，嚥下癖，低位舌，流し込み
- 歯の要因：なし

治療計画　（いつ，なにを）

要因の解消法
- 骨格型要因：上顎の狭窄→拡大
　　　　　　　下顎の劣成長→バイトアクチベータ，前方成長促進
- 習癖型要因：不良姿勢，口呼吸，嚥下癖，低位舌，流し込み
　　　　　　　→習癖の解消

治療スケジュール
- 側方歯交代期（小4〜6）
　上顎の拡大，下顎の前方成長促進，習癖の解消
- 若い永久歯列期（中1〜3）
　バイトアクチベータ，習癖指導

治療経過

H21.3.〜22.1.　上顎タングガード付拡大床，下顎拡大床
　　　　　　　　舌挙上訓練
H22.2.〜23.7.　上下顎拡大床，筋機能訓練
H23.7.〜　　　　バイトアクチベータ

コメント

　カンファランス受講前の初診時の検査では，資料の不備で読み取れないことが多々ある．
　歯だけをみるのではなく，顎顔面の機能と形態を育成して，健全な発育を達成できるようにしていくことが矯正治療の目標であると理解でき，なかでも成長の段階を観察し，機能を高めていくことの大切さを学ぶことができた．（提出者）

〔青字：症例提出者記入　赤字：講師（伊藤学而）記入〕

症例10の写真　初診時，8歳3か月，女．（図1～4）

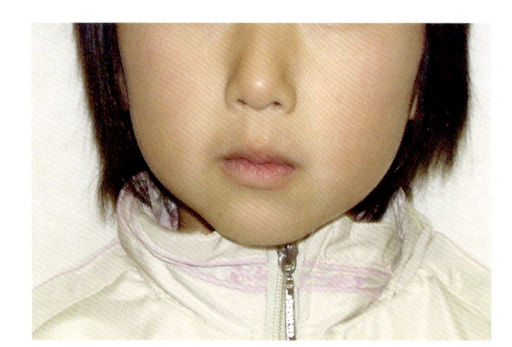

図1a　正貌．

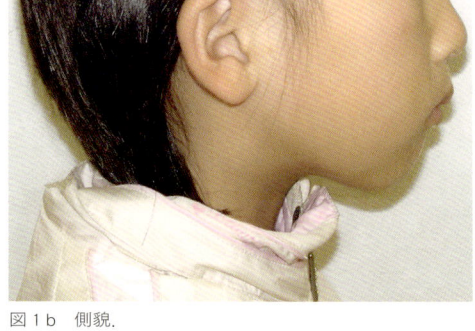

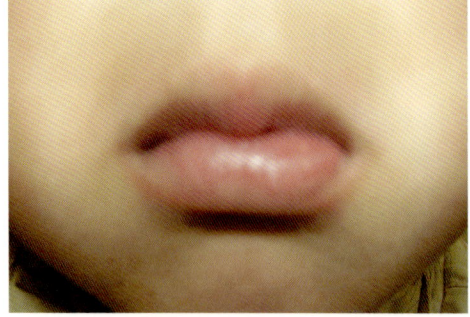

図1b　側貌．

図2a　口元（閉口時）．

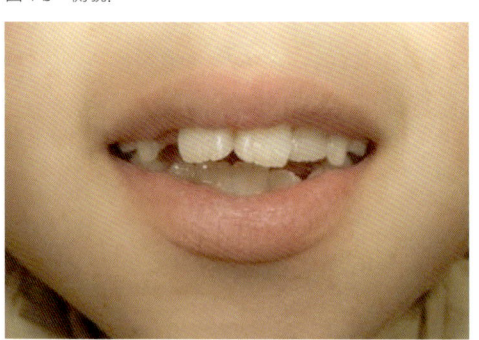

図2b　口元（開口時）．

3a	3b	3c
3d	3e	

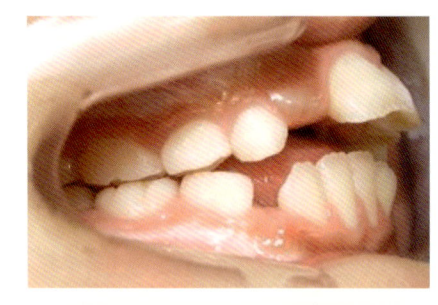

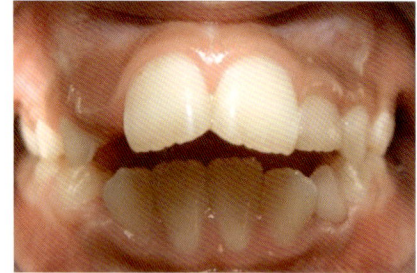

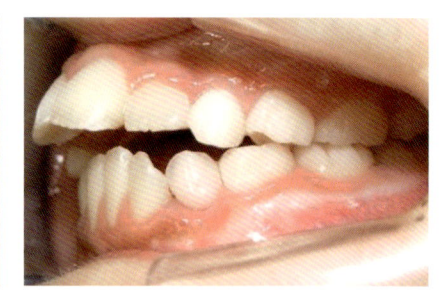

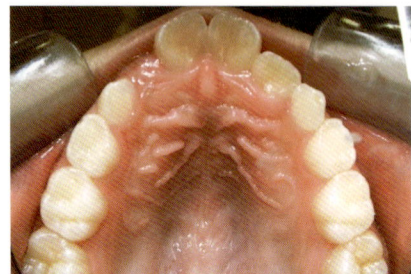

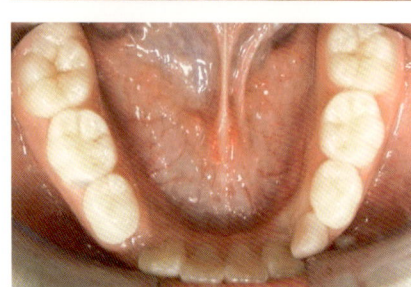

図3a～e　口腔内．右側（a），正面（b），左側（c），上顎（d），下顎（e）．

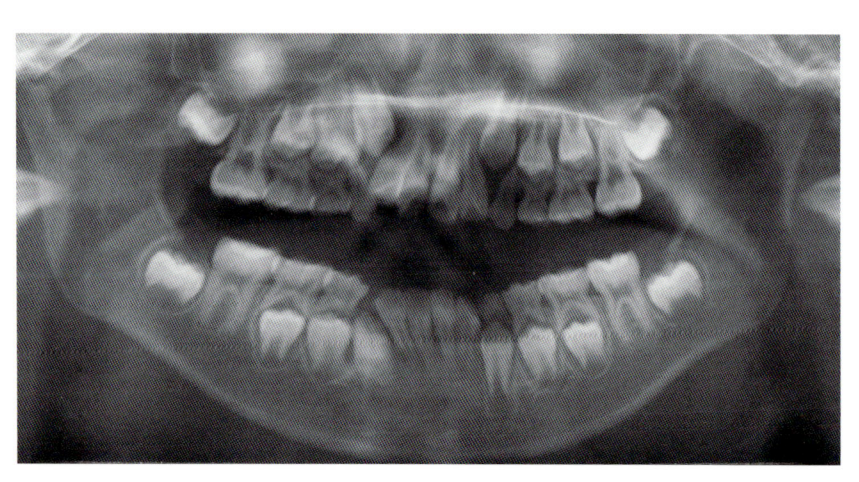

図4　パノラマエックス線像．

症例10

[上下床装置(平行拡大)装着後7か月(図5)]

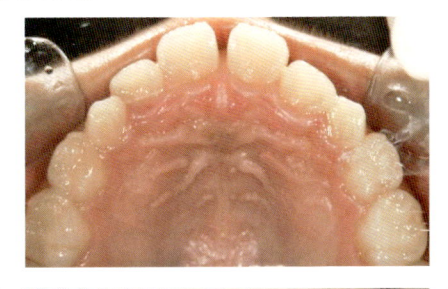

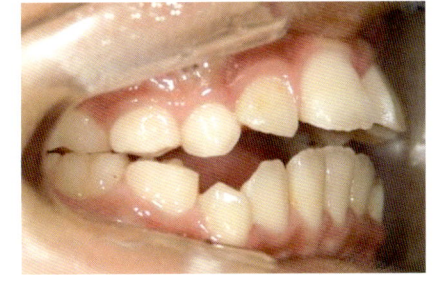

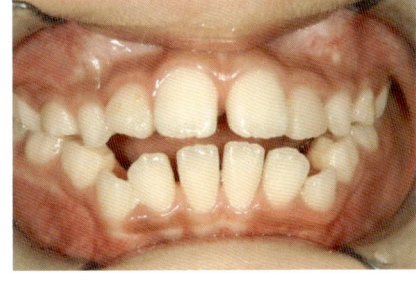

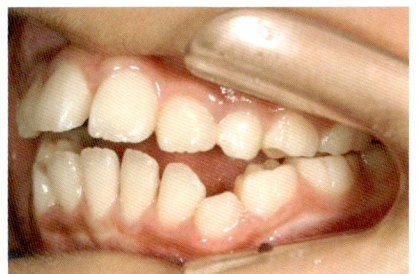

	5d	
5a	5b	5c
	5e	

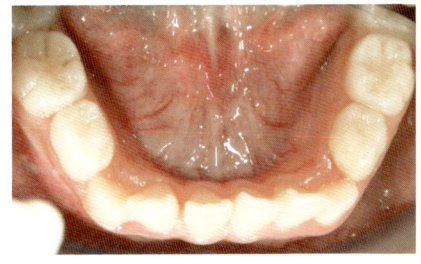

図5a〜e 口腔内．右側(a)，正面(b)，左側(c)，
上顎(d)，下顎(e)．

[上下2装置目床装置(上顎：ファンタイプ，下顎：閉鎖型)装着後5か月(図6)]

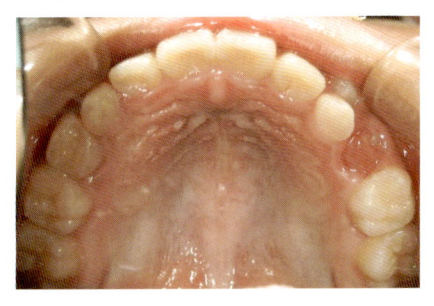

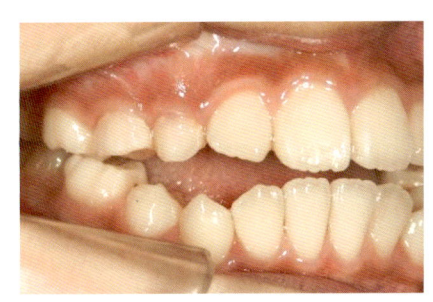

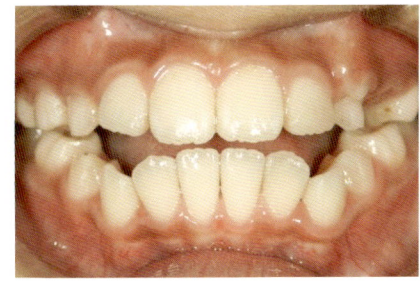

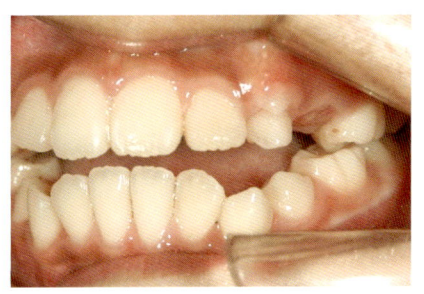

	6d	
6a	6b	6c
	6e	

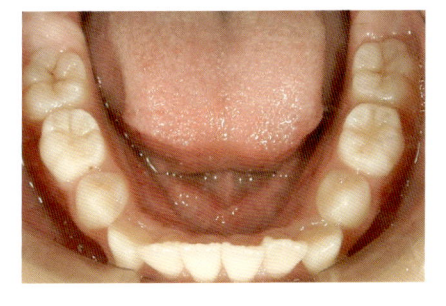

図6a〜e 口腔内．右側(a)，正面(b)，左側(c)，
上顎(d)，下顎(e)．

115

［2回目検査時（図7〜12）：初回から2年3か月後（10歳7か月）］

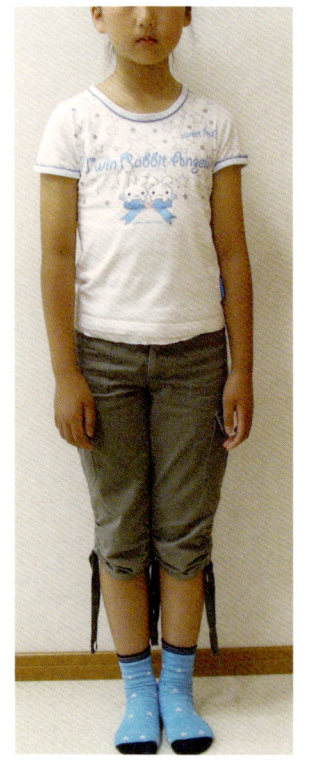

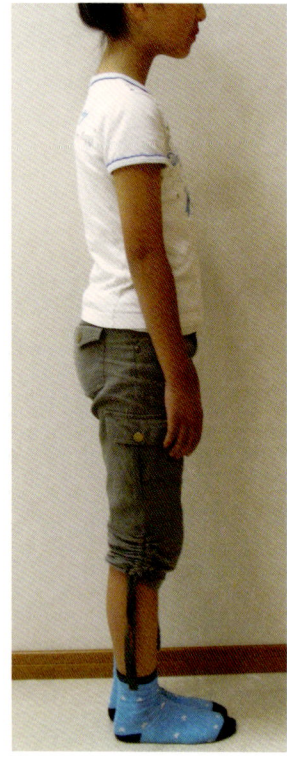

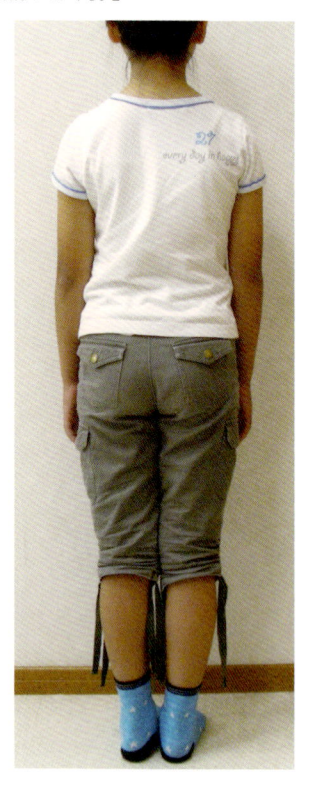

図7　立位．正面（a），側面（b），背面（c）．

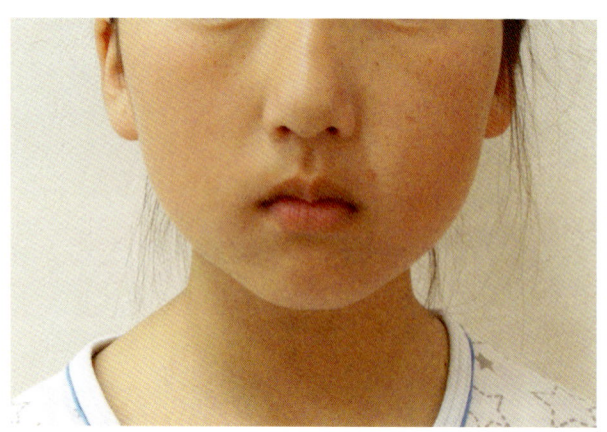

図8a　正貌．

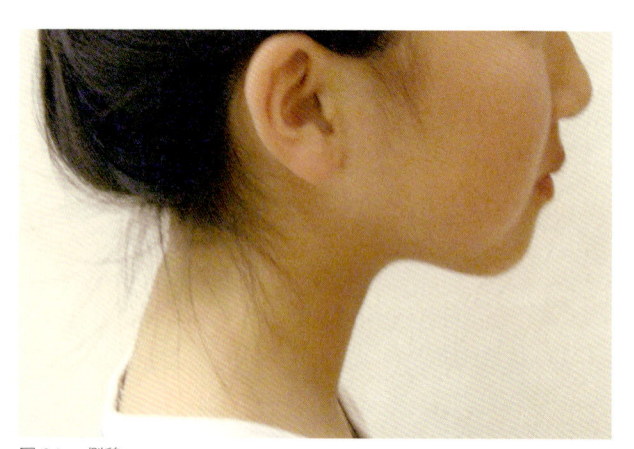

図8b　側貌．

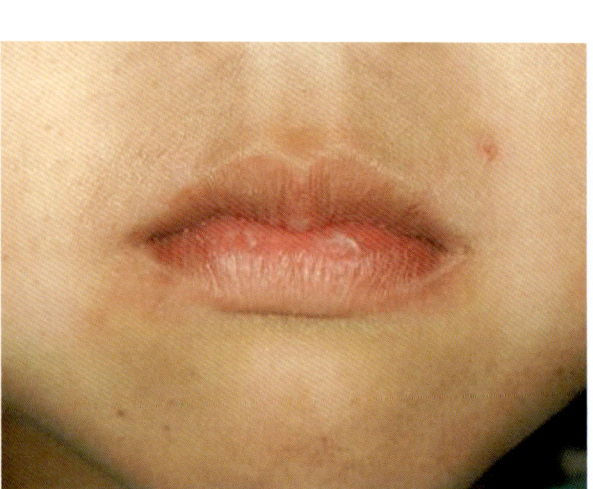

図9a　口元．閉口時正面．

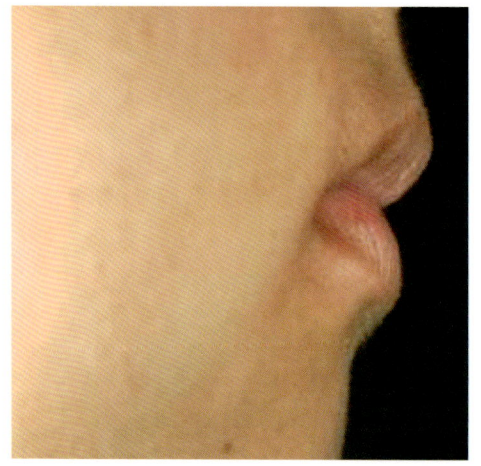

図9b　同側面．

症例10

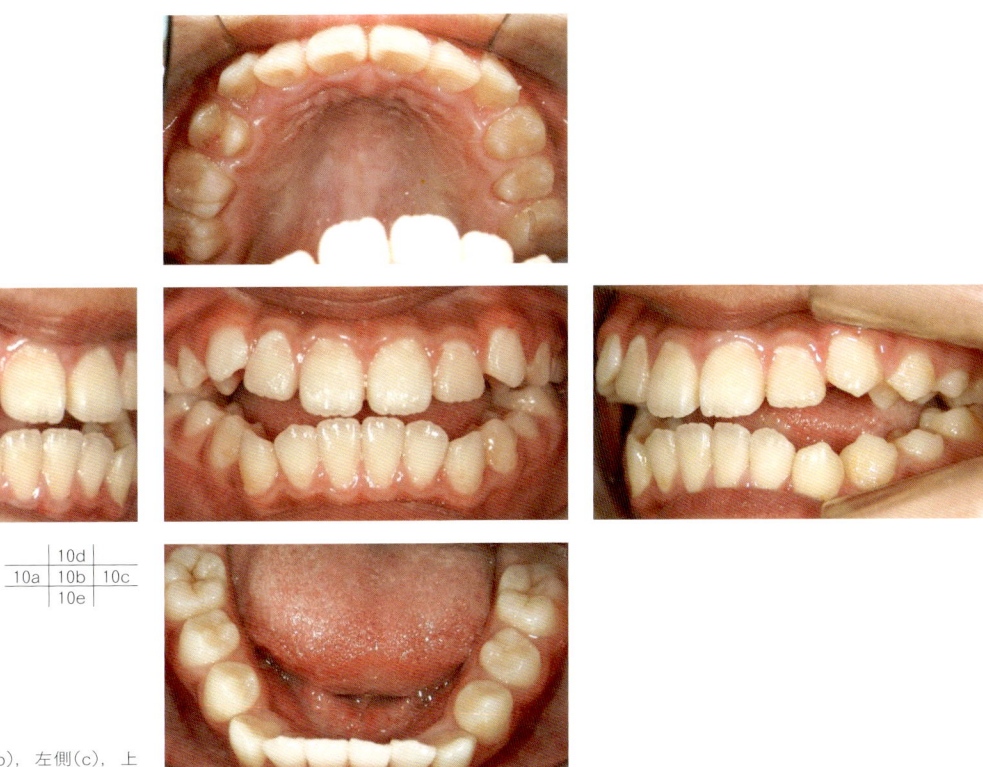

図10 口腔内．右側(a)，正面(b)，左側(c)，上顎(d)，下顎(e)．

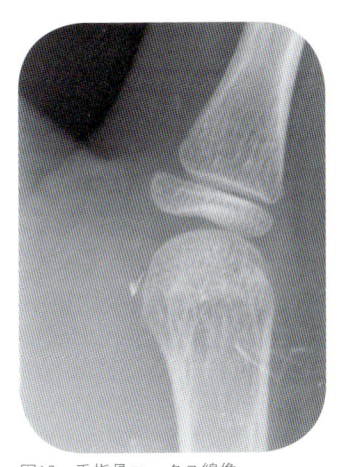

図12 手指骨エックス線像．
　身長と顔の平均最大増加時期と関連のある骨化の部位．成長のピーク前後に骨化する部位として種子骨の骨化はいまだ観察されない．

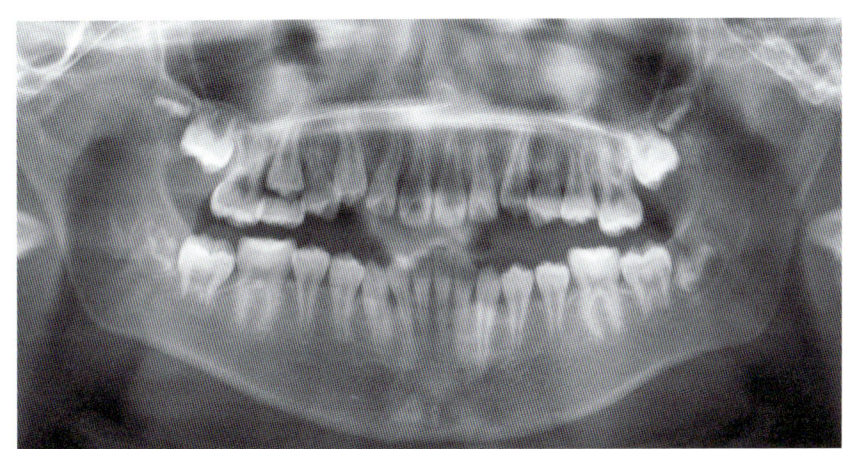

図11 パノラマエックス線像．

症例11のカンファランス・シート

〈平成23年7月提出〉

北海道札幌市：オリエント歯科・安井丈富

症　例　T.K. さん　性別：男

提出理由　診断と治療計画の検討

初診時の状況　平成23年5月　11歳4か月（小6）

主　訴：上顎左側中切歯の唇側偏位

現病歴：小1〜2頃

既往歴：特になし

家族歴：特になし

進学・転居などによる転医の可能性：あり

これまでの治療経過

小3の秋から翌年3月まで，他院で床矯正治療を受けていたが，引っ越しで中断していた．

診察・検査所見　平成23年5月，11歳4か月（小6）

姿勢・顔貌所見

- 姿　勢：円背／前方頭位
- 正　貌：左右非対称，オトガイの左偏／右偏
  　　　Averageface（普通）
- 口唇閉鎖：Normal（普通），Loose（弛緩）
  　　　口唇の翻転あり
- オトガイ部：筋緊張あり
- 側　貌：軽度のConvex（前突型），Straight（直線型）

歯列・咬合所見

- 咬合発育：側方歯交代期
- 顔面正中に対して：上顎歯列正中は　右偏／左偏 0 mm
  　　　　　　　　　下顎歯列正中は　左偏 0.5mm
- 前歯被蓋：右側 Overjet 6.8mm，Overbite 3.0mm
  　　　　　左側 Overjet 2.5mm，Overbite 5.5mm
- 犬歯関係：右側　Ⅱ級
  　　　　　左側　Ⅱ級
- 臼歯関係：右側　Ⅱ級，　左側　Ⅱ級
- 上顎歯列弓：V字型，非対称
- 下顎歯列弓：V字型，非対称
- 咬頭嵌合時の下顎の偏位：あり（左後方）

歯・骨の所見（エックス線所見を含む）：

　D|D 近心に削合跡

歯肉・粘膜所見：特記所見なし

習癖（口の機能の問題）

- 口腔習癖：嚥下癖，低位舌，口呼吸
- 食習癖：特記所見なし

咬合異常の診断（診察・検査所見から判断する）

咬合分類　側方歯交代期の前歯部叢生を伴う下顎の
　　　　　機能的遠心咬合

不正要因

- 骨格型要因：上顎の狭窄，下顎の劣成長
- 機能型要因：下顎の機能的後方偏位も関与しているか？
- 不調和型要因：軽度
- 習癖型要因：不良姿勢，口呼吸，嚥下癖，低位舌
- 歯の要因：上顎両側中切歯の歯根短縮

治療計画（いつ，なにを）

要因の解消法

- 骨格型要因：床矯正装置による上顎歯列の拡大，
  　　　　　　噛み締め型FKOによる下顎の成長促進
- 機能型要因：上顎歯列の拡大による下顎の前方誘導
- 不調和型要因：経過観察
- 習癖型要因：不良姿勢，口呼吸，嚥下癖，低位舌の指導
- 歯の要因：上顎両側中切歯歯根短縮の経過観察

治療スケジュール

- 側方歯交代期（小4〜6）
- 若い永久歯列期（中1〜3）
  上記不正要因のうち，未解消要因に対する処置と指導の継続
- 若い成人期（高校生・大学生）
  治療後の定期健診・必要な歯科保健指導

コメント

歯の要因以外は，不正要因と症状との因果関係が説明しやすく，対処しやすい症例である．（伊藤）

〔青字：症例提出者記入　赤字：講師（伊藤学而）記入〕

症例11の写真 初診時, 11歳4か月, 男. (図1〜5)

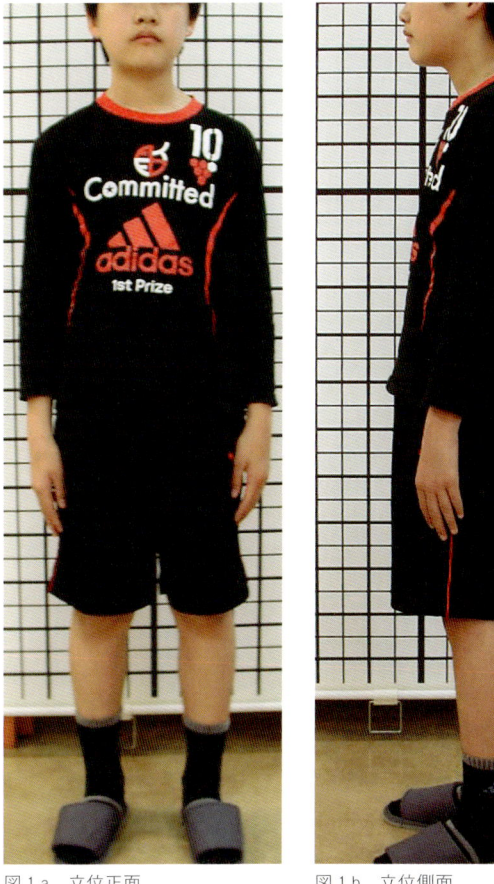

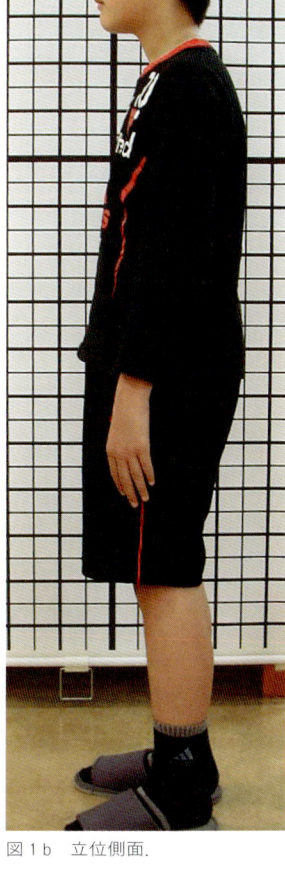

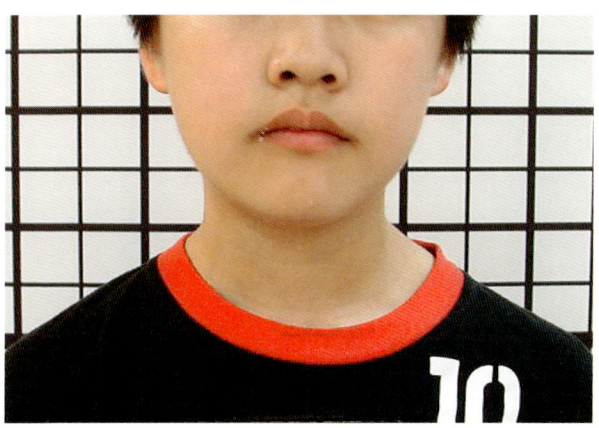

図1a 立位正面.

図1b 立位側面.

図2a 正貌.

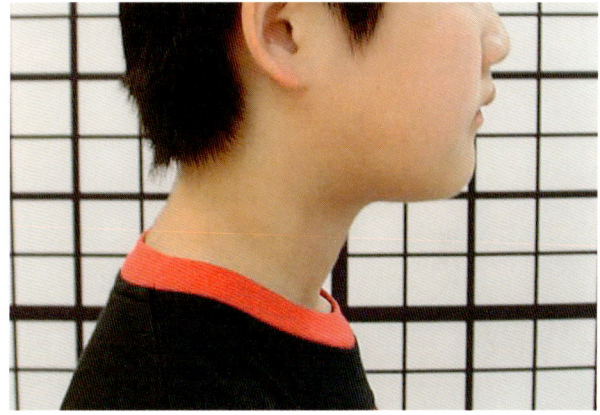

図2b 側貌.

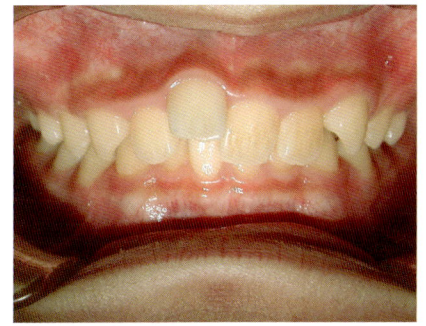

図3a 正面観.

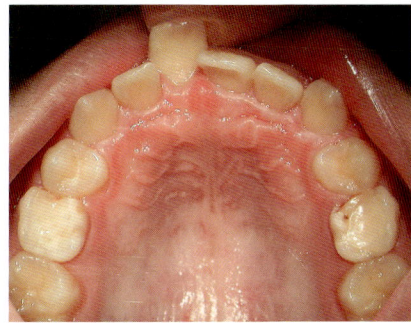

図3b 咬合面観(上顎).

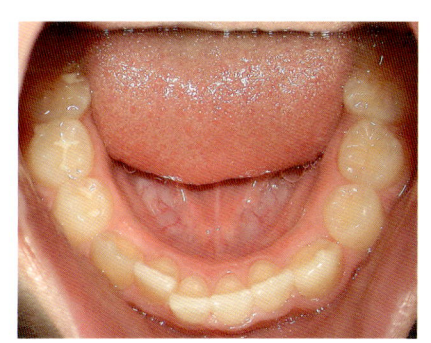

図3c 咬合面観(下顎).

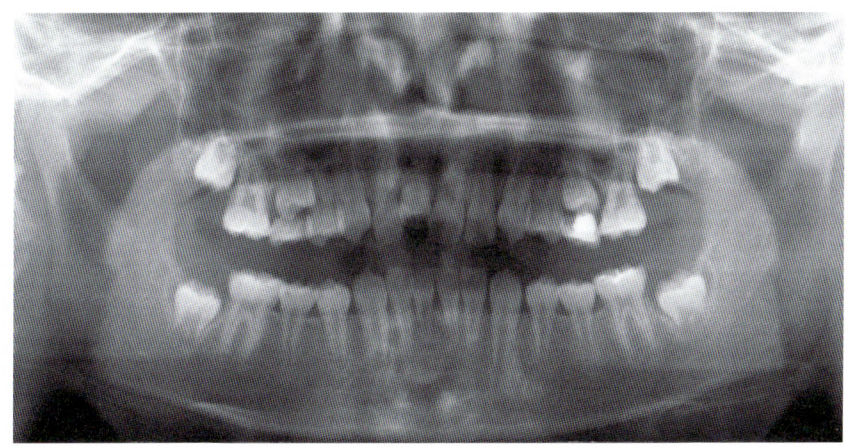

図4 パノラマエックス線像.

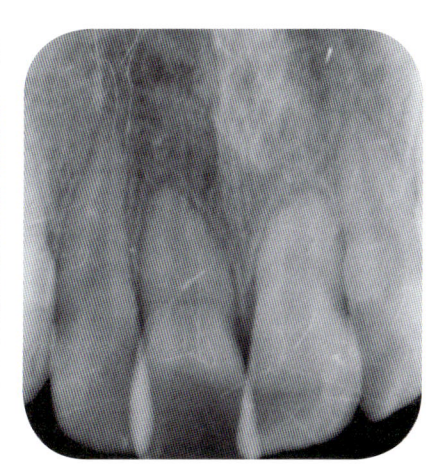

図5 デンタルエックス線像.

症例12のカンファランス・シート

〈平成23年7月提出〉

北海道天塩郡：峰村歯科医院・峰村久憲

症 例 S.T. さん 性別：女
提出理由 治療経過の供覧
初診時の状況 平成22年3月 10歳6か月(小4)
主 訴：右側前歯の交叉咬合
現病歴：かなり前から気づいていたが，迷っていた
既往歴：特になし
家族歴：特になし
進学・転居などによる転医の可能性：なし

診察・検査所見 平成22年3月，10歳6か月(小4)

姿勢・顔貌所見
- 姿 勢：右方傾斜，前かがみ
- 正 貌：左右非対称，オトガイの右偏, Average face（普通）
- 口唇閉鎖：Normal（普通），口唇の翻転なし
- オトガイ部：筋緊張なし
- 側 貌：Straight（直線型）

歯列・咬合所見
- 咬合発育：側方歯交代期
- 顔面正中に対して：上顎歯列正中は 右偏1mm
　　　　　　　　　　下顎歯列正中は 右偏1mm
- 前歯被蓋：Overjet 1mm, Overbite 1.5mm
- 犬歯関係：I級，臼歯関係：I級
- 上顎歯列弓：U字型，非対称
- 下顎歯列弓：U字型，非対称
- 咬頭嵌合時の下顎の偏位：あり・右前方

歯・骨の所見（エックス線所見を含む）：特記所見なし
歯肉・粘膜所見：特記所見なし
習癖（口の機能の問題）
- 口腔顔面習癖：頬づえ，睡眠態癖
- 食習癖：片咀嚼

咬合異常の診断（診察・検査所見から判断する）
咬合分類 側方歯交代期の頬づえ・睡眠態癖を伴う交叉咬合
不正要因
- 骨格型要因：なし
- 機能型要因：下顎の機能的偏位(右方)
- 不調和型要因：なし
- 習癖型要因：不良姿勢，頬づえ，睡眠態癖(うつ伏せ寝)
- 歯の要因：なし

治療計画（いつ，なにを）
要因の解消法
- 機能型要因：上顎歯列の非対称→歯列の拡大
　　　　　　　下顎歯列の非対称→歯列の拡大
- 習癖型要因：不良姿勢，頬づえ，睡眠態癖(うつ伏せ寝)の解消

治療スケジュール
- 側方歯交代期(小1～2)：頬づえ，うつ伏せ寝を改める，布団，枕などのチェック，生活習慣全般の見直し
- 若い永久歯列期(中1～3)：経過観察

治療経過
H22.4. T4Kの装着指導（昼に1時間と就寝時に）
H22.5. 交叉咬合は解消，歯列の変形も改善
　　　 前かがみの解消
H22.7. 4|4 萌出，正中右偏が1mm減少
H23.1. 姿勢も咬合も改善した

コメント

　初診時の症状として 1|2 の交叉咬合，歯列の変形と下顎のわずかな右側偏位が見られた．左を下にするうつ伏せ寝以外に不正要因がなかったので，睡眠態癖を改める指導とT4K装置で歯列と顎位を矯正した．
　1か月ほどで交叉咬合が改善．3か月目には歯列の変形と顎位，肩こりも改善．9か月目には姿勢のゆがみも取れて肩こりも消失していた．睡眠態癖を改善し，簡単な既製の装置を用いただけで良い結果を得ることができた．
　しかし睡眠態癖を完全に改めることは難しく，気がつくと戻っていることがあるので，T4Kは継続して使用させている．（提出者）

〔青字：症例提出者記入　赤字：講師（伊藤学而）記入〕

症例12の写真　初診時，10歳6か月，女．初診時（図1〜3）

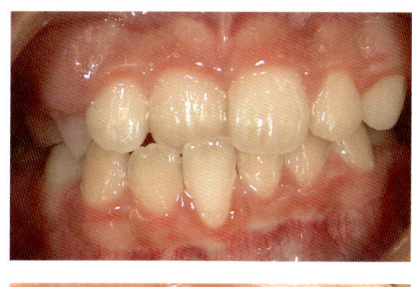

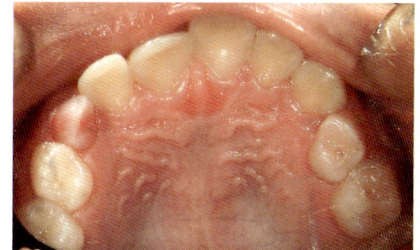

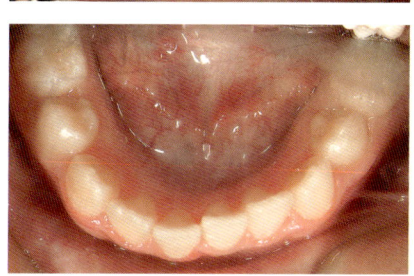

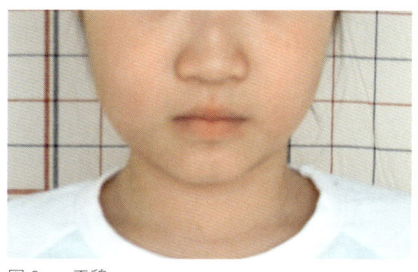

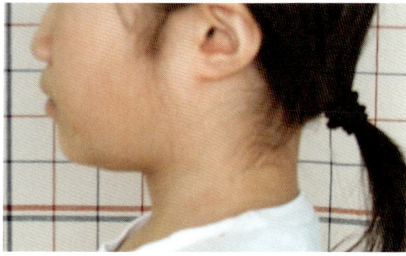

図1a　立位正面．

図1b　立位側面．

図2a　正貌．

図2b　側貌．

図3a　正面観．

図3b　上顎．

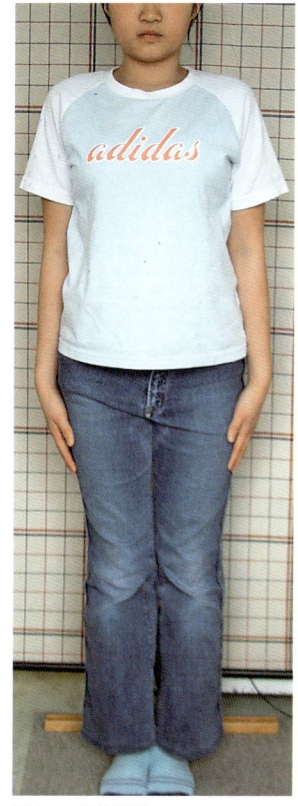

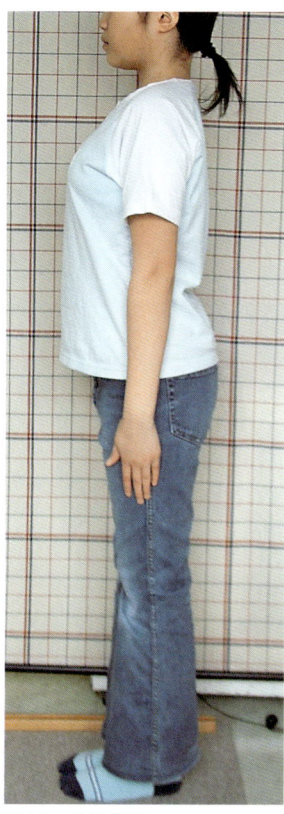

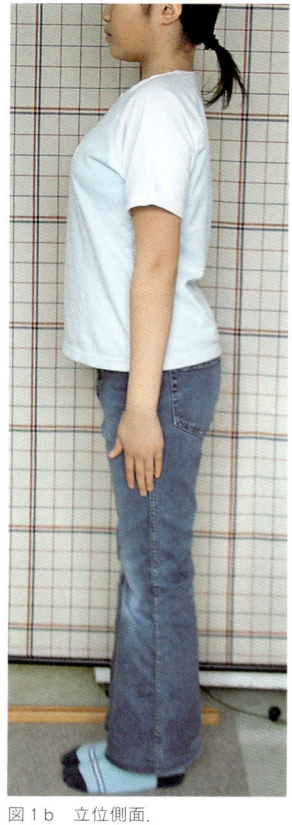

図3c　下顎．

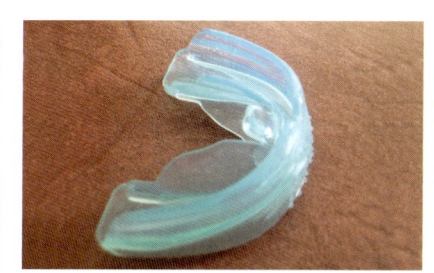

図4　T4K装置．

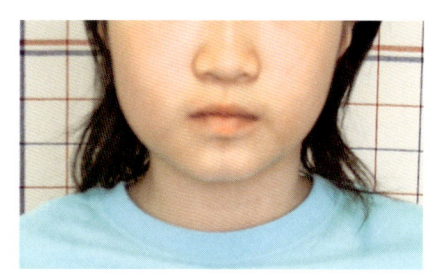

図5a　2か月後正貌．

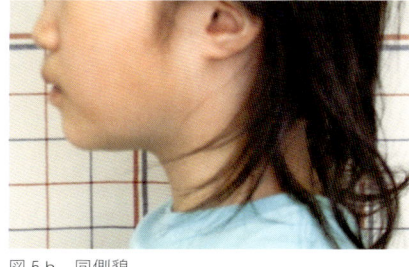

図5b　同側貌．

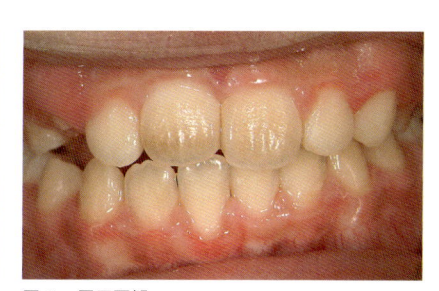

図6　同正面観．

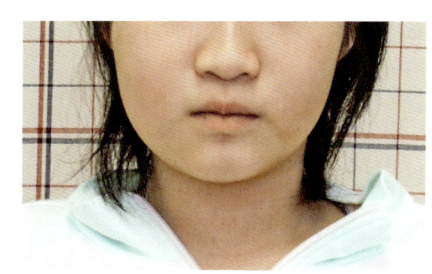

図7a　10か月後正貌．

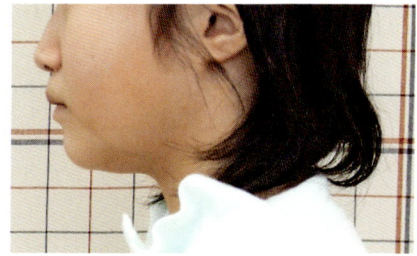

図7b　同側貌．

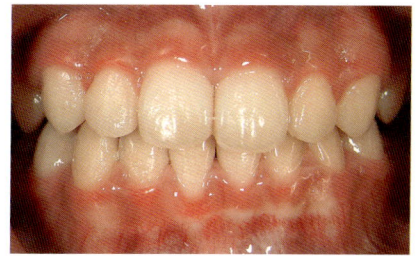

図8　同正面観．

121

症例13のカンファランス・シート

〈平成23年7月提出〉

北海道札幌市：いちやま歯科・一山茂樹

症　例　W.T. さん　性別：女

提出理由　診断と治療計画，特に脳性麻痺児の床矯正治療の可能性について

初診時の状況　平成22年2月　14歳4か月（中2）

主　訴：前歯の前突と叢生
現病歴：数年前から気にしていたが，ブラケットが嫌で迷っていた
既往歴：脳性麻痺
家族歴：特になし
進学・転居などによる転医の可能性：なし

これまでの治療経過

H22.5.〜H23.2.　床装置で上下歯列の側方拡大
H23.3.〜現在　床装置で上顎歯列の側方拡大と 2－2 舌側移動
　　　　　　　　下顎歯列の側方拡大と 2－2 の唇側移動
　　　　　　　　セラバイト咬みによる下顎の前方成長誘導
　　　　　　　　舌の挙上訓練，口唇閉鎖訓練

診察・検査所見　平成22年3月，14歳5か月（中2）

姿勢・顔貌所見
- 姿　勢：円背／前方頭位，右方傾斜
- 正　貌：オトガイの左偏，Long face／high angle（長顔貌）
- 口唇閉鎖：Loose（弛緩），口唇の翻転あり
- オトガイ部：筋緊張あり
- 側　貌：Convex（前突型）

歯列・咬合所見
- 咬合発育：若い永久歯列期
- 顔面正中に対して：下顎歯列正中は左偏1mm
- 前歯被蓋：Overjet 5 mm，Overbite 2 mm
- 犬歯関係：I級
- 臼歯関係：I級
- 上顎歯列弓：V字型
- 下顎歯列弓：V字型
- 咬頭嵌合時の下顎の偏位：あり（左側偏位）

歯・骨の所見（エックス線所見を含む）：特記所見なし
歯肉・粘膜所見：舌小帯異常

習癖（口の機能の問題）
- 口腔習癖：低位舌，口呼吸
- 食習癖：あまり嚙んでいない

咬合異常の診断　（診察・検査所見から判断する）

咬合分類　若い永久歯列期のI級叢生
不正要因
- 骨格型要因：上顎の劣成長／狭窄，下顎の劣成長／狭窄
- 習癖型要因：不良姿勢，口呼吸，咀嚼不足

治療計画　（いつ，なにを）

要因の解消法
- 骨格型要因：上下顎の成長促進と拡大→床装置の使用
- 習癖型要因：姿勢改善，鼻呼吸訓練，咀嚼訓練，
　　　　　　　舌小帯切除→舌挙上訓練

治療スケジュール
- 若い永久歯列期（中1〜3）
　姿勢改善，鼻呼吸訓練，グラインディング型咀嚼の訓練，
　上下顎の拡大床装置
- 保定期（高2〜3）
　術後経過観察：約2年

コメント

　脳性麻痺を患っていても，程度が軽く，術者とコミュニケーションがとれて家族の支援も得られれば，矯正治療は可能である．（伊藤）

〔青字：症例提出者記入　赤字：講師（伊藤学而）記入〕

症例13の写真　初診時，14歳4か月，女．（図1～4）

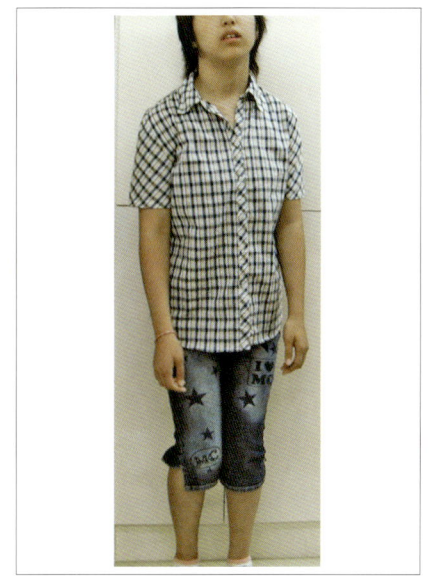

図1　立位正面．

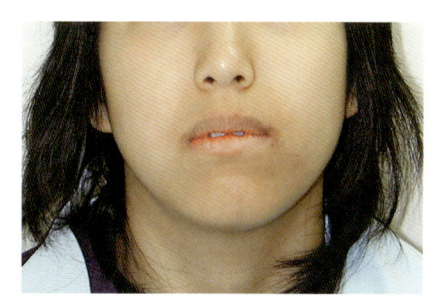

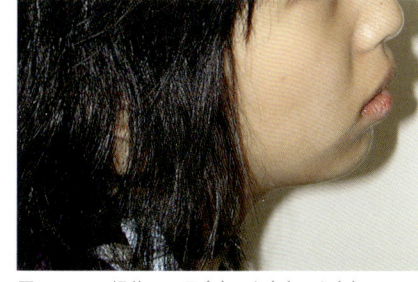

図2a～c　顔貌．正面(a)，右(b)，左(c)．

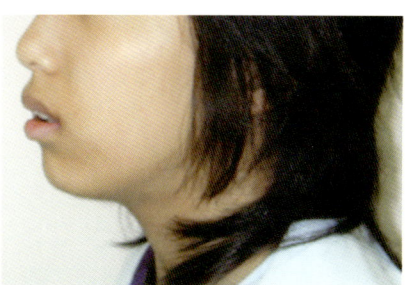

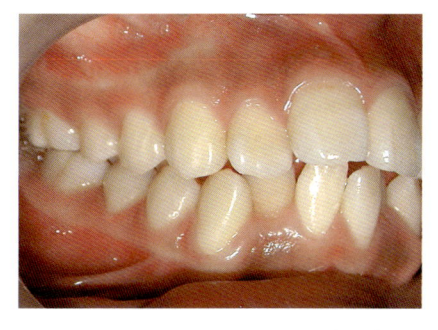

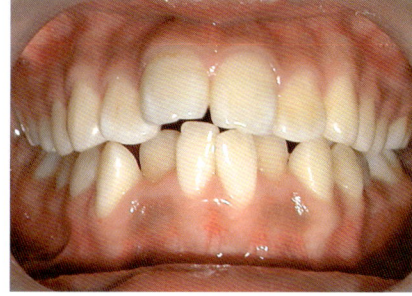

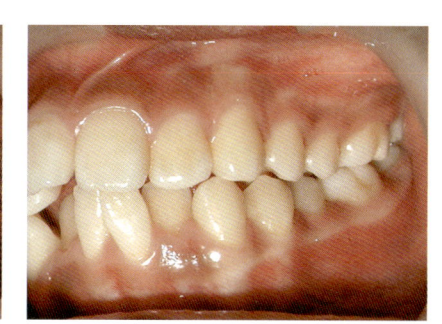

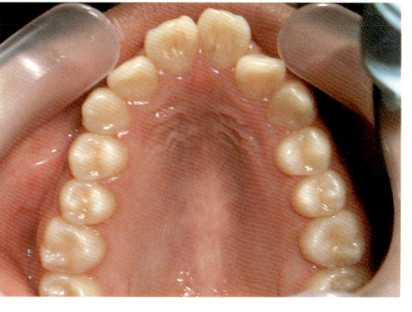

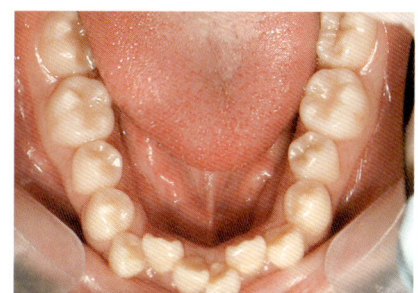

図3a～e　口腔内．右側(a)，正面(b)，左側(c)，上顎(d)，下顎(e)．

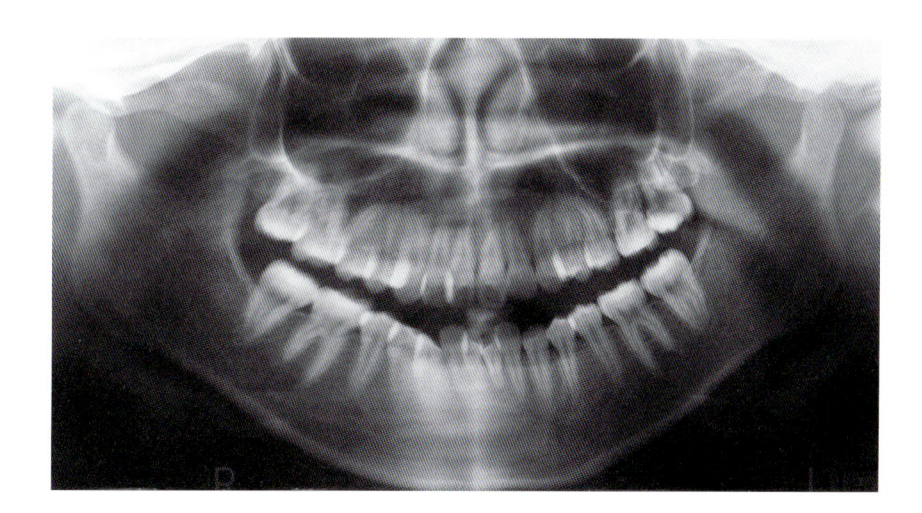

図4　パノラマエックス線像．

123

カンファランス仲間との症例検討　第4章

[8か月後口腔内（図5a～e）]

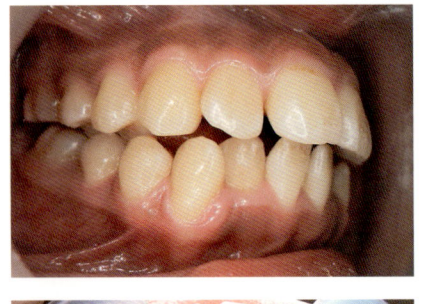

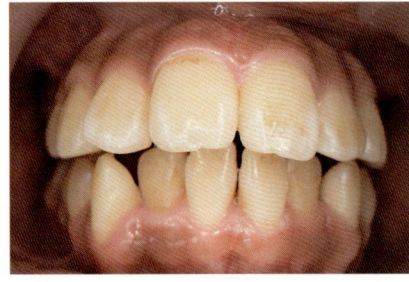

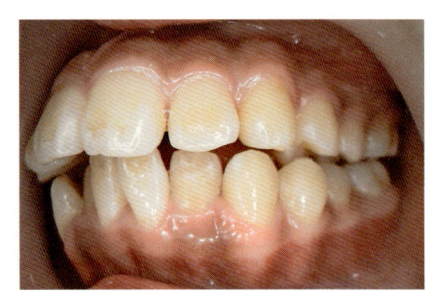

5a | 5b | 5c
5d | 5e

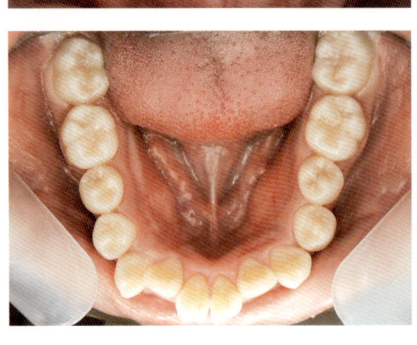

図5a～e　8か月後口腔内．右側(a)，正面(b)，左側(c)，上顎(d)，下顎(e)．

[14か月後（図6a～c, 7a～e）]

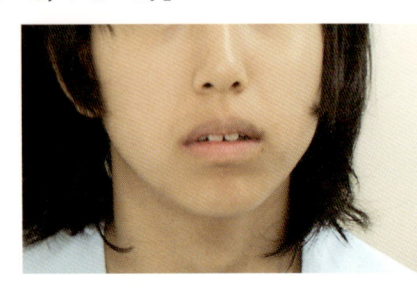

6a
6b | 6c

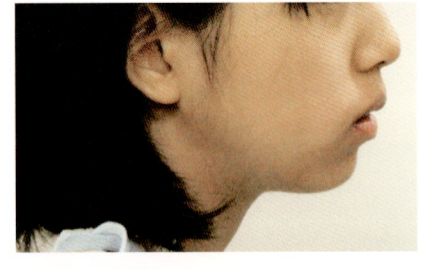

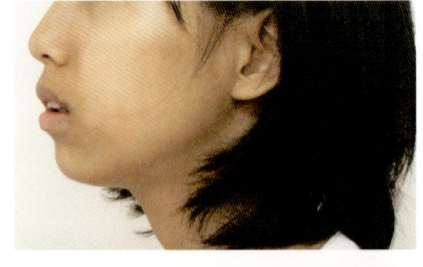

図6a～c　14か月後顔貌．正面(a)，右(b)，左(c)．

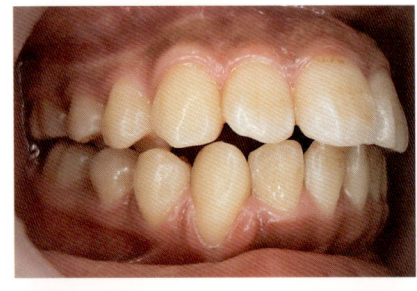

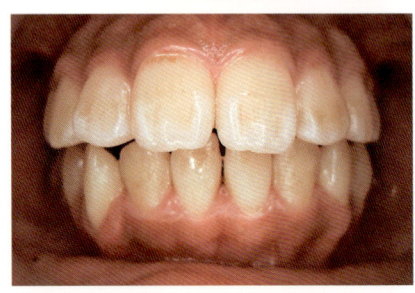

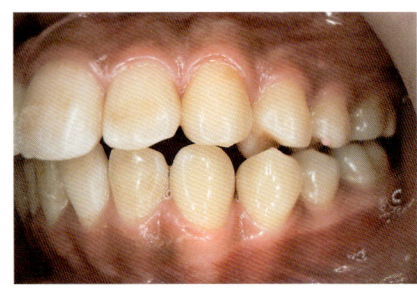

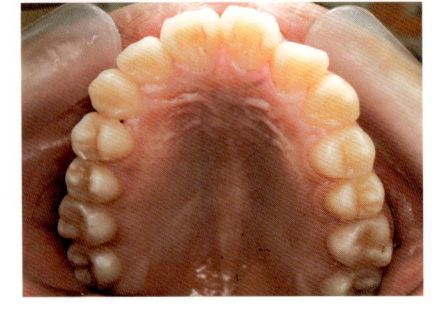

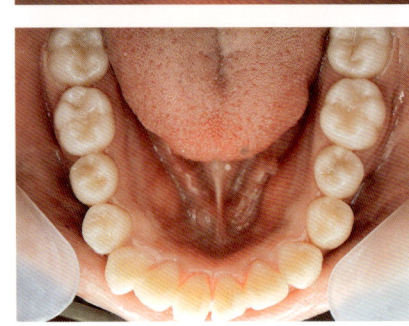

7a | 7b | 7c
7d | 7e

図7a～e　14か月後口腔内．右側(a)，正面(b)，左側(c)，上顎(d)，下顎(e)．

124

症例14のカンファランス・シート

〈平成23年6月提出〉

北海道札幌市：川中歯科医院・川中政治

症　例　S.K. さん　性別：女

提出理由　治療経過と今後の方針，特に保定と終了について

初診時の状況　平成20年2月　9歳6か月（小3）

主　訴：八重歯が気になる
現病歴：平成19年10月　う蝕処置時に担当医から指摘，改めて受診
既往歴，家族歴：特になし
進学・転居などによる転医の可能性：なし

これまでの治療経過

H20.3.　上顎側方拡大と6|遠心移動の床装置を装着
H20.7.～8.　床装置の唇側誘導線と4|アダムス鉤を切断
H21.1.　ガムトレーニング開始
H21.5.～12.　下顎側方拡大，6|遠心移動
H21.8.～12.　上顎装置は保定用に，下顎装置は使用終了
H22.9.　2|の被蓋改善
H23.1.　上顎正中離開が閉鎖，上顎保定装置として使用

診察・検査所見　平成20年7月，9歳11か月（小4）

姿勢・顔貌所見
- 姿　勢：円背／前方頭位
- 正　貌：左右対称，Average face（普通）
- 口唇閉鎖：Normal（普通），口唇の翻転なし
- オトガイ部：筋緊張なし
- 側　貌：Straight（直線型）

歯列・咬合所見
- 咬合発育：若い永久歯列期
- 顔面正中に対して：上顎歯列正中は　右偏2mm
- 前歯被蓋：Overjet 3mm，Overbite 3mm
- 犬歯関係：右Ⅰ級，左Ⅱ級
- 臼歯関係：左右Ⅰ級
- 上顎歯列弓：Ｖ字型
- 下顎歯列弓：Ｖ字型
- 咬頭嵌合時の下顎の偏位：なし

歯・骨の所見（エックス線所見を含む）：特記所見なし
歯肉・粘膜所見：特記所見なし

習癖（口の機能の問題）
- 口腔習癖：嚥下癖，低位舌，睡眠態癖
- 食習癖：片咀嚼

咬合異常の診断（診察・検査所見から判断する）
咬合分類　若い永久歯列期の3|唇側転位と2|口蓋側転位
不正要因
- 骨格型要因：上下顎前歯部の狭窄
- 不調和型要因：中等度
- 習癖型要因：不良姿勢，嚥下癖，低位舌，睡眠態癖，左片咀嚼

治療計画（いつ，なにを）
要因の解消法
- 骨格型要因：上下顎前歯部の狭窄→上下歯列の拡大
- 不調和型要因：中等度→上下歯列の拡大
- 習癖型要因：不良姿勢，嚥下癖，低位舌，睡眠態癖，左片咀嚼→習癖の解消

治療スケジュール
- 若い永久歯列期（中1～3）
  拡大床装置による6|遠心移動と上下歯列の側方拡大，不良姿勢と口腔習癖に対する筋機能改善指導

提出者の質問と，それに対するコメント

質問

当初，6|遠心移動と2|唇側移動を考えた．2|逆被蓋と3|唇側転位は解消したが，上下歯列正中のズレが残った．今の装置をいつまで使うか，保定は必要か？

コメント

H22.5.の口腔内写真では上下歯列に空隙が残っているが正中線はズレていない．しかしH23.1.では上下歯列の歯間空隙が消失し正中線がズレている．上下歯列の幅が後戻りしたので，噛み込むと下顎歯列は右へ誘導されて正中線がズレるのだ．

そこで上顎歯列をH22.5.の状態まで拡大しながら，習癖型要因を解消すれば，下顎歯列は上顎歯列に誘導されて再配列し，正中のズレは解消するであろう．（伊藤）

〔青字：症例提出者記入　赤字：講師（伊藤学而）記入〕

カンファランス仲間との症例検討　第4章

症例14の写真　治療開始4か月後，9歳11か月，女（図1～3）

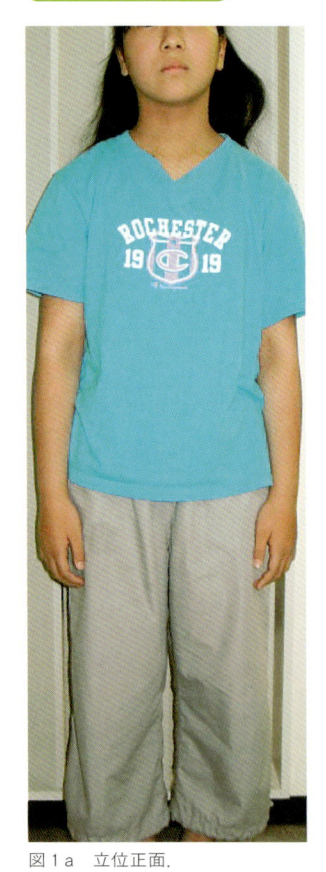

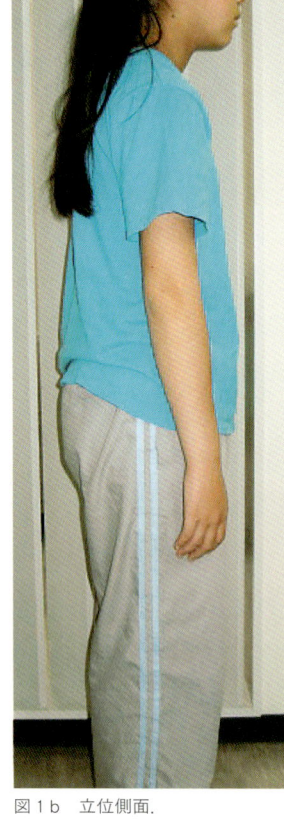

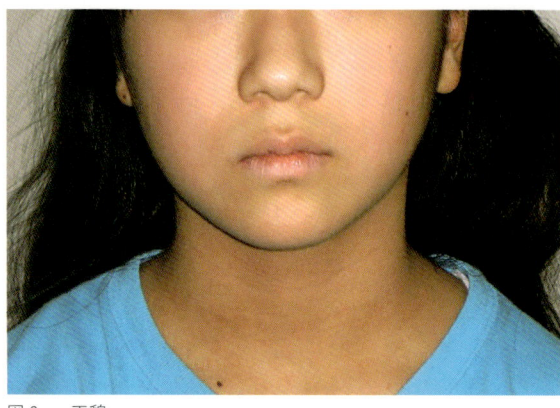

図1a　立位正面.

図1b　立位側面.

図2a　正貌.

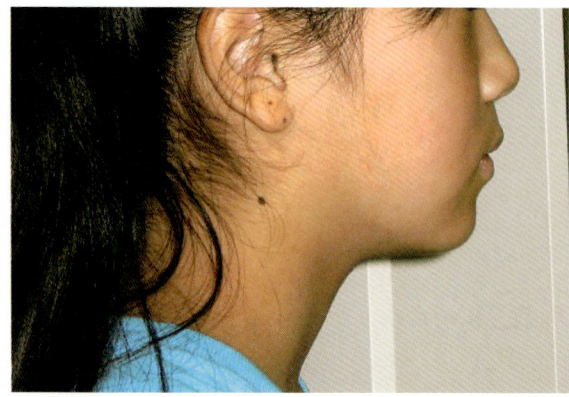

図2b　側貌.

［拡大床装置により拡大開始（図3a～e）］

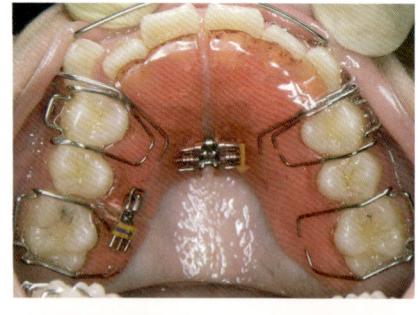

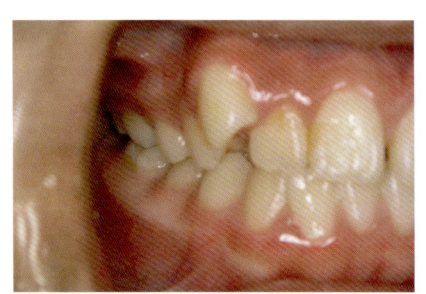

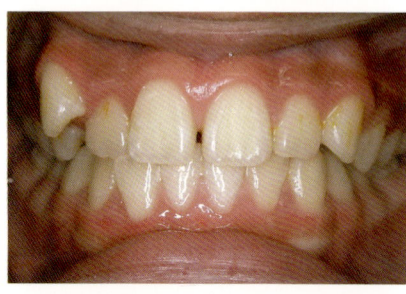

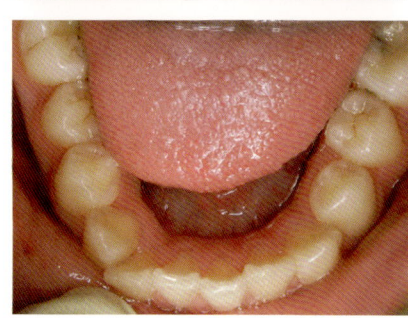

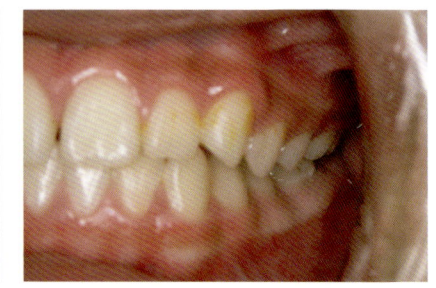

	3d	
3a	3b	3c
	3e	

図3a～e　口腔内．右側（a），正面（b），左側（c），上顎（d），下顎（e）.

126

症例14

[10か月後(図4a, b)]

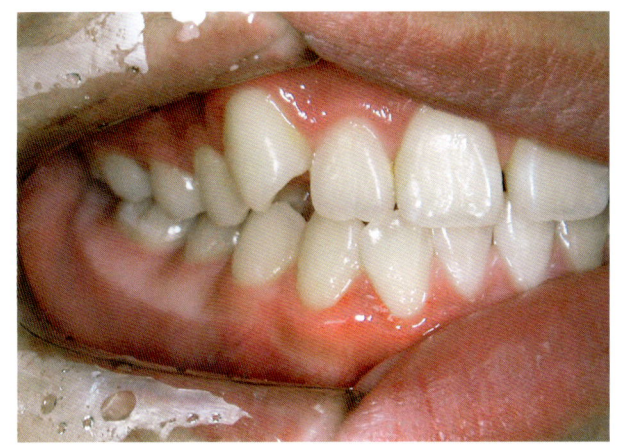

図4a 右側面観.

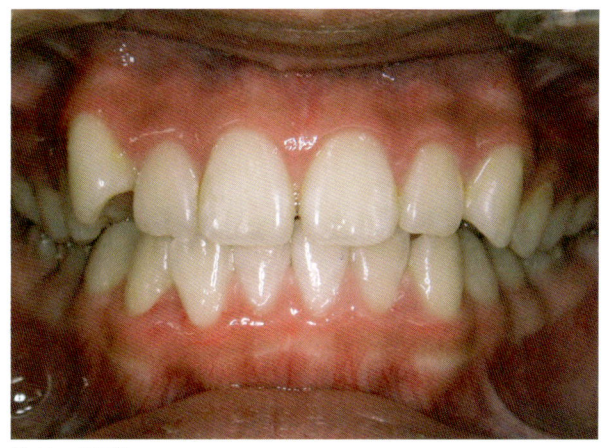

図4b 正面観.

[2年2か月後(図5a, b)]

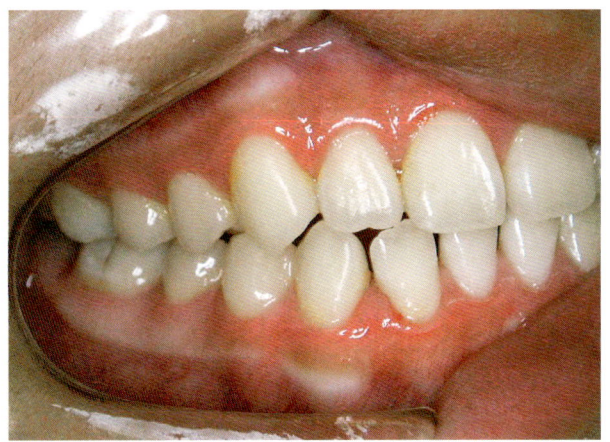

図5a 右側面観.

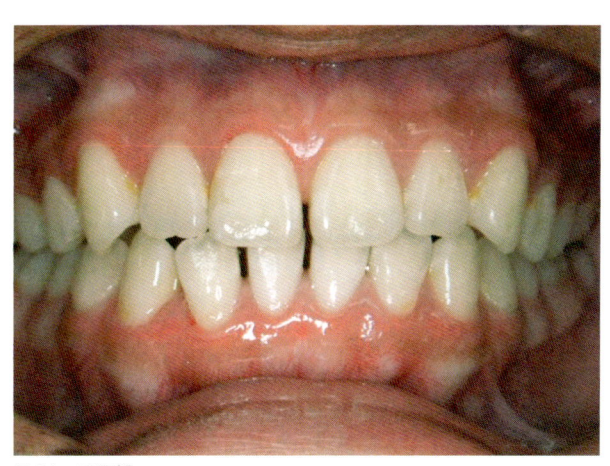

図5b 正面観.

[2年10か月後(図6a, b)]

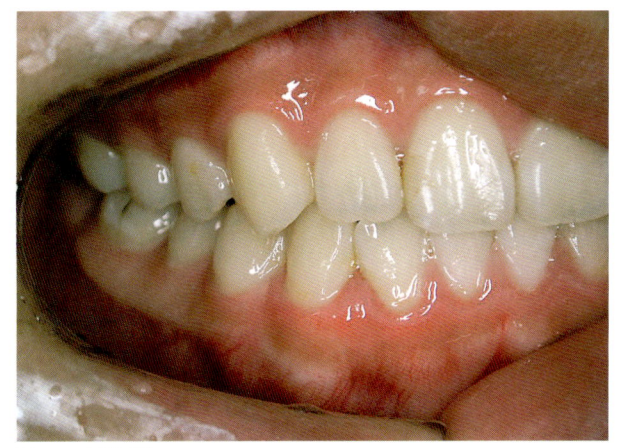

図6a 右側面観.

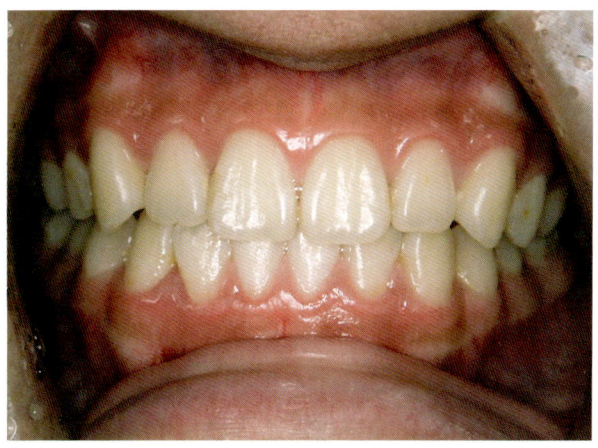

図6b 正面観.

カンファランス仲間との症例検討　第4章

症例15のカンファランス・シート

〈平成21年3月提出〉

北海道別海町：別海町立尾岱沼歯科診療所・伊勢 明

症　例　T. N. さん　性別：男

提出理由　以下の2点に工夫を凝らした．
1）第一大臼歯の遠心移動と，それに続く小臼歯と犬歯の遠心移動に「ISE方式」を考案した．
2）口腔清掃不良のため，可撤式の床装置だけで治療した．

初診時の状況　平成20年2月　10歳9か月（小4）

主　訴：上下前歯の配列不正，特に八重歯
現病歴：平成18年1月，3|の唇側萌出
既往歴：平成17年，急性骨髄性白血病で約1年入院
　　　　ドナーは妹
家族歴
　兄：そっくりな歯列不正，矯正専門医院で抜歯矯正
　妹：当院で床矯正中
進学・転居などによる転医の可能性：なし

これまでの治療経過　カリエス処置のみ

診察・検査所見　平成20年2月，10歳9か月（小4）

姿勢・顔貌所見
- 姿　勢：円背／やや前方頭位，左方傾斜
- 正　貌：左右非対称（軽度）
　　　　　Long face／high angle（長顔貌）
- 口唇閉鎖：Normal（普通），口唇の翻転あり
- オトガイ部：筋緊張あり
- 側　貌：Convex（前突型）

歯列・咬合所見
- 咬合発育：若い永久歯列期
- 顔面正中に対して：上顎歯列正中　右偏／左偏　0 mm
　　　　　　　　　　下顎歯列正中　右偏／左偏　0 mm
- 前歯被蓋：Overjet 3 mm，Overbite 2 mm
- 犬歯関係：両側Ⅰ級
- 臼歯関係：両側Ⅰ級
- 歯列弓形態
　上顎：V字型，　下顎：Square型
- 咬頭嵌合時の下顎の偏位：なし

歯・骨の所見（エックス線所見を含む）：
8|8 矮小，5| 口蓋側萌出，歯面脱灰

歯肉・粘膜所見：発赤，腫脹

習癖（口の機能の問題）
- 口腔習癖：嚥下癖，低位舌
- 食習癖：左側片咀嚼

咬合異常の診断　（診察・検査所見から判断する）

咬合分類　若い永久歯列期の歯列狭窄と叢生

不正要因
- 骨格型要因：長顔貌
- 不調和型要因：中等度
- 習癖型要因：不良姿勢，嚥下癖，食事中の飲水
　　　　　　　右側咀嚼

治療計画　（いつ，なにを）

要因の解消法
- 骨格型要因：経過観察
- 不調和型要因：上下歯列の拡大，6|6 の遠心移動
- 習癖型要因：姿勢の改善，チューブ噛み訓練，
　　　　　　　嚥下指導

治療スケジュール
- 若い永久歯列期（中1～3）
　床装置で，アーチフォームと咬頭嵌合の調整

考　察　叢生症例に対する第一大臼歯遠心移動法（Akira方式と命名）と，それに続く小臼歯，犬歯の遠心移動法（ISE方式と命名）を試み，効果を得た．

コメント

不調和型要因に対する歯列拡大と上顎側方歯群の遠心移動，習癖型要因に対する習癖指導が主体の症例．経過は良好で，いずれも効果を上げている．（伊藤）

〔青字：症例提出者記入　赤字：講師（伊藤学而）記入〕

症例15の写真 初診時，10歳9か月，男．（図1〜5）

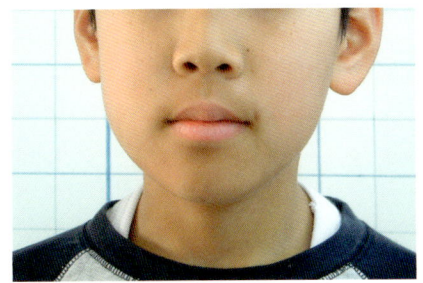

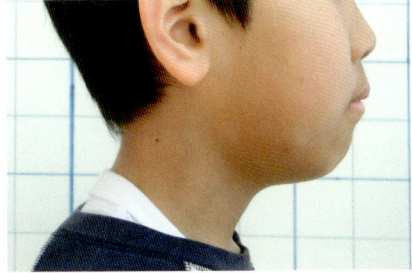

図1a 初診時正貌．

図1b 同側貌．

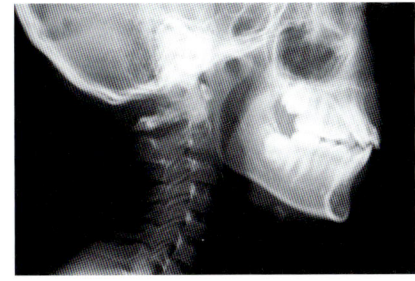

図2 同セファログラム．

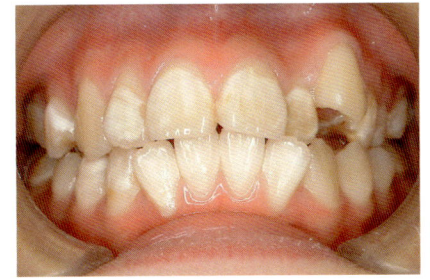

図3a 初診時正面観．

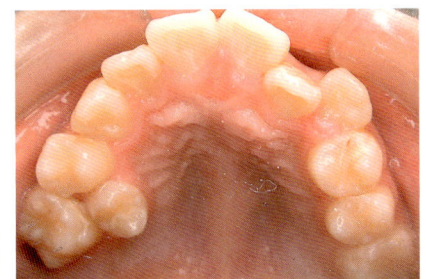

図3b 同咬合面観（上顎）．

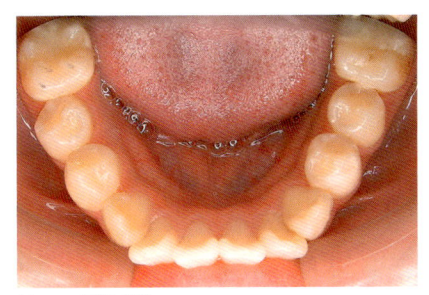

図3c 同（下顎）．

[治療経過：10歳10か月〜13歳11か月（図4〜11）]

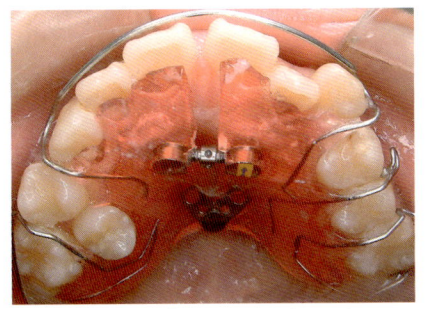

図4 ファンタイプ床装置で拡大（H20.3.）．

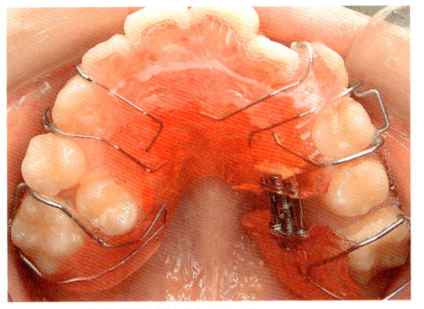

図5 |6 遠心移動終了（H20.7.）．

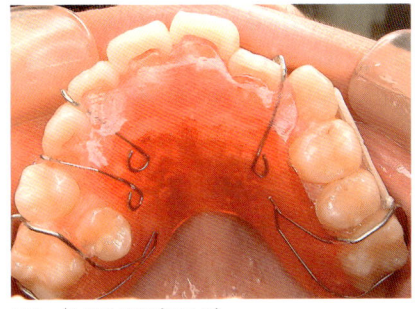

図6 |3 遠心移動（H20.9.）．

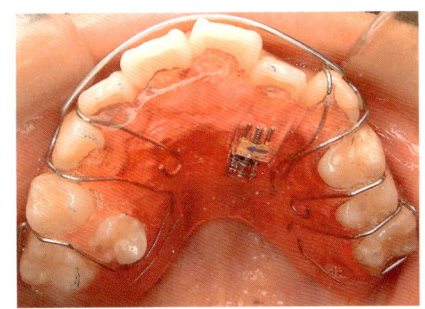

図7 |2 唇側移動（H20.11.）．

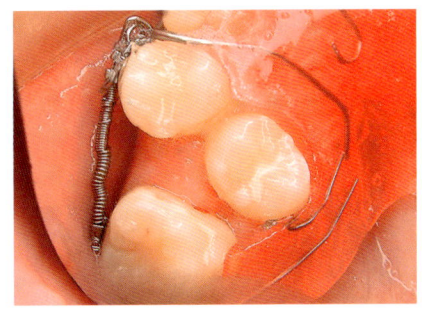

図8 |6 遠心移動（H21.1.）．

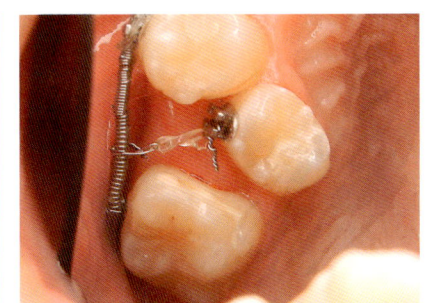

図9 |5 頬側移動（H21.3.）．

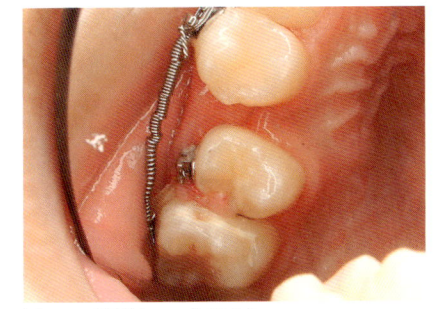

図10 |5 歯列内へ．（H21.5.）．

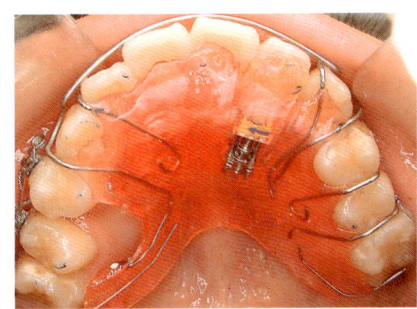

図11a 保定中の上顎歯列（H23.4.）．

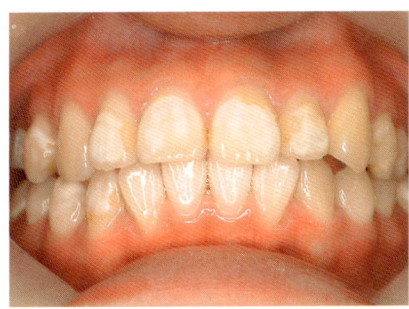

図11b 同正面観（H23.4.）．

129

症例16のカンファランス・シート

〈平成23年6月提出〉

北海道札幌市：あいあい歯科クリニック・黒坂能仁

症　例　A.A. さん　性別：男
提出理由　治療終了後の経過通覧
初診時の状況　平成15年10月　14歳4か月（中2）
主　訴：上下顎前歯の叢生と上顎前歯の前突
現病歴：平成10年頃から，前歯の咬み合わせが悪化してきた
既往歴：特になし
家族歴：両親，妹がⅡ級叢生
進学・転居などによる転医の可能性：なし

これまでの治療経過

- H15.10.　上顎にファンタイプの側方拡大装置，下顎に側方拡大装置装着
- H16. 7.　上下顎にブラケットと .012NiTi ワイヤ装着，6か月かけて .014～.016NiTi ワイヤに交換
- H17. 4.　両側にⅡ級顎間ゴムを装着
- H19. 3.　上下顎ブラケット撤去，上下6前歯を固定し，ポジショナー装着
- H22. 7.　保定3年後の定期検査

診察・検査所見　平成15年10月，14歳4か月（中2）

姿勢・顔貌所見

- 姿　勢：円背／前方頭位
- 正　貌：左右対称，Average face（普通）
- 口唇閉鎖：Loose（弛緩），口唇の翻転あり
- オトガイ部：筋緊張あり
- 側　貌：Convex（前突型）

歯列・咬合所見

- 咬合発育：若い永久歯列期
- 顔面正中に対して：上顎歯列正中は　右偏2mm
- 前歯被蓋：Overjet　8 mm，Overbite　2 mm
- 犬歯関係：両側Ⅱ級
- 臼歯関係：両側Ⅱ級
- 上顎歯列弓：V字型
- 下顎歯列弓：V字型
- 咬頭嵌合時の下顎の偏位：下顎の機能的後方偏位

歯・骨の所見（エックス線所見を含む）：特記所見なし
歯肉・粘膜所見：発赤，腫脹
習癖（口の機能の問題）

- 口腔習癖：咬唇癖，嚥下癖，低位舌，口呼吸，頬づえ
- 食習癖：早食い，流し込み

咬合異常の診断　（診察・検査所見から判断する）

咬合分類　若い永久歯列期の上顎前突（Ⅱ級不正咬合）

不正要因

- 骨格型要因：上顎の狭窄，下顎の劣成長と狭窄
- 機能型要因：下顎の機能的後方偏位
- 不調和型要因：中等度
- 習癖型要因：不良姿勢，頬づえ，口呼吸，嚥下癖，早食い
- 歯の要因：なし

治療計画　（いつ，なにを）

要因の解消法

- 骨格型要因：上顎の狭窄→拡大
  　　　　　　下顎の劣成長と狭窄→拡大と前方成長促進
- 機能型要因：下顎の機能的後方偏位→解消
- 不調和型要因：中等度→拡大
- 習癖型要因：不良姿勢，頬づえ，口呼吸，嚥下癖，早食い→解消

治療スケジュール

- 若い永久歯列期（14～18歳）
  習癖型要因の解消（筋機能療法）
- 上下顎歯列弓の拡大
  →下顎の前方誘導＋上顎前歯歯軸の改善
- アーチフォームと咬頭嵌合の調整

コメント

　保定終了症例の経過通覧である．受験期の患者さんから，可撤式装置を続けたくないとの要望があり，マルチブラケットは上下顎拡大後に装着したが，むしろFKO で下顎を前方誘導してからのほうが良かったかもしれない．
　保定後3年4か月の咬合は，マルチブラケット終了時より緊密になっている．（提出者）

〔青字：症例提出者記入　赤字：講師（伊藤学而）記入〕

症例16の写真　初診時，14歳4か月，男．（図1，2）

1a	1b
2a	2b	2c

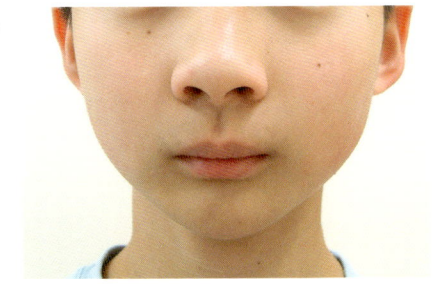

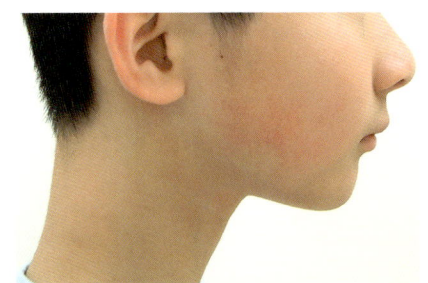

図1　正貌(a)と側貌(b)．
図2　口腔内．正面(a)，上顎(b)，下顎(c)．

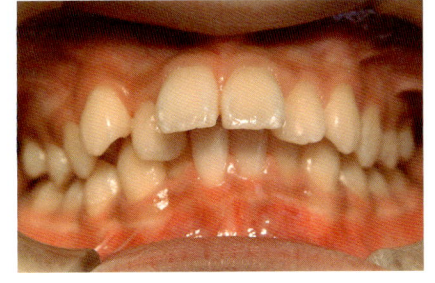

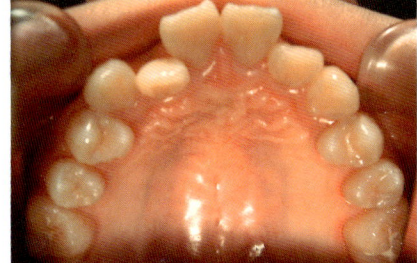

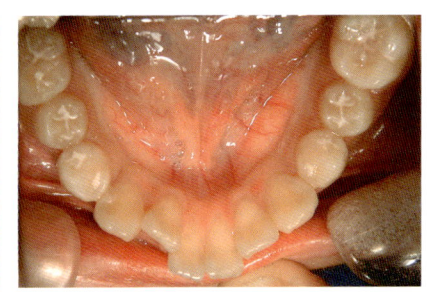

[治療開始3年5か月後，17歳9か月(図3，4)]

3a	3b
4a	4b	4c

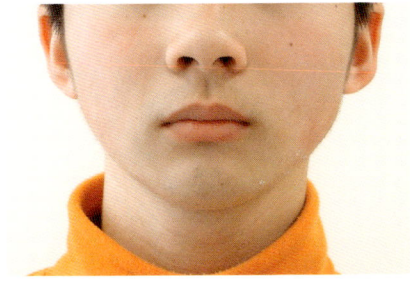

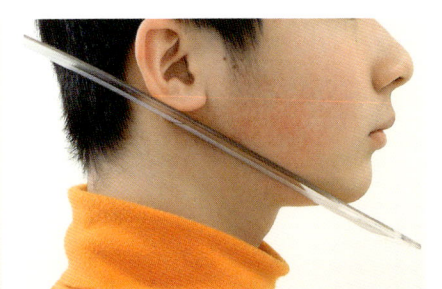

図3　正貌(a)と側貌(b)．
図4　口腔内．正面(a)，上顎(b)，下顎(c)．

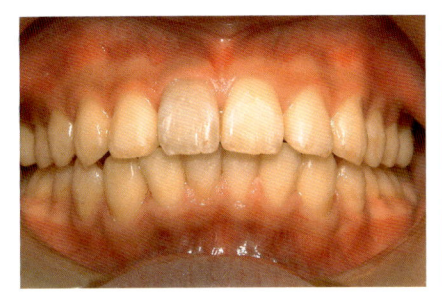

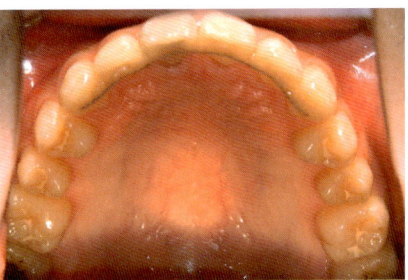

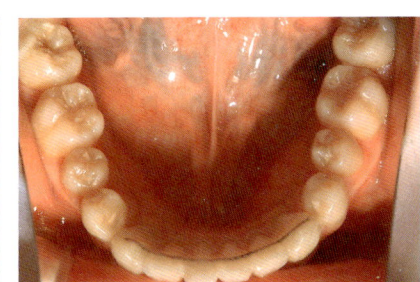

[治療開始6年9か月後．保定3年4か月後，21歳1か月(図5，6)]

5a	5b
6a	6b	6c

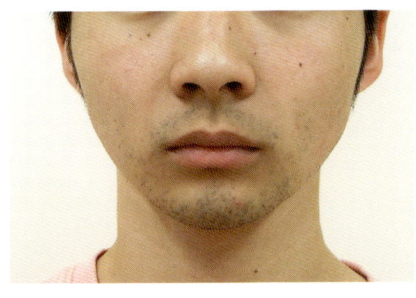

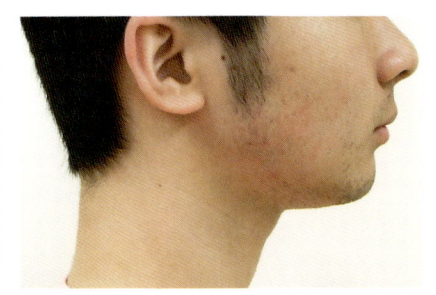

図5　正貌(a)と側貌(b)．
図6　口腔内．正面(a)，上顎(b)，下顎(c)．

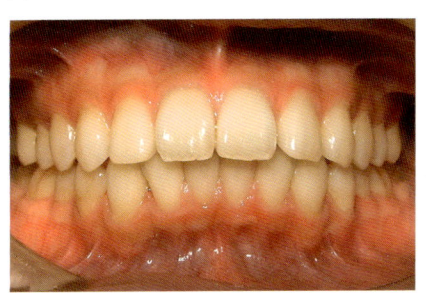

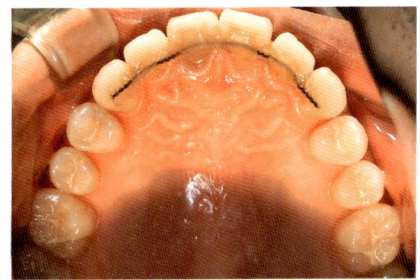

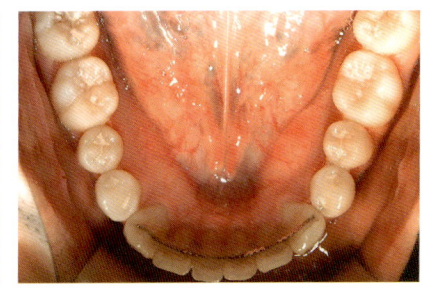

131

第4章 カンファランス仲間との症例検討

症例17のカンファランス・シート

〈平成23年3月提出〉

埼玉県久喜市：田沼歯科医院・田沼雅子

症 例 N.I. さん　性別：男
提出理由 診断と治療計画
初診時の状況 平成19年11月　35歳3か月
主　訴：咬み合わせが深い
現病歴：1か月前，食事中に 4| 破折し抜去．以前から過蓋咬合が気になっていたので受診
既往歴：右膝十字靭帯断裂，腰椎分離症
家族歴：父：空隙歯列，母：叢生
進学・転居などによる転医の可能性：なし

診察・検査所見 平成20年5月，35歳9か月

姿勢・顔貌所見
- 姿　勢：右方傾斜（右膝外傷の後遺症）
- 正　貌：左右対称，Short face（短顔貌）
- 口唇閉鎖：Normal（普通），口唇の翻転なし
- オトガイ部：筋緊張なし
- 側　貌：Straight（直線型）

歯列・咬合所見
- 咬合発育：成人の永久歯列期
- 顔面正中に対して：
  　　　上顎歯列正中，下顎歯列正中とも　偏位なし
- 前歯被蓋：Overjet　右4.7mm，左5.0mm
  　　　　Overbite　右4.6mm，左5.4mm
- 犬歯関係：II級
- 臼歯関係：右側II級，　左側III級
- 上顎歯列弓：U字型
- 下顎歯列弓：U字型
- 咬頭嵌合時の下顎の偏位：なし

歯・骨の所見（エックス線所見を含む）：
　4| 欠損，|8 水平埋伏

歯肉・粘膜所見：特記所見なし

習癖（口の機能の問題）
- 口腔習癖：歯ぎしり，いびき
- 食習癖：早食い，左片咀嚼

咬合異常の診断 （診察・検査所見から判断する）

咬合分類　成人永久歯列期の軽度叢生を伴う過蓋咬合

不正要因
- 骨格型要因：Flat mandible，短顔貌
- 機能型要因：下顎の機能的後方偏位
- 不調和型要因：軽度
- 習癖型要因：姿勢の右方傾斜，早食い
- 歯の要因：4| 欠損，|8 水平埋伏，|8 対合せず

治療計画 （いつ，なにを）

要因の解消法
- 骨格型要因：Flat mandible，短顔貌→ナイトガード
- 機能型要因：下顎の機能的後方偏位→下顎の前下方誘導
- 不調和型要因：軽度→経過観察
- 習癖型要因：歯ぎしり，いびき→ナイトガード
  　　　　　早食い→一口量を減らし，咀嚼回数を増やす
- 歯の要因：4| 欠損→障害があれば1本義歯
  　　　　　|8 対合せず→抜歯
  　　　　　|8 水平埋伏→時期をみて摘出

治療スケジュール
- 成人の永久歯列期（35歳～）
  ナイトガードの効果と下顎の前下方誘導の効果を期待して，バイトアクチベータを適応する

治療経過

H21.03.　|8 抜歯，バイトアクチベータ調整
　　　　食事指導（ゆっくり時間をかけて）
H23.03.　食事の量が減り，野菜を多く摂るようになった
　　　　Overjet　右4.1（−0.6）mm，左4.4（−0.6）mm
　　　　Overbite　右4.2（−0.4）mm，左4.2（−1.2）mm
　　　　顔貌の変化：朝起きたとき顔のむくみがなくなった．
　　　　　　　　　歯ぎしり，いびきが消失した

コメント

　4| 抜去空隙は成人であるにもかかわらず3年3か月の間まったく狭まらず，OverjetとOverbiteはわずかながら減少し，臼歯部の下顎歯列弓幅径は増大している．この経過は驚きである．また歯ぎしり・いびきが消失したことで家族にも喜ばれている．（提出者）

〔青字：症例提出者記入　赤字：講師（伊藤学而）記入〕

症例17の写真 初診時，35歳3か月，男．（図1a～d）

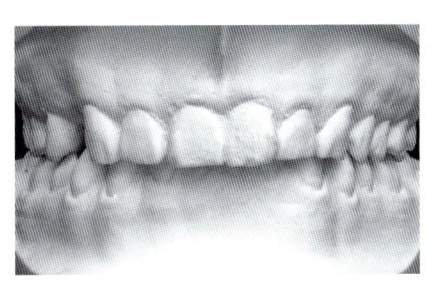

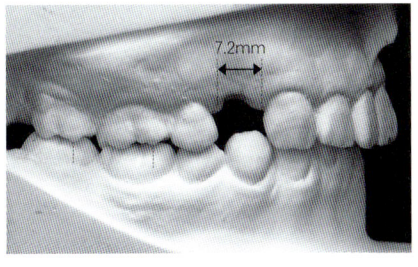

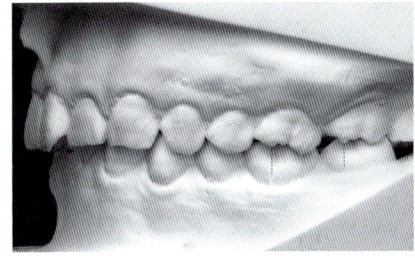

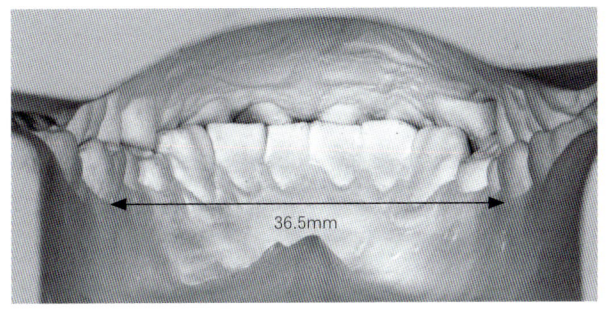

図1a～d 初診時口腔内模型．正面(a)，右側(b)，左側(c)，舌側面(d)．

[3年3か月後(38歳6か月．図2a～d)]

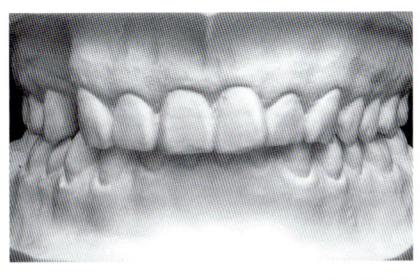

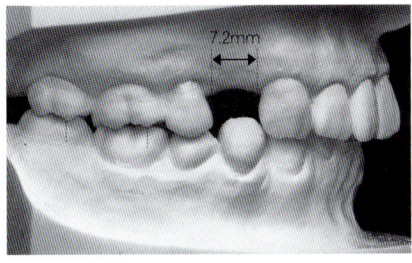

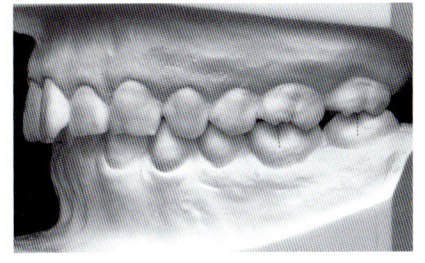

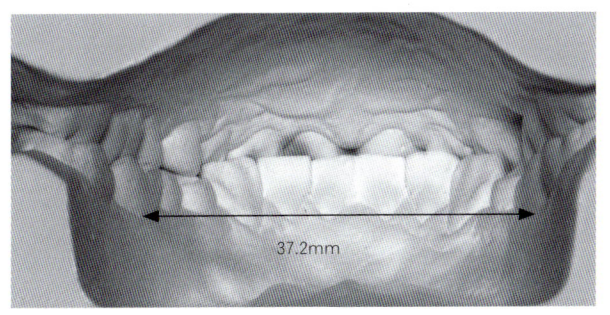

図2a～d 3年3か月後口腔内模型．正面(a)，右側(b)，左側(c)，舌側面(d)．

監著者略歴

伊藤 学而（いとう・がくじ）

1963年	東京医科歯科大学歯学部卒業
1967年	同 大学院歯学研究科修了（歯学博士）
1970年	東北大学歯学部歯科矯正学講座 助教授
1978年	鹿児島大学歯学部歯科矯正学講座 教授
2004年	同 定年退官（名誉教授）
2004年	善き矯正歯科医療を考える会・青空中抜き研究会 主宰

＜主な学会活動＞
日本矯正歯科学会：会長（1995年～1998年），名誉会員（2004年～）
日本顎関節学会：理事（2002年～2004年），名誉会員（2004年～）
Asian Pacific Orthodontic Society : President（2001年～2002年）
＜主な公的委員会＞
厚生労働省　歯科医師国家試験委員長（2002年）
日本学術会議会員（2003年～2005年）
＜主な著書＞
臨床家のための矯正 YEAR BOOK'97～'11. クインテッセンス出版.（共編集）
カウンセリングで治す顎関節症. 医歯薬出版, 2004.（編著）
口と顔のコミュニケーション―新しい関係性の歯科医療. あいり出版, 2004.（編著）
かお・カオ・顔―顔学へのご招待. あいり出版, 2007.（編著）

矯正カンファランスで臨床力を上げよう
―診断力がつく・治療計画の立て方が身につく―

2012年4月10日　第1版第1刷発行

監 著 者　伊藤　学而
　　　　　　いとう　がくじ

発 行 人　佐々木　一高

発 行 所　クインテッセンス出版株式会社
　　　　　東京都文京区本郷3丁目2番6号　〒113-0033
　　　　　クイントハウスビル　電話（03）5842-2270（代表）
　　　　　　　　　　　　　　　　　（03）5842-2272（営業部）
　　　　　　　　　　　　　　　　　（03）5842-2279（書籍編集部）
　　　　　web page address　http://www.quint-j.co.jp/

印刷・製本　サン美術印刷株式会社

©2012　クインテッセンス出版株式会社　　　　　禁無断転載・複写
Printed in Japan　　　　　　　　　　　　落丁本・乱丁本はお取り替えします
　　　　　　　　　　　　　　　　　　　　ISBN978-4-7812-0250-1　C3047
定価はカバーに表示してあります